Handbook of Dementia:
Diagnosis and Treatment of Integrated Medicine

中西医结合痴呆诊疗备要

韩景献　主　编

天津出版传媒集团

天津科技翻译出版有限公司

图书在版编目(CIP)数据

中西医结合痴呆诊疗备要/韩景献主编. —天津:天津科技翻译出版有限公司,2013.5
ISBN 978-7-5433-3223-2

Ⅰ.①中… Ⅱ.韩… Ⅲ.①痴呆-中西医结合-诊疗 Ⅳ.①R749.1

中国版本图书馆CIP数据核字(2013)第075755号

出　　版:天津科技翻译出版有限公司
出 版 人:刘　庆
地　　址:天津市南开区白堤路244号
邮政编码:300192
电　　话:(022)87894896
传　　真:(022)87895650
网　　址:www.tsttpc.com
印　　刷:天津市蓟县宏图印务有限公司
发　　行:全国新华书店
版本记录:787×1092　16开本　17.5印张　300千字
　　　　2013年5月第1版　2013年5月第1次印刷
　　　　定价:58.00元

(如发现印装问题,可与出版社调换)

编者名单

主　编　韩景献
编　者

韩景献　于建春　于　涛　贾玉洁　付　于
赵英侠　张黎声　李　涛　蔡　攀　尚　磊
刘阿庆　温明菲　刘云鹤　许文斌　陈　璐
孟　丹　潘　攀　李文涛　郑成瑶　贺　静
邹学先　张　鑫　姜明孝　朱海亮　尚雪梅

序 言

虽然随着社会经济的快速发展，人们的生活水平日益提高，医疗卫生条件不断改善，人们的平均寿命相应延长，但是老年痴呆等慢性疾病的患病率也随之增加。国际阿尔茨海默病学会(ADI)评估报告指出：未来20年老年痴呆患者的人数将会增加一倍，仅2010年阿尔茨海默病造成的全球经济负担便高达6040亿美元，这一数字远远超过癌症或心脏病的经济负担。老年痴呆的发病率在发达国家呈线性增长，但在发展中国家却是呈指数增长。随着社会对该病的关注逐渐增加，加强对该病的研究、寻求解决方案已迫在眉睫。

我国是拥有13亿人口的大国，约有1.3亿老年人，在65岁以上的老年人中，痴呆的患病率约为5%，保守估计我国的痴呆患者有600万，是全球痴呆的高发地区。随着我国人口的未富先老及20世纪70年代实施计划生育政策的后效应，痴呆无疑会给社会和家庭带来沉重的负担。目前，我国痴呆防治现状为"三高"（患病率高、致残率高、经济负担重）和"三低"（就诊率低、诊断率低、治疗率低）。群众对老年痴呆的认识存在不少误区，认为"这是老糊涂不是病"、"治疗也没有用"，导致患者失去了早诊断、早治疗的机会。同时，老年痴呆的早期诊断的确有困难，缺乏特异性的诊断方法。由于医疗资源有限，痴呆患者难以长期住院治疗，而家庭治疗失于监控管理，患者依从性差，从而造成了我国痴呆防治的现状。

目前，痴呆的诊疗现状与患者及社会的期望相距较远。痴呆虽以阿尔茨海默病和血管性痴呆为多见，但导致痴呆的疾病因素要复杂得多。痴呆的病因及发病机制虽有多种假说，但始终未明确。虽然有些药物近期可以改善和控制症状，但尚缺乏根治办法，这已成为世界医学界的一大难题。中医学有着悠久的历史，积累了丰富的经验，历代都有对于痴呆诊疗的文献记载。现代中医临床对痴呆的治疗研究，经证实确有疗效，可以明显改善患者的各项认知功能，提高社会交往和生活的自理能力。因此，中西医结合是诊断和治疗痴呆的有效途径。

韩景献教授作为中国中西医结合神经科专业委员会主任委员，在中西医结合诊疗老年痴呆方面积累了丰富的经验。他在本书中立足临床实际，从中西医结合的视角，较系统地介绍了痴呆的现代医学概念、国内外的流行病学概况，图文并茂地描述了与痴呆相关的解剖学基础、临床各类痴呆的诊断，又从神经心理学评估、影像学、实验室检查等方面阐述了痴呆的诊断流程。作为国家级名老中医，他理论联系实际，阐释了中医各家对痴呆的认识及中医针灸的临床诊疗方略，总结了其在痴呆诊疗中形成的理论假说——"三焦气化失司衰老相关论",介绍了其创立的三焦针法(原"益气调血、扶本培元"针法),以及治疗阿尔茨海默病等多种老年疾病的诊治经验。作为中西医结合专家,他提出了中西医结合的痴呆诊疗思路,两种医学取长补短、相得益彰。

  本书纵贯基础和临床,汇通中西医,书后附有与痴呆相关的名词术语小词典和临床常用测评量表,简明实用。本书实为临床医生、医学院校研究生、痴呆照护者值得研读之作,也是痴呆临床诊疗中较好的参考书。

中 国 工 程 院 院士
中国中医科学院 院长
天津中医药大学 校长

2013 年 1 月

前　言

随着21世纪的到来，许多国家已经进入了老龄化社会。在人口占世界人口总数1/4的中国，目前60岁以上的老人已近1.89亿人之多。以阿尔茨海默病为代表的痴呆已成为继脑血管病、心血管病、肿瘤之后严重危害人类健康的第四大疾病。目前，痴呆的发病率增长远远超过其他疾病。在全世界，每4秒钟就有一名痴呆患者发病，每年新发病例为770万，到2050年，全世界的痴呆患者将增至11 540万人以上。每年全球用于痴呆的费用达6040亿美元。这一巨大的数字给社会与家庭带来极其沉重的负担。因此，痴呆的诊疗已成为医学界一个重要的课题。

目前，在我国对于痴呆的诊疗及护理越来越引起国家及家庭的重视。但是，人们对痴呆的熟悉及重视程度尚不及心脑血管疾病和肿瘤，对于它的诊疗及护理的认识还有待提高。就痴呆的医学研究而言，因其种类繁多，很多类型的痴呆的病因至今尚未明了，治疗也缺乏有效的根治手段。因此，痴呆的诊疗已成为一大难题。若能吸取现代医学科学研究的最新成果，继承发扬祖国医学中的宝贵遗产，走中西医结合的道路，应是目前痴呆诊疗的明智选择。

痴呆具有种类繁多、症状复杂、物理检查繁琐、生化检查项目多、影像检测昂贵、临床诊断多样、疾病治疗困难等特点。因此，这类疾病既要求从事痴呆诊疗的医生相关专业基础知识扎实，临床经验丰富，还要求其对患者耐心细致，和蔼可亲。从事中西医结合诊疗的医师，则要求熟悉中西医的诊疗特点，做到诊断明确，辨证准确，治疗恰当，护理到位。

本书根据临床实际需要，从中西医结合的角度出发，介绍了痴呆的概念、国内外的流行病学概况，用图文结合的方式描述了与痴呆相关的解剖学基础，从神经心理学评估、影像学、实验室检查等方面介绍了痴呆的诊断流程，并根据诊断要点讲述了轻度认知障碍、阿尔茨海默病、血管性痴呆、路易体痴呆、帕金森病痴呆、进行性核上性麻痹、额颞叶痴呆、亨廷顿病、多系统萎缩、多发性硬化、克-雅病等疾病的病理、临床表现、诊断、防治方法、护理及管理。书中还列举了一些影像学典型病例和临床中西医结合诊疗病例，供读者参考。

本人从事中西医结合痴呆临床诊疗多年，并结合中医历史文献记载，提出了"三焦气化失司衰老相关论"，创立了"三焦针法"（原"益气调血、扶本培元"针法），临床上取得了较好的疗效。基础实验证实该法可改善脑组织氧化应激反应，良性调控蛋白组学及基因组学表现，促进细胞增殖。此针法也在书中做了介绍。

我们尽量使本书具有知识性、科学性、实用性、便利性等特点，并试图将我本人及团队的点滴体会介绍给大家，但由于水平所限，研读不深，恐有许多不当之处，还望师辈及同道们指正。

2013 年 1 月

目 录

第一章 痴呆概述 ··· 1
1.1 痴呆的概念 ·· 1
1.2 痴呆的流行病学 ·· 1
1.2.1 国外的流行病学现状 ·· 1
1.2.2 国内的流行病学现状 ·· 2
1.2.3 危险因素 ·· 2
1.3 痴呆的类型 ·· 6
1.4 痴呆的发病机制 ·· 7
1.4.1 西医学发病机制研究进展 ·· 7
1.4.2 中医学对痴呆的病因病机认识 ···································· 10
1.5 中西医结合诊疗思路 ·· 12
1.5.1 中西医诊疗现状 ·· 12
1.5.2 中西医诊疗思路 ·· 12

第二章 痴呆的解剖基础 ·· 16
2.1 人体解剖基本面及神经系统常用术语 ··································· 16
2.1.1 人体解剖基本面 ·· 16
2.1.2 神经系统常用术语 ·· 17
2.2 痴呆相关的解剖基础 ·· 22
2.2.1 与痴呆症状相关的解剖基础 ······································ 22
2.2.2 与痴呆病理相关的解剖基础 ······································ 31
2.2.3 与痴呆诊断相关的解剖基础 ······································ 36

第三章 痴呆的诊断 ·· 40
3.1 痴呆的诊断标准 ·· 40
3.2 病史采集 ·· 41
3.2.1 现病史部分 ·· 41
3.2.2 既往史部分 ·· 42

- 3.2.3 家族史部分 ······ 42
- 3.3 临床评估 ······ 43
  - 3.3.1 神经心理测验的操作要点 ······ 43
  - 3.3.2 神经心理测验量表的选择注意事项 ······ 43
  - 3.3.3 认知功能评估 ······ 44
  - 3.3.4 评定日常和社会功能的测验 ······ 48
  - 3.3.5 神经精神症状评估 ······ 49
  - 3.3.6 总体评价量表 ······ 51
  - 3.3.7 中医辨证量表 ······ 52
- 3.4 诊断流程 ······ 52
- 3.5 影像学部分 ······ 52
  - 3.5.1 头颅CT ······ 52
  - 3.5.2 头颅MRI ······ 54
  - 3.5.3 功能性脑成像 ······ 56
  - 3.5.4 经颅多普勒超声 ······ 57
- 3.6 实验室检查 ······ 58
  - 3.6.1 血液检查 ······ 58
  - 3.6.2 脑电图 ······ 58
  - 3.6.3 心脏彩超和动态心电图 ······ 58
  - 3.6.4 脑脊液检查 ······ 59
  - 3.6.5 其他检测项目 ······ 60
  - 3.6.6 鉴别诊断 ······ 60

第四章 轻度认知障碍 ······ 64

- 4.1 概况 ······ 64
  - 4.1.1 概念 ······ 64
  - 4.1.2 MCI的流行病学和转归 ······ 64
  - 4.1.3 MCI分型 ······ 65
- 4.2 诊断标准及临床表现 ······ 66
  - 4.2.1 诊断标准 ······ 66
  - 4.2.2 临床表现 ······ 66
- 4.3 辅助检查 ······ 67
  - 4.3.1 血液检查 ······ 67
  - 4.3.2 影像学检查 ······ 68

  4.3.3 颈动脉彩色多普勒 ··· 69
  4.3.4 脑电图检查 ··· 69
 4.4 鉴别诊断 ·· 70
  4.4.1 与正常脑老化相鉴别 ·· 70
  4.4.2 与AD相鉴别 ·· 70
 4.5 目前对于主观认知障碍的认识 ··· 71
  4.5.1 关于主观认知障碍的概念 ··· 71
  4.5.2 关于主观认知障碍的临床表现 ·· 71
  4.5.3 SCI、MCI和AD三者之间的关系 ··· 72

第五章 阿尔茨海默病 ·· 76
 5.1 病名 ··· 76
 5.2 病理 ··· 76
  5.2.1 大体病理 ·· 76
  5.2.2 镜下病理 ·· 76
 5.3 临床表现 ·· 77
  5.3.1 认知障碍 ·· 77
  5.3.2 精神和行为症状 ·· 77
 5.4 辅助检查 ·· 78
  5.4.1 影像学 ··· 78
  5.4.2 脑脊液 ··· 78
  5.4.3 脑电图 ··· 78
  5.4.4 血液 ·· 78
 5.5 诊断 ··· 78
  5.5.1 诊断标准 ·· 78
  5.5.2 诊断要点 ·· 80
  5.5.3 鉴别诊断 ·· 80
 5.6 预后 ··· 80

第六章 血管性痴呆 ··· 81
 6.1 病因 ··· 81
 6.2 病理 ··· 81
 6.3 临床表现 ·· 82
  6.3.1 多发梗死性痴呆 ·· 82

6.3.2 关键部位脑梗死性痴呆 ································ 82
6.3.3 小血管性痴呆 ·· 82
6.4 辅助检查 ··· 82
6.5 诊断 ·· 82
6.5.1 诊断标准 ·· 82
6.5.2 诊断要点 ·· 84
6.5.3 鉴别诊断 ·· 84
6.6 预后 ·· 84

第七章 其他类型痴呆 ·· 85
7.1 路易体痴呆 ··· 85
7.1.1 病名 ··· 85
7.1.2 病理 ··· 85
7.1.3 临床表现 ·· 85
7.1.4 辅助检查 ·· 86
7.1.5 诊断 ··· 86
7.1.6 预后 ··· 88
7.2 帕金森病痴呆 ·· 88
7.2.1 病名 ··· 88
7.2.2 病理 ··· 88
7.2.3 临床表现 ·· 89
7.2.4 辅助检查 ·· 89
7.2.5 诊断 ··· 89
7.2.6 预后 ··· 92
7.3 进行性核上性麻痹 ···································· 92
7.3.1 病名 ··· 92
7.3.2 病理 ··· 92
7.3.3 临床表现 ·· 92
7.3.4 辅助检查 ·· 93
7.3.5 诊断 ··· 93
7.3.6 预后 ··· 94
7.4 额颞叶痴呆 ··· 94
7.4.1 病名 ··· 94
7.4.2 病理 ··· 95

- 7.4.3 临床表现 ... 95
- 7.4.4 辅助检查 ... 96
- 7.4.5 诊断 ... 96
- 7.4.6 预后 ... 98

7.5 亨廷顿病 ... 98
- 7.5.1 病名 ... 98
- 7.5.2 病理 ... 98
- 7.5.3 临床表现 ... 99
- 7.5.4 辅助检查 ... 99
- 7.5.5 诊断 ... 100
- 7.5.6 预后 ... 100

7.6 多系统萎缩 ... 100
- 7.6.1 病名 ... 100
- 7.6.2 病理 ... 101
- 7.6.3 临床表现 ... 101
- 7.6.4 辅助检查 ... 102
- 7.6.5 诊断 ... 102
- 7.6.6 预后 ... 103

7.7 多发性硬化 ... 103
- 7.7.1 病名 ... 103
- 7.7.2 病理 ... 103
- 7.7.3 临床表现 ... 104
- 7.7.4 辅助检查 ... 104
- 7.7.5 诊断 ... 105
- 7.7.6 预后 ... 105

7.8 克-雅病 ... 105
- 7.8.1 病名 ... 105
- 7.8.2 病因及发病机制 ... 107
- 7.8.3 病理 ... 107
- 7.8.4 临床表现 ... 107
- 7.8.5 辅助检查 ... 108
- 7.8.6 诊断 ... 108
- 7.8.7 预后 ... 111

第八章 治疗与预防 … 112

8.1 痴呆的治疗 … 112
8.1.1 痴呆的治疗目标 … 112
8.1.2 西医治疗现状 … 113

8.2 痴呆的预防 … 120
8.2.1 痴呆的二级预防 … 120
8.2.2 营养疗法及预防保健 … 120

第九章 中医治疗与预防 … 123

9.1 辨证论治 … 123
9.1.1 脏腑辨证要点 … 123
9.1.2 主要治法及方药 … 123
9.1.3 三焦论治 … 125

9.2 三焦气化失司衰老相关论 … 126
9.2.1 三焦气化失司–痴呆相关说 … 126
9.2.2 "三焦针法"的确立与研究 … 128

9.3 中成药治疗 … 130
9.3.1 金恩维（GETO） … 130
9.3.2 天智颗粒 … 130
9.3.3 银杏叶片 … 131
9.3.4 苁蓉总苷胶囊 … 131
9.3.5 复方海蛇胶囊 … 131
9.3.6 复方活脑素胶囊 … 131
9.3.7 抗脑衰胶囊 … 132

9.4 各家学说 … 132
9.4.1 浊毒壅塞说 … 132
9.4.2 五脏虚衰说 … 132
9.4.3 脑络病变说 … 133
9.4.4 神明失用说 … 133
9.4.5 脏腑内伤说 … 133
9.4.6 肾精亏虚说 … 134
9.4.7 肺气受损说 … 134
9.4.8 养血疏肝说 … 134
9.4.9 瘀血内伤说 … 135

| 9.4.10   督脉虚弱说 ·· 135
| 9.5   针刺疗法 ·· 135
| 9.5.1   基本治疗 ·· 135
| 9.5.2   特色疗法 ·· 136
| 9.6   激越的中医辨证施治 ·· 137
| 9.6.1   辨证要点 ·· 137
| 9.6.2   治疗原则 ·· 137
| 9.6.3   证治分类 ·· 138
| 9.6.4   针灸治疗 ·· 139
| 9.7   焦虑的中医辨证施治 ·· 139
| 9.7.1   辨证要点 ·· 139
| 9.7.2   治疗原则 ·· 139
| 9.7.3   证治分类 ·· 140
| 9.7.4   针灸治疗 ·· 141
| 9.8   抑郁的中医辨证施治 ·· 141
| 9.8.1   辨证要点 ·· 142
| 9.8.2   治疗原则 ·· 142
| 9.8.3   证治分类 ·· 142
| 9.8.4   针灸治疗 ·· 143
| 9.9   中医对痴呆的预防 ··· 144
| 9.9.1   艾灸 ··· 144
| 9.9.2   耳穴 ··· 144
| 9.9.3   按摩 ··· 145
| 9.9.4   四多三适度 ·· 145

第十章 痴呆患者的护理与管理 ·· 148
  10.1 痴呆患者的四期看护 ·· 148
       10.1.1 早期唤醒记忆 ··· 148
       10.1.2 中期呵护安全 ··· 148
       10.1.3 晚期言传身教 ··· 149
       10.1.4 末期看护抚慰 ··· 149
  10.2 日常生活管理 ·· 150
       10.2.1 含义 ··· 150
       10.2.2 日常护理措施 ··· 150

10.2.3　日常护理内容 ……………………………………………………………… 151
　10.3　精神行为管理 …………………………………………………………………… 153

附录 …………………………………………………………………………………… 157
　附录一　临床常见痴呆类型影像学表现 ……………………………………………… 157
　附录二　临床中西医结合诊疗典型病例 ……………………………………………… 162
　附录三　临床常用相关测评量表 ……………………………………………………… 167
　附录四　治疗痴呆的常用药物 ………………………………………………………… 208
　附录五　专业名词备查小词典 ………………………………………………………… 234

索引 …………………………………………………………………………………… 258

第一章 痴呆概述

1.1 痴呆的概念

痴呆(dementia)是一种由于脑部疾病所导致的获得性、持续性智能障碍综合征。临床上痴呆患者必须具备以下三个基本特点：①患者的意识是清楚的；②认知障碍是全面的；③认知功能障碍不是先天的，而是获得后再衰退，有别于智能发育低下。在言语、记忆力、视空间功能、情绪、人格或认知(抽象思维、计算、判断和执行能力等)等精神活动领域中，患者至少有三项障碍，并且这些障碍明显干扰了职业和社会活动，或与个人以往相比，记忆和认知能力明显下降。

记忆损害是痴呆患者的首发和最常见的早期症状，表现为近事或远事的遗忘。近事遗忘是指对最近或者刚刚发生的事情不容易记起，而对于很久以前发生的事情或认识的人尚保留一定的记忆；远事遗忘是指不易想起以前发生的事情或者不记得以前认识的人，而对近期发生的事情尚保留一定的记忆。

1.2 痴呆的流行病学

1.2.1 国外的流行病学现状

关于痴呆的流行病学研究，自20世纪60年代就已在世界上很多国家普遍开展，主要涉及患病率和发病率两方面的研究。目前世界范围内痴呆患病率的研究尚不一致，全球范围60岁以上人群痴呆患病率为3.9%，其中非洲1.6%，东欧3.9%，中国4.0%，拉丁美洲4.6%，西欧5.4%[23]。

亚洲是世界上人口最多的地方。近年来，随着人口老龄化程度的不断加剧，亚洲已成为世界上痴呆人数众多的区域。虽然以往的研究均显示西方国家的痴呆人数远远超过亚洲各国，且主要以阿尔茨海默病(AD)患者居多，而亚洲主要以血管性痴呆(VD)患者居多，但是最新的研究却显示亚洲地区的痴呆人数已超过西方国家，并且AD的患病率高于VD[24]。2005年12月在《柳叶刀》上发表的《德尔非研究共识》中指出：当今全球有2430万人患有痴呆，每年新增痴呆病例460万(每7秒新增1例患者)。患病人数每20年增加1倍，到2040年，全球痴呆病例将达到8110万[25]。在欧美发达国家，在65岁以上痴呆人群中，55%是阿尔茨海默病，20%是血管性痴呆，20%是路易体痴呆。截至到目前,美国患有AD的人数已超过600万,另有相当数量的美国人目前也存在VD、路易体痴呆(LBD)、额颞叶痴呆(FTD)。欧洲老年人AD的患病率65~69岁为0.6%,≥90岁为22.2%,年龄标化患病率为4.4%[26]。近些年,加拿大学者对10 263例资料分析后发现,确诊后的AD患者存活时间为5~9年,平均3.3年。Catindig等的一项15年的前瞻性流行病学研究结果显示,在老年受试者中,AD占其死亡原因的49%。AD使女性老年队列的死亡率增加40%,而在男性患者中则不明显[24]。脑卒中是引起VD的主要因素,在>65岁的脑卒中患者中,25%~41%的患者在3个月内发展为VD[27]。美国流行病学多中心研究显示,在60岁以上缺血性脑血管病存活患者中,约26.3%并发痴呆[28]。

1.2.2 国内的流行病学现状

近年来,随着我国老龄化社会进程的不断加剧,痴呆已成为继心脏病、肿瘤、脑卒中后第四位威胁老年人健康的疾病。据2005年北京协和医院牵头的一项跨省市流行病学调查结果估计,我国65岁以上老年人的痴呆患病率为7.8%,其中阿尔茨海默病患病率为4.8%,血管性痴呆为1.1%,且随着年龄增长而增加[29]。据估计,我国的痴呆人数已超过1000万,其中AD800万,比欧盟痴呆人数的总数还要多。到2040年,我国痴呆人数预计达到2000万,等于世界发达国家痴呆人数的总和,占全球痴呆人数的1/4[24]。我国全国性痴呆流行病学统计资料显示,随着人口的老龄化、饮食结构的改变,VD的发病呈增加趋势。王鲁宁等[30]回顾性分析结果显示:383例老年人尸检病例中,有临床病史和相关病理改变的痴呆患者78例,痴呆发生率为20.4%,其中VD 30例(占38.5%),为首位原因[30]。由此可以看出,我国的痴呆发病率较高,在未来几十年,不管是整个社会还是单个家庭都将面临巨大挑战。

1.2.3 危险因素

与痴呆相关的危险因素很多,但归结起来可以分为三类,即衰老、基因和环境因素。其中有确切相关性的危险因素有年龄和家族史,而有些危险因素尚处于研究阶段。因此,及早地认识和了解痴呆的危险因素对于痴呆的预防和治疗都具有重大意义。

(1)年龄

目前的研究表明,衰老是阿尔茨海默病的重要危险因素。在我国,老年人AD的患病率为2%~5%,≥65岁后,每隔5年AD患病率可增加1倍,高龄老人AD患病率可达10%~20%,每年新发病约为1%[24]。随着年龄的增长,血管性痴呆发病率也在逐渐升高,尤以80~95岁年龄组发病率最高。许多欧洲国家最老年龄组血管性痴呆的患病率为3%~9%。

(2)性别

在张振馨等[29]报道的216例痴呆中,AD占126例,血管性痴呆(VD)占90例;其中AD患病率女性为2.5%,男性为1.8%;而VD患病率男性为1.8%,女性为1.4%[29]。65岁以上AD患者,女性患病率是男性的2~3倍。女性患AD的风险比男性高的原因可能在于女性的预期寿命比男性长。而男性脑萎缩比女性至少晚10年,可能跟女性在绝经后雌激素水平降低以及女性社会交际少、兴趣爱好单一,以及性格抑郁或孤僻有关。

(3)环境因素

近年来,随着工业化社会的不断进步和发展,人们在享受生活的同时也在经受着各种环境污染所带来的考验,尤其是生活在城市中的人们无时无刻不在接受汽车尾气、水资源污染、蔬菜毒药残留等带来的伤害,长此以往无疑给各种疾病带来可乘之机。尤其对于痴呆患者来说,环境因素的影响更为重要,这种环境的影响不仅包括社会环境,还包括其所居住的家庭环境。相关研究[31]表明,痴呆患者应生活在熟悉、稳定的环境中,避免突然更换住所和减少环境陌生带来的不良刺激,而且,家人耐心细致的照料和陪伴,可减少患者的异常行为,延缓病情恶化。

(4)吸烟

关于吸烟与痴呆的关系,国内外学者均做了大量的研究,结果显示,吸烟者患AD和VD的风险增加。这可能是由于吸烟引起氧化应激增强,而其血浆中抗氧化物(如维生素C、维生素E等)的浓度明显下降,从而导致神经元的退行性改变。邓娟等[32]对121例痴呆患者进行了2年的随访研究,其中84例(69%)为AD,16例(13%)为VD,21例(17%)为其他痴呆。在调整了年龄、性别、教育、血压、饮酒等危险因素后,将吸烟与不吸烟的患者相比,吸烟者患AD(RR=2.72;95%CI=1.63~5.42)和VD(RR=1.98;95%CI=1.53~3.12)的危险较大;与轻度吸烟者相比,重度吸烟者发生AD的危险性最大(RR=3.03;95%CI=1.25~4.02),中度吸烟者次之(RR=2.56;95%CI=1.65~5.52)。美国加利福尼亚州医疗机构的研究人员在1978~1985年对2万多名50~60岁吸烟的中年人进行调查,并进行23年跟踪访问,结果显示25.4%的研究对象罹患不同类型的痴呆,其中1136人为AD患者,416人为VD患者[33]。

(5)饮酒

饮酒与痴呆的关系目前仍存在争议,有的学者研究认为饮酒与痴呆发生无关,而有的学者研究认为,轻中度饮酒者与痴呆的危险性降低有关,轻中度饮啤酒者患痴呆的危险性增高,而轻中度饮葡萄酒者患痴呆的危险性降低[34]。此外,过量饮酒也有可能造成酒精中毒性痴呆。

(6)肥胖

中老年肥胖或者体重指数超标(>30 kg/m^2)不仅增加了患心脑血管病、糖尿病等的风险,而且也可增加AD和VD的发生风险,这主要是由于肥胖引起血中胆固醇水平及血黏度升高,血流动力学减慢,加之血管硬化,各种血管危险因素不断增强,从而导致血管性疾病的发生,继之进一步发展为血管性痴呆。肥胖使人体氧化应激增强,各种物质消耗增加,导致组织细胞缺血、缺氧,尤其是脑组织缺血、缺氧,神经元损伤,从而导致了AD的发生。

(7)头颅外伤

头颅外伤是否可导致AD尚无明确定论。虽然头颅外伤不能直接导致AD,但它可以通过与某些危险因素共同作用而增加AD的风险,并且其损伤的严重程度与AD的发病呈正相关。

(8) 基因突变

AD有两种类型：早发型和晚发型。两型都有遗传学联系。全世界已发现200个家族有基因突变引起的家族性AD。现已确定的家族性AD的3个致病基因是21号染色体基因突变引起淀粉样前体蛋白（APP）形成，14号染色体基因突变引起异常早老素1（PS1）形成，而1号染色体基因突变导致异常早老素2（PS2）形成。有一种基因遗传，就会导致早发型AD。大多数AD是晚发型的，65岁以后发病。研究发现，在早发型AD中发现的基因突变与晚发型AD无关，而19号染色体上的载脂蛋白E（ApoE）被认为增加了晚发型AD的风险性[35]。

(9) 高血压

慢性原发性高血压可导致脑动脉和毛细血管内皮细胞功能受损，加速动脉粥样硬化，降低脑血流，影响脑代谢，从而引起无症状的脑梗死、脑白质异常及脑萎缩，这些改变与认知功能减退和痴呆密切相关。国外相关专家通过为期21年的研究发现，中年高血压患者在约20年后AD发病的危险性增加，而收缩压升高是发生AD的独立危险因素，中年期患高血压的AD患者神经原纤维缠结和老年斑数量均多于无高血压的AD患者。研究亦显示，高血压也是血管性认知障碍或VD的重要危险因素[36]。

对高血压患者进行降压治疗后能够减少或延缓痴呆和轻度认知功能损害的进程，但尚未得出一致性结论，甚至不同降压药之间差异性也较大。研究发现，治疗高血压时，血压下降，特别是脉压增大时，也会加重脑白质病，致使痴呆患者的危险性增加，这可能是由于高血压患者长期动脉粥样硬化后血管顺应性下降，血压降低后影响脑代谢；另一方面，乙酰胆碱通过Willis环的副交感神经对脑血管血流速度有调节作用，而AD或VD患者大脑皮质乙酰胆碱含量减少。

(10) 高胆固醇血症

血中胆固醇水平升高与AD发病密切相关，因为高胆固醇除能通过导致动脉粥样硬化和增加脑血管病的发生率增加痴呆风险之外，还可直接引起老年斑和神经原纤维缠结这两个AD的特征性病理改变。国外相关专家通过对队列研究进行荟萃分析[36]发现，血清高胆固醇水平是散发性AD的危险因素，与ApoEε4存在交互作用。其可能的机制是中年期胆固醇水平升高加速动脉硬化，降低脑血流，影响脑代谢，同时胆固醇水平升高亦影响神经细胞的淀粉样前体蛋白代谢，加速Aβ的产生，从而增加了AD的发生率。现有研究显示，中年期或老年期血清胆固醇水平升高均与VD没有相关性。降脂治疗可以降低AD的发病风险。研究表明，他汀类降脂药具有抗痴呆的作用。服用他汀类药物者比未服用他汀类或服用其他类型降脂药物者的痴呆发生率下降60%~70%，但晚期使用他汀类药物对AD或痴呆没有预防作用[35]。

(11) 糖尿病

糖尿病引起AD的相关机制尚不明确，初步认为糖尿病引起心脑血管问题，可能阻断血流流向大脑或引发脑卒中，最终造成痴呆。高糖状态是血管的一个重要危险因素，也是引发血管性痴呆的重要原因。血管性痴呆患者中合并糖尿病者占20%，糖尿病同时伴有缺血性卒中的患者，痴呆发生率为12.2%，仅次于高血压人群中痴呆患者的比率而成为第二大危险因素，且糖尿病患者发展为血管性痴呆和混合性痴呆的人数比例明显大于非糖尿病患者。邵彩慧等[37]研究证实,胰岛素抵抗指数(IRI)≥2.8是高血压合并VD的主要危险因素,胰岛素抵抗(IR)可能加速了脑卒中危险因素的发生,促进动脉粥样硬化发展,从而成为脑血管病的危险因素。目前,关于IR导致认知功能障碍的机制研究表明:与记忆相关的大脑齿状回、颞叶海马CA1和CA3等边缘系统存在广泛的胰岛素受体,这些脑区是血管性痴呆患者神经病理学改变最早和最严重的部位。胰岛素可促进葡萄糖转化利用、增加乙酰辅酶A的含量,后者是与学习记忆有关的重要神经递质乙酰胆碱的主要底物。IR及胰岛素信号传导的缺乏,会使葡萄糖代谢率降低,导致脑细胞代谢率下降,从而使胆碱能通路受损,导致认知能力的下降,智能损害,严重时出现痴呆。

(12)脑血管病

脑血管病包括所有缺血性和出血性脑血管疾病,如:短暂性脑缺血发作(TIA)、脑梗死、脑出血、蛛网膜下隙出血等。高血压、糖尿病、冠心病等是脑血管病的高危因素,同时也是造成AD和VD的重要危险因素。脑血管病与VD的发生密切相关,这些危险因素均可导致脑缺血、出血、低灌注、缺氧等,引起思维过程缓慢,认知功能下降,从而导致血管性痴呆。脑血管病可增加AD发生风险,伴有高血压、糖尿病或冠心病则使AD的发生率增加2~3倍。同时脑血管病还可增加AD的发病程度,在AD患者中有脑血管病理学改变者临床痴呆程度较重,无脑血管病理学改变者临床痴呆程度较轻。另外,脑缺血引起脑白质脱失,与认知功能减退有明确关联。

(13)心脏病

心肌梗死、心房纤颤、充血性心力衰竭是AD的明确危险因素,心肌梗死也是促使血管性痴呆发病的高危因素。心肌梗死通常是动脉粥样硬化的最终结果,而动脉粥样硬化在影响心血管的同时会影响脑血管,导致脑缺血并进一步促使神经细胞坏死、丢失,发生痴呆。房颤患者中痴呆发生率为8%,这可能是因为房颤可能会引起脑栓塞,并引发心输出量减少,从而导致脑部缺血。

(14)受教育程度

受教育程度与认知功能下降呈负相关,即受教育程度越高越不容易发生痴呆,相反受教育程度越低就越容易发生痴呆。未受过教育者的AD发病年龄可能提前5~10年。未受过教育的人群患痴呆的比例是受教育人群的16倍;在体力劳动者中,痴呆的发病率比在脑力劳动者中高2~3倍。造成这种结果的原因可能是教育程度对认知功能评价结果有影响,它能提高人们解决问题的综合能力。文化程度较高的人比文化程度较低的人的中枢神经系统要发达;教育过程本身可以增加神经活动所需的氧和葡萄糖,降低细胞对外来毒物的敏感性,从而对大脑起到防护作用,降低痴呆的发病率;受过教育的人长期的创造性行为和相关智力思维模式可以激活脑部的神经细胞,从而阻止神经细胞的丢失。

(15)高同型半胱氨酸血症

同型半胱氨酸(Hcy)是体内细胞代谢的产物,其在血液中浓度升高可引起血液黏稠度升高,促进动脉硬化,引发心脑血管疾病。高半胱氨酸血症与血管性痴呆密切相关,也是AD的一个独立危险因素。邵彩慧等[37]研究发现,高同型半胱氨酸血症可促进动脉粥样硬化,对神经元有直接毒性并可增强淀粉样蛋白的神经毒性作用,这些均有可能直接或间接导致痴呆或认知功能障碍,血Hcy≥14μmol/L是预测高血压病合并血管性痴呆的主要指标之一,在校正年龄后得出血浆Hcy每增加1μmol/L,高血压合并血管性痴呆的发病风险增加2.79倍,表明高同型半胱氨酸血症与痴呆的关系密切。相关研究[38]表明,水溶性B族维生素,特别是叶酸和维生素B_{12}能降低Hcy水平,进而减少心脑血管疾病及VD的发病率[37]。

(16)易感性格

研究表明,具有以下性格特点的人更容易患AD:性情暴躁、心烦易怒;不善交际;孤僻自闭;兴趣爱好少、生活单调;只知工作,不知娱乐;自以为是、独断专行;生性多疑、吝惜十足;少言寡语、不苟言笑;烦闷纠结、忧郁寡欢;喜静恶动。

(17)接触有毒物质

对于接触有毒物质是否能引起痴呆,学术界有很大争议,在所有公认的神经毒性物质中,人们对铅的认识比较全面,它可能会引起认知能力,特别是学习和记忆能力逐渐衰退。另外,长期过量饮酒可出现记忆和定向力障碍,甚至导致酒精中毒性精神障碍,严重者出现酒精中毒性痴呆。

1.3 痴呆的类型

(1)按病因学分类

根据美国《精神疾病诊断与统计手册》第4版(DSM-Ⅳ-TR)和《国际疾病分类》第10版(ICD-10)[1-2],可以从病因学上将痴呆分为以下三类:

①神经变性痴呆:常见病因为阿尔茨海默病(AD)、路易体痴呆(LBD)、额颞叶痴呆(FTD)、帕金森病(PD)、亨廷顿病(HD)、正常颅压脑积水(NPH)、多发性硬化(MS)、多系统萎缩(MSA)、进行性核上性麻痹(PSP)。

②血管性痴呆:常见病因为多发性梗死性痴呆(MID)、战略性部位的单个性梗死、分水岭区梗死性痴呆(WID)、皮质下动脉硬化性脑病(SAE)、出血性痴呆(如CAA)、伴皮质下梗死和脑白质病的常染色体显性脑动脉病。

③其他原因痴呆:感染相关性,如克-雅病(CJD)、艾滋病痴呆;药物滥用,如酒精依赖性痴呆;营养缺乏性,如维生素B_{12}缺乏、叶酸缺乏;颅外损伤性,如拳击手痴呆。

(2)按病变性质分类

①原发神经系统疾病导致的痴呆:包括神经变性性痴呆(如阿尔茨海默病等)、血管性痴呆、炎症性痴呆(如克-雅病等)、正常颅压脑积水、脑肿瘤、外伤、脱髓鞘病等。

②神经系统以外疾病导致的痴呆:包括系统性疾病导致的痴呆(如甲状腺功能低下、维生素缺乏等)和中毒性痴呆(如酒精中毒、药物慢性中毒等)。

③同时累及神经系统及其他脏器的疾病导致的痴呆:包括艾滋病(艾滋病痴呆综合征)、梅毒、Wilson病等。

(3) 按病变部位分类

①皮质性痴呆：包括阿尔茨海默病和额颞叶变性（额颞叶痴呆、语义性痴呆、原发性进行性失语等）。

②皮质下痴呆：包括锥体外系病变导致的痴呆（如：享廷顿病、帕金森病、Wilson病、进行性核上性麻痹、脊髓小脑病变）、脑积水、脑白质病变、血管性痴呆等。

③皮质和皮质下混合性痴呆：包括多发梗死性痴呆、炎症性痴呆、中毒和代谢性脑病。

④其他痴呆：包括脑外伤后和硬膜下血肿痴呆等。

(4) 按疾病的遗传分类

①散发性：包括遗传易感者（如ApoEε4等位基因是AD的危险因素）。

②遗传性：包括遗传性AD（早老素1、早老素2或β-淀粉样蛋白前体基因突变）、遗传性帕金森病伴痴呆、遗传性额颞叶痴呆（tau基因突变）、伴皮质下梗死和脑白质病的常染色体显性遗传性脑动脉病、亨廷顿病、苍白球黑质变性、Wilson病、线粒体脑病、遗传性共济失调、脑白质营养不良及遗传性朊蛋白病等。

(5) 按治疗效果分类

①不可逆性：包括变性性痴呆和部分其他原因导致的痴呆。

②可逆性：主要包括可治疗的神经系统疾病（如脱髓鞘性疾病）或系统性疾病导致的痴呆（如甲状腺功能低下、维生素缺乏等）。

1.4 痴呆的发病机制

1.4.1 西医学发病机制研究进展

正如前文所提到的，痴呆不是一个单发的疾病，而是由各种病因引起的一种综合征，因此它的发病机制也是多种多样的。有些类型痴呆的发病机制目前可能尚不明确，有待于学术界进一步的研究和讨论，下面介绍几种常见痴呆的发病机制。

1.4.1.1 阿尔茨海默病（AD）的发病机制

有关AD的发病机制，目前存在多种假说，主要包括：

(1) β-淀粉样蛋白（Aβ）假说

脑内存在大量老年斑（SP）是AD的主要病理特征之一，其主要成分是Aβ。Aβ是β-淀粉样蛋白的前体蛋白（APP），APP首先经β分泌酶途径裂解为sAPPβ及C99肽段，后者在γ分泌酶的作用下产生Aβ和APP胞内结构域，即AICD。Aβ在脑内位于细胞外，主要以$Aβ_{40}$和$Aβ_{42}$两种形式存在。正常情况下脑组织主要生成$Aβ_{40}$，而在阿尔茨海默病时$Aβ_{42}$比例升高，它容易聚集为原纤维而沉积，从而形成弥漫性SP。多种因素可影响APP的水解，并导致脑组织内Aβ的释放增多或清除减少，进而通过激活胶质细胞等途径，产生神经毒性。生理条件下Aβ主要以可溶形式，如Aβ寡聚体存在于血浆和脑脊液等体液中，低浓度时不表现神经毒性[3]。

(2) tau蛋白假说

tau蛋白是微管相关蛋白(MAP)的组分之一,MAP与微管蛋白组成微管,后者是神经元骨架蛋白的重要成分,参与胞体与轴突营养的输送。在病理状态下,蛋白激酶活性改变或tau蛋白基因突变,均可使阿尔茨海默病患者脑组织中的tau蛋白发生异常的高度磷酸化[4],过度磷酸化的tau蛋白异常聚积,形成神经原纤维缠结(NFT),同时微管的扭曲变形使其不能正常输送营养物质,从而使神经元末端的胞体和轴突发生营养不良性萎缩[5],最终导致神经元骨架蛋白结构异常和神经元死亡。因此tau蛋白异常过度磷酸化及微管的扭曲变形被认为是阿尔茨海默病神经元退行性变的病理学基础。

(3) 载脂蛋白E(ApoE)

ApoE基因是脑内重要的胆固醇转运体,为胆固醇透过血-脑屏障的重要载体,参与胆固醇和髓磷脂对细胞膜的维持、生长和修复过程。目前,在AD基因研究方面,ApoE是人们研究较多的基因,其显著特点为神经支配作用。ApoE存在两个等位基因ε4和ε2,其中,ApoEε4等位基因被认为是迟发型AD的危险因素之一,虽然其促脂质转运和脂质微粒摄取作用微弱,却能增加Aβ沉积和Tau蛋白磷酸化[6],而ApoEε2等位基因则能降低发生AD的风险[7]。

(4) 线粒体功能障碍

线粒体不仅是脑细胞葡萄糖和能量代谢的动力工厂,也是自由基产生、氧化损伤和诱导细胞凋亡的主要场所。已有翔实证据表明,Aβ损害线粒体功能,线粒体损伤促使Aβ产生和沉积的恶性循环在AD发病机制中扮演重要角色[8]。AD患者脑内神经元线粒体数量减少,多种线粒体酶(如丙酮酸脱氢酶复合体、α-酮戊二酸脱氢酶复合体和细胞色素C氧化酶等)活性下降。Aβ可使某些线粒体酶尤其是细胞色素C氧化酶活性下降,导致电子转运、ATP生成、氧利用及线粒体膜电位等异常,引起线粒体释放超氧阴离子自由基,后者可转化为过氧化氢,导致氧化应激,释放细胞色素C,进而促使细胞凋亡[9]。

(5) 胰岛素信号转导途径障碍

AD患者与同龄健康人群相比,其海马组织中胰岛素受体表达水平下降[10]。重度AD患者外周血空腹胰岛素水平升高,但葡萄糖清除能力降低[11];而脑内胰岛素受体、葡萄糖转运蛋白均明显降低。由于AD患者神经元葡萄糖的利用障碍,神经元处于能量应激状态,故神经元易损伤。糖耐量减低和2型糖尿病被认为是引起痴呆的危险因素之一[12]。

除此之外,尚有细胞周期调节蛋白障碍、炎性机制、钙代谢平衡失调、脂代谢紊乱等多种发病机制假说,有待于学术界更进一步地认识和发掘。

1.4.1.2 血管性痴呆(VD)的发病机制

据国外资料报道,VD是迄今为止唯一可防治的痴呆[13],因此,研究和明确VD的发病机制就显得尤为重要。虽然VD发病的部分理论已有明确研究依据,但其真正的发病机制还没有一个统一的定论。现代影像学技术、基因技术及组织病理学技术的飞速发展,使得人们可以从神经生化、分子免疫、遗传基因等角度对VD可能的发病机制做更加深入的研究。

(1) 脑血管损害

研究表明,一半以上的VD是脑血管损害的结果[14],主要包括多发性脑梗死(皮层或皮层下)、分水岭区梗死、多发腔隙性梗死及重要部位的梗死(丘脑、海马、尾状核及角回等部位)。这些部位损害可导致脑缺血、出血、低灌注等,使神经细胞兴奋性降低,脑代谢率下降,从而引起思维过程缓慢,认知功能下降。

(2) 胆碱能传导通路受损

许多研究证明,记忆突触即为胆碱能突触,胆碱能神经通路本身即参与构成记忆痕迹,隔阂-海马的传导通路与空间识别、工作记忆有关,大细胞基底核-大脑皮质的传导通路与学习过程的调制、参照记忆有关。这些部位的损伤可导致皮质、海马及大细胞基底核细胞萎缩,胆碱能传导通路受损,从而引起胆碱能缺陷和学习记忆功能障碍[14],造成血管性痴呆记忆功能的障碍[15]。

(3) 神经细胞凋亡

现有研究表明,在脑组织缺血早期,由于脑缺血过度激活谷氨酸受体,导致细胞内的Ca^{2+}超载、自由基数目增加、细胞内的线粒体受损,出现神经元和胶质细胞的快速死亡,近期研究显示其可能是凋亡[15]。

(4) 炎性机制

炎性机制在缺血性脑血管病发病机制中起着重要作用。越来越多的资料表明,炎症反应在急性脑缺血后继发性神经损伤中起主要作用,以炎性细胞因子和白细胞介素-1B(IL-1B)在缺血和再灌注引起炎症反应中的局部表达为特征[16]。脑缺血和再灌注时,内皮细胞、神经元等在局部被激活,通过释放两种关键的炎性因子TNF-A和IL-1B触发炎症反应,引起其他细胞因子与炎性代谢产物一起促使白细胞迁移至组织损伤区,导致血管再闭塞,引发"无再流"现象。白细胞还可以产生蛋白水解酶和其他效应分子,引起神经元的直接损伤。关于炎性因子在神经损伤中的作用主要依据有:局灶性脑缺血和再灌注损伤时IL-1B mRNA表达及TNF-A水平升高;给予TNF-A和IL-1B拮抗剂对局灶性缺血模型具有保护作用[17],提示炎性机制可能在VD的发病机制中起重要作用。

(5) 遗传机制

伴有皮质下梗死及脑白质病的常染色体显性遗传性动脉病0-Ⅰ可能是家族性卒中的原因之一,该病基因定位于19PB13.1,其重要区Notch3基因有异常突变,80%以上伴有痴呆,是一种有明确遗传性的VD。突变位于Notch受体端的表皮生长因子(EGF)样重复片段,突变后使Notch受体蛋白聚积,导致Notch3配体枯竭,Notch3信号通路中断[14]。

1.4.1.3 额颞叶痴呆(FTD)的发病机制

FTD的病因及发病机制尚不清楚,研究显示额颞叶痴呆患者的额叶及颞叶皮质5-羟色胺(5-HT)能递质减少,推测额颞叶功能减退可能与5-HT系统改变有关;脑组织及脑脊液中多巴胺释放也有所下降,而未发现胆碱能系统异常。但近年有学者发现在不具有Pick小体的FTD患者的颞叶中,毒蕈碱样乙酰胆碱受体的数量明显减少,尤其是M1型受体。与突触前胆碱能神经元受损不同,这种胆碱受体神经元损害更为严重,并且胆碱酯酶抑制剂治疗无效。近年来的研究资料显示,本病的多数患者具有明显的家族史,提示与遗传因素密切相关。在荷兰诊断为FTD的245例患者中,43%的患者一级家庭成员中有痴呆者,14%有tau基因突变。而在法国的209例FTD患者中,28%的患者家庭中至少还有一名成员有FTD,10%有tau基因突变。微管结合蛋白tau是微管组装和稳定的关键蛋白,对神经系统的发育和形成起重要作用,其基因定位于17q21-22[18]。FTDP-17即连锁于17号染色体伴帕金森综合征的额颞叶痴呆,呈常染色体显性遗传。在FTDP-17患者的第17号染色体上已发现tau基因编码区和内含子的多个错义和缺失突变,导致tau功能改变、过度磷酸化,不溶性tau在脑组织中聚积,微管系统破坏,神经细胞变性、脱失而引起额颞叶痴呆和帕金森综合征表现[19]。伴有运动神经元病(MND)的FTD,基因位于9q21-q22的D9S301和D9S167之间。此外,FTD还与早老素1(PS1)突变有关,缺乏特异性表现型痴呆的基因位于3号染色体着丝粒周围[20]。

1.4.1.4 路易体痴呆(LBD)的发病机制

LBD的发病机制尚不明确,病理提示Lewy体中的物质为α-突触核蛋白和泛素等,异常蛋白的沉积可能导致神经元功能紊乱和凋亡。但是,α-突触核蛋白和泛素沉积机制仍有疑问。其可能发病机制有以下两种假设:

(1)α-突触核蛋白基因突变:α-突触核蛋白是一个含140个氨基酸分子的蛋白,以新皮质、海马、嗅球、纹状体和丘脑含量较高,基因在第4号染色体上。正常情况下α-突触核蛋白二级结构为α螺旋,α-突触核蛋白基因突变可导致蛋白折叠错误和排列混乱[21]。除α-突触核蛋白以外,LBD还有其他蛋白机制。Lewy体中的α-突触核蛋白具有磷酸化或泛素溶酶化特性,提示前者可能是清除上述有害蛋白的系统,使异常蛋白成为不溶性蛋白沉积下来而减少其细胞毒性等损害作用,阻止神经变性病的进展[22]。

(2)Parkin基因突变:泛素-蛋白水解酶系统存在于真核细胞的内质网和细胞质内,主要包括泛素和蛋白水解酶两种物质,它们能高效、高选择性地降解细胞内受损伤的蛋白,避免异常蛋白的沉积,并因此发挥重要的蛋白质质量控制作用。在此过程中,受损蛋白必须要和泛素结合才能被蛋白水解酶识别,该过程称为泛素化。泛素化需要多种酶的参与,其中有一种酶称为底物识别蛋白(Parkin蛋白或E3酶),该酶由Parkin基因编码。如果Parkin基因突变导致底物识别蛋白功能损害或丧失,则上述变异的α-突触核蛋白不能被泛素化降解而在细胞内聚积,最终引起细胞死亡[22]。

1.4.2 中医学对痴呆的病因病机认识

中医认为痴呆是以呆傻愚笨为主要临床表现的一种神志疾病。轻者可见神情淡漠,寡言少语,善忘,迟钝等;重者表现为终日不语,或闭门独处,或口中喃喃,或言辞颠倒,举动不经,或忽笑忽哭,或不欲食,数日不知饥饿等。

痴呆在祖国医学中散见于"痴呆"、"呆病"、"健忘"、"癫狂"、"郁证"、"善忘"、"文痴"等证的描述之中。早在《黄帝内经》中，就有记载对本病的认识，《灵枢·天年》曰："六十岁，心气始衰，若忧悲，血气懈惰，故好卧；七十岁，脾气虚，皮肤枯；八十岁，肺气衰，魄离，故言善误也。"《灵枢·大惑论》曰："人之善忘者，何气使然？岐伯曰：上气不足，下气有余，肠胃实而心肺虚，虚则营卫留下，久之不以时上，故善忘也。"明代张景岳不仅首次在《景岳全书·三十四卷·癫狂痴呆》中提出了"痴呆"的病名，立有"癫狂痴呆"专论，还对其病因病机、证候特点、治疗预后等方面做了较详细的论述。清代陈士铎在《辨证论·卷之四》立有"呆病门"，并创立洗心汤、转呆汤。张景岳和陈士铎对痴呆的论述至今仍有一定的临床实用价值。

(1) 髓海不足

《本草纲目·辛夷》中称"脑为元神之府"，"人之记性皆在脑，老人健忘者，脑渐空也。"《医林改错》载"灵机记忆来源于脑"。以上均明确提出脑与精神、记忆活动密切有关。肾主藏精，生髓，髓汇聚而形成脑，故脑有赖于肾之精髓之荣养。《灵枢·海论》说："脑为髓之海"，"髓海有余，则轻劲多力，自过其度"，"髓海不足，则脑转耳鸣，胫酸眩冒，目无所见，懈怠安卧"。"髓海不足"，清阳之窍被蒙，势必出现痴呆。王清任在《医林改错》中明确指出："小儿无记性者，脑髓未满，高年无记性者，脑髓渐空。"《重庆堂随笔·论虚劳》中提出"盖脑为髓海，又名元神之府，水足髓充，则元神精湛而强记不忘矣，若火炎髓竭，元神渐昏，未老健忘，将成劳损也。"《辨证录·呆病门》更指出："神明不清而成呆病矣"，从上述典籍不难看出精神活动、记忆等的物质基础脑髓空虚则神明不清，从而造成痴呆。

(2) 脾肾亏虚

清代唐容川在《中西汇通医经精义》中说："事物之所以不忘，赖此记性，记在何处，则在肾精。益肾生精，化为髓而藏之于脑中。"《医学心悟》中有"肾主智，肾虚则智不足"的论述。陈士铎《辨证录》指出："人有老年而健忘者，近事不多记忆，虽人述其前事，犹若茫然，此真健忘之极也，人以为心血之涸，谁知是肾水之竭乎？"这些论述无不说明记忆与肾精的关系。《济生方·健忘论治》也说："人健忘者，常常喜忘是也。盖脾主意与思，思虑过度，意舍不清，神官不职，使人健忘"。《张氏医通》谓："头者六腑清阳之气，五脏精华之血皆朝会于高巅"。故可以看出老年痴呆的形成主要与五脏六腑气血阴阳之盛衰有关，若营养精微不能上聚于脑，髓海空虚，元神失养，神不能外驭机体和五官九窍，则最终形成老年痴呆。肾为先天之本，脾为后天之本，年老者脏腑功能衰退，脾肾亏虚，脾虚不能升清，水谷精微失于运化，气血生化乏源；肾精不足，无以上充脑髓，脑髓失养，神明失用而致健忘迷惑，行动呆滞、反应迟钝。

(3) 气滞血瘀

王清任《医林改错》说："癫狂一症，乃气血凝滞，脑气与脏腑气不相接，如同做梦一样。"气血凝滞，则气血不能上行濡养脑窍，脑失所养，精髓逐渐枯萎，从而引发"健忘痴呆，神昏谵语"等"癫狂"之症。唐容川《血证论·瘀血》也说："瘀血攻心，心痛，头晕，神气昏迷……"。这些精辟论述，均提示了气滞、瘀血与脑病痴呆发生的内在关系。年老体虚，导致脉道不利而气滞，血液运行受阻停而为瘀。脏腑阴阳失调，阴虚于下，阳亢于上，气机逆乱，血液随气奔走于上，气上而不下,则血瘀于脑络,形成瘀血,气血运行受阻,脑髓失养,神明失常而引发痴呆。

(4)痰浊阻窍

清代陈士铎在《辨证录·呆病门》中说:"呆病之成,必有其因。大约其始也,起于肝之郁;其终也,由于胃之气衰。肝郁则木克土,而痰不能化;胃衰则土不制水,而痰不能消,于是痰积于胸中,盘踞于心外,使神明不清而成呆病矣。"阐述了肝郁胃衰,痰浊内生,扰乱神明而成痴呆的病变机制。同时他还提出"治呆无奇法,治痰即治呆"的治疗理论。《临证指南医案》曰:"风阳上扰,痰火阻窍,神识不清"。《景岳全书·杂证谟》云:"痴呆证,凡平素无痰,或以郁结,或以不遂,或以思虑,或以惊恐而渐至痴呆,言辞颠倒,举动不经。"认为气郁痰结是痴呆发病的主要原因。《石室秘录》说:"痰气最盛,呆气最深"。说明痰与呆关系密切。由上可以看出老年人脏腑功能减退,肾虚水无所主,脾虚不能运化水湿,湿聚生痰,痰扰清灵则昏蒙呆钝,形成痴呆。

此外,还有医家对老年痴呆的病因病机提出"毒损脑络"说、"三焦气化失司"说、"督脉经气虚弱"说,"肝疏泄功能失调"说等。总之,中医认为本病病位在脑,与心肝脾肾密切相关,其病理机制为脏腑阴阳失调,神机失用。病性则以虚为本,以实为标,临床多见虚实夹杂之症。

1.5 中西医结合诊疗思路

1.5.1 中西医诊疗现状

目前,痴呆的中西医诊疗现状很难令人满意。虽然在西医诊断方面有了很大的进步,很多患者可以有较明确的临床诊断,但在治疗上还缺乏根治方法。西医的治疗,虽然胆碱酯酶抑制剂和兴奋性氨基酸受体拮抗剂在临床上取得了较为良好的疗效,但此类药物均为针对发病的某一环节的对症疗法,即不能达到根治的效果,当用到一定阶段时,则疗效丧失,病情继续恶化。尤其到了晚期及末期,就更是束手无策。中医学有着几千年的历史,对于痴呆早有诊疗记载,有着自己独特的诊疗方略。目前,许多临床研究已证实,中医药对痴呆有着较好的临床疗效。基础实验研究表明,"三焦针法"(原"益气调血,扶本培元"针法)可改善SAM小鼠的学习记忆能力,使其寿命延长11%,良性调节蛋白组学、基因组学表现,促进细胞增殖,减少氧化应激反应。但是,中医药方法难以速效,到了疾病末期,也疗效尽失。

比较中西医两种医学,西医对痴呆早期、中期及部分晚期患者有改善症状和控制病情发展的作用,但临床疗效有限,也常有副作用出现,对于痴呆前期(MCI、VCI)则全无疗效。中医学在痴呆前期、早期、中期、晚期,对核心症状及伴发症状均有一定疗效。到了末期,也无疗效可谈。因此,中西医结合,取长补短,应为目前痴呆诊疗的良好方略。

1.5.2 中西医诊疗思路

1.5.2.1 中西医诊疗原则

总体来说,应为"西医诊断要明确,中医辨证要准确,针药结合细看护,分期诊疗不松懈"。

即诊疗时,首先应用国际公认的诊断明确西医诊断;之后应用中医辨证准确判断患者的证型,按病情的轻重进行分期,应用中西医两法进行综合诊疗和看护。

1.5.2.2 中西医诊疗路径

中西医结合诊疗,可按痴呆前期、痴呆早期、痴呆中期、痴呆晚期和痴呆末期来进行。治疗的总体目标为尽量改善痴呆诸症状,尽量延缓病情发展,尽量维持基本生活能力,尽量在患者死亡前还能保持一定生活能力。

(1)痴呆前期

患者自觉记忆力及工作能力下降,但未达到痴呆的程度,即为 MCI、VCI 或 SCI 阶段。

此阶段应以中医诊疗为主。可应用中药或针灸进行治疗。临床研究表明应用"三焦针法"可提高健康老人额叶及海马的葡萄糖代谢率。还有不少针刺法及非药物疗法可参考应用。许多中成药及多种中药制剂皆有补肾强身、驱邪扶正之功效,对于痴呆的防治可能是有益的。饮食调节对延缓衰老与痴呆的防治也是有益的。当然,此方面尚缺乏更多的临床证据,还需进行大样本临床研究。

(2)痴呆早期

此期表现为患者记忆力及工作学习能力明显下降,也可伴有情绪波动。神经心理学等项检查显示已为痴呆。

此期应为痴呆的轻证阶段。可中西医并用,以中医药为主,或针灸或中药。西药可单用胆碱酯酶抑制剂或兴奋性氨基酸受体拮抗剂。建议从小剂量开始,以减少副作用,增加患者依从性时间,也为病情加重后加大剂量时留出空间。若病情有所加重,则应加大剂量。此方案有可能增加病情延缓的概率,有些患者的某些症状可能会得到改善。

(3)痴呆中期

此期患者记忆力出现明显障碍,可出现人面失认,定向力差,思维意识混乱等症状。但生活尚可自理。

此期为患者治疗的关键时期,若能维持现状或症状得到改善则是向好之象,若病情进一步发展则积重难返。此期应中西医并举,以阻止病情发展,即胆碱酯酶抑制剂和兴奋性氨基酸受体拮抗剂并用。若以抑郁为主,应重用盐酸多奈哌齐(如安理申)类药物,若以激越为主则重用盐酸美金刚(易倍申),并适当调整应用其他对症药物。中医药则应辨证论治,针药并用。

(4)痴呆晚期

此期患者精神症状可较轻,但日常生活能力明显下降,不能完全自理,吃饭、穿衣、如厕等都需人指导和帮助,记忆力完全丧失。

此期的患者治疗已十分困难,对于核心症状,中西药均无明显疗效,只有对症处理一法可用。据报道,盐酸美金刚还有一定疗效,可与中药针灸相配合进行治疗。中医辨证施治应还有一定潜力,应进行积极探讨。

(5)痴呆末期

此期患者生活能力完全丧失,可能还残留一些本能的反应。

这时中西药物及各种疗法均已无效,应以看护为主。但从中西医结合的角度出发,应用西医的方法维持各种生理功能和生命指标,应用中医辨证进行治疗的探讨,如调理脾胃助消化,豁痰开窍祛浊毒等,也有助于人体基本功能的维持和生命的延续。

参考文献

[1] American Psychiatric Association. Diagnostic and Statistical Manual of Mental Disorders. 4th text version. Washington,DC:APA,2000.

[2] World Health Organization.The ICD-10 Classification of Mental and Behavioural Disorders:Clinical Descriptions and Diagnostic Guidelines.1992.

[3] Tanzi RE, Xie Z, Betram L. Twenty years of the Alzheimer,B genesis amyloid hypothesis: a genetic perspective. Cell,2005,14(2):545-555.

[4] Gong CX,Liu F,Grundke-Iqball,et al. Post-translational modifications of tau protein in Alzheimer's disease. J Neural Transm,2005,112:813-838.

[5] 王政,乐卫东.阿尔茨海默病的生物学标志及其靶向治疗.中国现代神经疾病杂志,2010,4(2):151-154.

[6] Reiman EM, Chen K, Liu X, et al. Fibrillar amyloid-beta burden in cognitively normal people at 3 levels of genetic risk for Alzheimer's disease. Proc Natl Acad Sci USA, 2009,106(16): 6820-6825.

[7] Marily S. Albert,Steven T,Dekosky,et al.The diagnosis of mild cognitive impairment due to Alzheimer's disease:recommendations from the National Institute on aging-Alzheimer's association workgroups on guidelines for Alzheimer's disease. Alzheimer's & Dementia ,2011,7:270-279.

[8] 赵蕾,钟春玖.阿尔茨海默病发病机制的研究进展.中华临床医师杂志(电子版),2010,4(8):1307-1309.

[9] Reddy PH, Beal MF. Amyloid beta, mitochondrial dysfunction and synaptic damage: implications for cognitive decline in aging and Alzheimer's disease. Trends Mol Med, 2008, 14(2): 45-53.

[10] 朱海暴,石如玲,赵朝贤等.血胆固醇与脑胆固醇关系的研究.中国老年学杂志,2005,25(10):1208-1210.

[11] 李焱.中枢胰岛素抵抗与阿尔茨海默病发病关系的认识.诊断学理论与实践,2009,8(3):248-251.

[12] 孙增荣,王建华.2型糖尿病认知功能损害研究进展.国际内分泌代谢杂志,2006,26(1):57-59.

[13] 石苗茜,刘卫平.血管性痴呆发病机制研究进展.第四军医大学学报,2007,28(9):860-863.

[14] 贾建军,王鲁宁,汤洪川.血管性痴呆的发病机制.中华老年心脑血管病杂志,2000,2(2):139-142.

[15] 黄玮.血管性痴呆的发病机制研究进展.中国医药指南,2012,10(5):62-63.

[16] Amasaki Y, Matsuura N,Shoadaara H, et al. Intedeuki-1 as a pathogenetic mediator of ischemic brain injury. Stroke,1995,26:676-680.

[17] Barone FC,Arvin B,White RF,et al. Tumor necrosis factor-alpha: a mediator of focal ischemic brain injury. Stroke,1997, 28(6):1233-1244.

[18] 贾建平.神经病学.北京:人民卫生出版社,2008:219-222.

[19] Barghorn S, Zheng-Fischhofer Q,Ackmann M, et al. Structure,microtubule interactions, and paired helical filament aggregation by tau mutants of frontotemporal dementias. Biochemistry,2000,39(38):11714-11721.

[20] 马爱军.额颞叶痴呆的研究进展.国际神经病学神经外科学杂志,2006,33(3):285-288.

[21] 贾建平.神经病学.北京:人民卫生出版社,2008:222-225.

[22] 刘扬,高旭光.路易体痴呆研究进展.医药导报,2010,29(2):135-138.

[23] 程辉,黄悦勤,刘肇瑞等.老年期痴呆流行病学研究现状.残疾人研究,2011,2:22-26.

[24] Catindig JA, Venketasubramanian N, Ikram MK, et al. Epidemiology of dementia in Asia: Insights on prevalence, trends and novel risk factors. Neurol Sci. 2012, 27(2):131-135.

[25] 田金洲.阿尔茨海默病的诊断与治疗.北京:人民卫生出版社,2009:9-10.

[26] 刘爽,张玉莲,周震.老年性痴呆流行病学研究现况.中国老年学杂志,2010,30(10):1455-1456.

[27] Paul RH, Cohen RA, Moser DJ, et al. Clinical correlates of cognitive decline in vascular dementia. Cogn Behav Neurol, 2003, 16(1):40-46.

[28] 陈俊抛,林煜.痴呆治疗学.北京:人民军医出版社,2002:139.

[29] 张振馨,刘君,洪震等.中国北京、西安、上海和成都地区痴呆亚型患病率的研究.中国现代神经疾病杂志,2005,5(3):156-157.

[30] 王鲁宁,朱明伟,桂秋萍等.383例老年人尸检资料中痴呆的病因分析.中华内科杂志,2003,42(11):789-792.

[31] 王志稳,肖顺贞.痴呆患者居家生活环境现状及照顾者态度的调查.中华护理杂志,2008,43(10):915-917.

[32] 邓娟,周华东,李敬诚等.吸烟与老年性痴呆关系的研究.重庆医学,2006,35(10):921-922.

[33] Rusanen M, Kivipelto M, Quesenberry CP Jr, et al. Heavy smoking in midlife may be associated with dementia in later years. Arch Intern Med, 2011, 171(4):333-339.

[34] 邓娟,周华东,李敬诚等.饮酒与老年性痴呆关系的前瞻性队列研究.中国现代医学杂志,2006,16(17):2578-2580.

[35] 田金洲.阿尔茨海默病的诊断与治疗.北京:人民卫生出版社,2009:53-54.

[36] Guy M. McKhanna, David S.Knopmanc, Howard Chertkowd, et al. The diagnosis of dementia due to Alzheimer's disease:recommendations from the National Institute on aging-Alzheimer's association workgroups on diagnostic guidelines for Alzheimer's disease. Alzheimer's & Dementia, 2011, 7:263-269.

[37] 邵彩慧,李阔,刘滨伟.同型半胱氨酸、胰岛素抵抗与高血压病合并血管性痴呆的相关性分析.河北医药,2012,34(5):680-682.

[38] 王超峰.神经节苷脂联合维生素B_{12}、叶酸治疗血管性痴呆疗效观察.医药论坛杂志,2012,33(2):114-116.

第二章 痴呆的解剖基础

2.1 人体解剖基本面及神经系统常用术语

2.1.1 人体解剖基本面

诊断痴呆的影像学检查通常涉及三个不同的切面,即冠状面、矢状面和水平面(图2-1和图2-2,表2-1)。

(1)冠状面

冠状面也称为额状面,是指沿人体或器官长轴,从左、右方向,将人体或器官切为前、后两部分的切面。

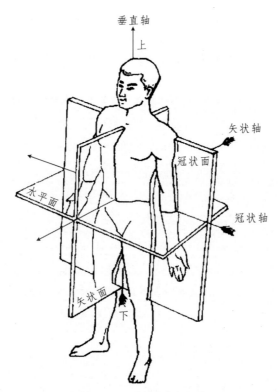

图2-1 人体切面模式图

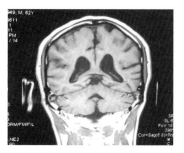 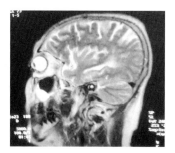 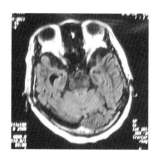

冠状面　　　　　　　　　　　矢状面　　　　　　　　　　　水平面

图2-2　颅脑MR示三个切面

表2-1　人体解剖三个基本面

	切的方向	切的结果
冠状面	从左、右方向	切为前、后两部分
矢状面	从前、后方向	切为左、右两部分
水平面	从左、右或前、后	切为上、下两部分

(2) 矢状面

与冠状轴相同的亦是沿人体或器官长轴所做的切面,但是从前、后方向,将人体或器官切为左、右两部分的切面。如果从前后方向将人体或器官切为左、右完全对称的两半,此切面称为正中矢状面。

(3) 水平面

水平面也称为横切面,即与人体或器官长轴垂直所做的切面,此面将人体或器官分为上、下两部分。需要明确的概念是,凡与人体或器官长轴垂直所做的切面均称为横切面,其中与地平面平行的横切面称为水平面,即水平面一定是横切面,但横切面不一定是水平面。

上述三个面互相垂直。

2.1.2　神经系统常用术语

痴呆主要病变部位在大脑皮质,并可见脑白质脱髓鞘,痴呆老年斑可出现于皮质下核团。上述涉及的皮质、白质及皮质下核团均属于神经系统常用术语,需掌握其结构和分布部位。为掌握相应术语,首先应该明确神经系统的划分。

神经系统根据部位分为中枢神经系统和周围神经系统两部分。中枢神经系统位于人体中轴,包括位于颅腔内的脑和位于椎管内的脊髓;周围神经系统是指与脑相连的12对脑神经以及与脊髓相连的31对脊神经。根据神经系统分布的部位或支配的对象可将其分为躯体神经和内脏神经两种,二者的中枢均在脑和脊髓,神经纤维来源于脑神经或脊神经。根据神经纤维的性质,可将神经系统划分为感觉神经和运动神经,前者又称为传入神经,后者又称为传出神经。将神经纤维支配对象与其性质相联系,可将周围神经划分为四种,即躯体感觉神经、躯体运动神经、内脏感觉神经和内脏运动神经,其中躯体感觉神经与皮肤感受器相连,接受皮肤的各种刺激并转化为神经冲动,传入中枢;躯体运动神经将来自中枢的指令传给全身骨骼肌,引起骨骼肌收缩;内脏感觉神经接受黏膜的信息,传入中枢;内脏运动神经将中枢的指令传给内脏和血管平滑肌、心肌以及腺体,引起平滑肌和心肌的运动以及腺体的分泌(表2-2)。

明确了神经系统的划分之后,为理解和掌握后续内容,应进一步了解中枢神经系统脑的组成。

脑由大脑、小脑、间脑和脑干四部分组成(图2-3)。

表2-2 神经系统的划分

划分原则	划分种类
根据部位	中枢神经系统和周围神经系统
根据支配对象	躯体神经和内脏神经
根据神经纤维的性质	感觉神经和运动神经
根据支配对象和神经纤维的性质	躯体感觉神经、躯体运动神经、内脏感觉神经、内脏运动神经

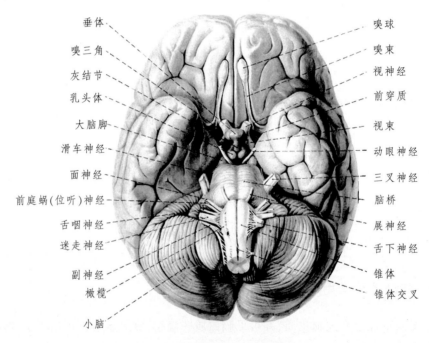

图2-3 脑的组成(底面观)

大脑位于中枢的最上方,分为左、右两个大脑半球,两侧大脑半球之间借连合纤维相连。连接两侧大脑半球的连合纤维包括胼胝体、前连合与穹窿连合。其中以胼胝体为主,其在脑正中矢状面上略呈弓形,由前向后分为胼胝体嘴、胼胝体膝、胼胝体干和胼胝体压部四部分(图2-4)。因为大脑形态结构上高度发达,故将小脑推向后下方,同时覆盖了间脑和脑干的大部分。从功能上讲,大脑为机体最高级中枢,对其下面的中枢及周围神经起重要的调控作用。

小脑位于颅后窝,分为中间狭窄的小脑蚓和左、右膨大的小脑半球。小脑的主要作用是维持身体平衡和调节肌张力。小脑损伤会导致平衡失调和肌张力障碍。

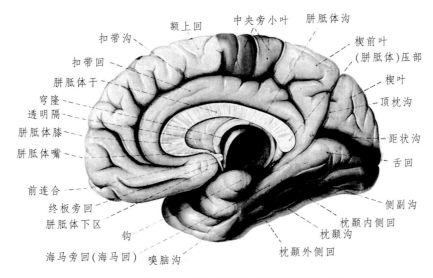

图2-4 大脑半球内侧面(示胼胝体四部分及边缘叶)

间脑位于大脑和脑干之间,可分为上丘脑、下丘脑、背侧丘脑、底丘脑和后丘脑五部分。

其中上丘脑位于中脑上丘上方,包括髓纹、缰连合、松果体和后连合。下丘脑位置与上丘脑相对应,位于前下方,包括视交叉、灰结节和乳头体三部分(图2-5),借灰结节伸出的漏斗与垂体相连;内含神经内分泌核团,如视上核和室旁核,分泌加压素(抗利尿激素)和催产素,广泛调节机体电解质平衡、生殖、体温、摄食等功能,故有"内脏脑"之称;其与边缘系统联系密切,参与情绪的调节,故下丘脑又有"情绪脑"之称。背侧丘脑亦含许多神经核团(图2-6),在感觉传导过程中起着重要作用,是各种感觉传导通路的第三中继站,属于各种感觉的皮质下中枢。底丘脑位置与背侧丘脑相对应,故又称为腹侧丘脑,内含丘脑底核及部分红核、黑质。后丘脑包括内、外侧膝状体(图2-6),分别为听觉传导通路和视觉传导通路的中继站,发出听辐射和视辐射,分别传至大脑皮质听觉中枢和视觉中枢,形成听觉和视觉。

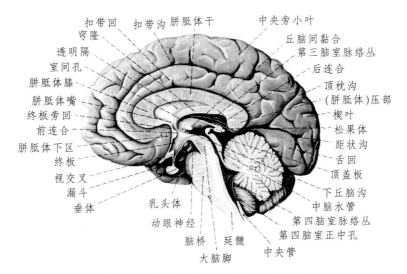

图2-5 大脑半球正中矢状面(示下丘脑)

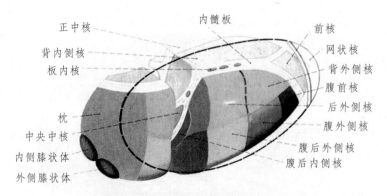

图2-6 背侧丘脑重要核团和后丘脑

脑干包括中脑、脑桥、延髓三部分,是脊髓与大脑、小脑联系的重要通路。12对脑神经中除第Ⅰ对(嗅神经)与大脑相连、第Ⅱ对(视神经)连于间脑中后丘脑外侧膝状体外,其余10对脑神经均与脑干相连,其中第Ⅲ对(动眼神经)、第Ⅳ对(滑车神经)与中脑相连,第Ⅴ对(三叉神经)、第Ⅵ对(展神经)、第Ⅶ对(面神经)、第Ⅷ对(前庭蜗神经)与脑桥相连,第Ⅸ对(舌咽神经)、第Ⅹ对(迷走神经)、第Ⅺ对(副神经)、第Ⅻ对(舌下神经)与延髓相连(图2-3和图2-7)。中脑腹侧面有一对隆起称为大脑脚,两脚之间为脚间窝,第Ⅲ对脑神经(动眼神经)根经此穿出(图2-7);中脑背侧面有上、下两对隆起,上面一对称为上丘,下面一对称为下丘,两对合称为四叠体。下丘下方有第Ⅳ对脑神经(滑车神经)出脑(图2-8)。

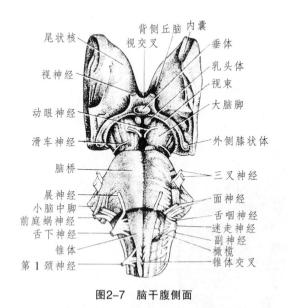

图2-7 脑干腹侧面

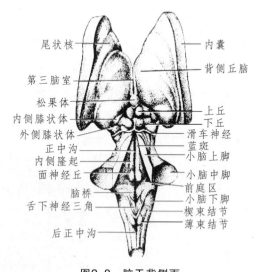

图2-8 脑干背侧面

明确了神经系统的划分和脑的组成后,还需了解神经系统器官的组织结构。

神经系统的器官由神经组织构成。神经组织由两种细胞构成,一种是神经细胞,另一种是神经胶质细胞。

神经胶质细胞种类多,数量少,对神经细胞起营养、支持、绝缘、保护、修复和防御等功能

神经细胞是神经系统各器官结构和功能的最基本单位,故又称为神经元,其由胞体和突起两部分组成。胞体与一般细胞的相同处在于均由细胞膜、细胞质和细胞核三部分构成,与一般细胞的区别是细胞膜除具有保护细胞及作为物质交换的半透性膜外,还是可兴奋膜;细胞质内除一般细胞器外,尚有两种特殊结构,分别为尼氏体和神经原纤维。尼氏体对神经元的功能活动起着非常重要的作用,光镜下H.E.(苏木精和伊红)染色其呈紫蓝色斑块或颗粒状物质,故又称为虎斑;电镜观察其由平行排列的粗面内质网和游离核糖体组成,主要功能是合成自身所需的结构蛋白。神经原纤维在镀银染色标本上呈棕黑色细丝,交织成网;电镜下其是由神经丝和神经微管构成,作为神经元的细胞骨架,同时参与细胞内的物质运输。突起进一步分为树突和轴突,树突从外界接受刺激传给胞体,刺激经胞体整合后转化为神经冲动由轴突传给下一个神经元。故树突相当于周围突;轴突相当于中枢突。

神经系统常用术语具体包括下列三对:

(1)灰质和白质

在中枢神经系统内,神经元胞体和树突聚集的区域,周围有大量血管,新鲜时颜色灰暗,称为灰质;在中枢神经系统内,神经元轴突经过的区域,颜色亮白,称为白质,其颜色亮白的原因是轴突外面包裹髓鞘,髓鞘主要成分为卵磷脂。

在中枢神经系统脊髓内,灰质在内部呈蝴蝶形,白质位于灰质周围(图2-9)。

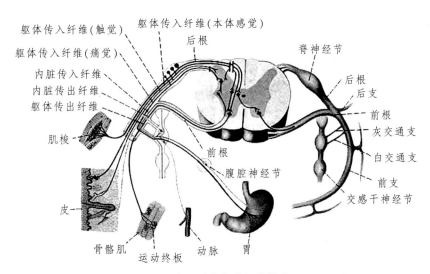

图2-9 脊髓结构与神经节模式图

在大脑和小脑,灰质集中于表面,又称为皮质;白质位于内部,又称为髓质。在大脑表面,神经元的胞体和树突常配布成层,故大脑皮质又称为大脑皮质。

灰质和白质是根据所包含的结构不同而命名,皮质和髓质的概念根据所在部位而言,是借用肾上腺的结构名称。对于实质性器官,如肾上腺、肾、胸腺、淋巴结、卵巢等,其表面为结缔组织被膜,靠近被膜的部分一般染色相对较深称为皮质,深面相对染色较淡的部分称为髓质。

另外，在中枢神经系统脑内，有些部位灰、白质混杂交织存在，此区镜下呈网状，故这些部位称为网状结构，主要分布于脑干。脑干网状结构主要是纵横交错的神经纤维交织成网，网眼内散布着许多大小不等、形态各异的神经核团。

(2) 神经核和神经节

在中枢神经系统脑内，往往有一些灰质团块埋藏在白质内，这些埋藏在白质内的灰质团块称为神经核，此即一般所称的皮质下核团，内含形态、功能相似的神经元胞体和树突。神经核包括脑神经核与非脑神经核，前者与12对脑神经密切相关；后者与脑神经无关，但具有其他重要生理功能，如基底核（临床上也称为基底节），为临床上常发生病变的非脑神经核。

在周围神经系统内，功能相似的神经元胞体聚集的区域形状略膨大，称为神经节，如脑神经节、脊神经节、内脏神经节等（图2-9）。

(3) 纤维束和神经

如前所述，中枢神经系统白质内走行的是外面包裹髓鞘的轴突，轴突与其外面的髓鞘和神经膜共同构成神经纤维。神经纤维根据其结构可分为有髓神经纤维和无髓神经纤维两种。中枢神经系统内的神经纤维绝大部分为有髓神经纤维，它由三部分构成，即轴突、髓鞘和神经膜。轴突为神经元最长的一根突起；髓鞘和神经膜来源于神经胶质细胞。具体而言，在中枢神经系统内，构成有髓神经纤维髓鞘和神经膜的神经胶质细胞为少突胶质细胞；在周围神经系统内，构成有髓神经纤维髓鞘和神经膜的神经胶质细胞为神经膜细胞（施万细胞）（Schwann's cell）。髓鞘犹如电线外面的绝缘层，除对神经元轴突起保护和绝缘作用外，也有利于神经冲动的传导。髓鞘的厚度与神经元轴突的粗细成正比，神经元轴突越粗，髓鞘越厚，反之，神经元轴突越细，髓鞘越薄；神经元轴突的粗细和髓鞘的厚度又与神经的传导速度成正比，神经元轴突粗、髓鞘厚（即粗的神经纤维）传导速度快；反之，神经元轴突细、髓鞘薄（即细的神经纤维）传导速度慢。

在中枢神经系统白质内，起止、行程、功能基本相同的一束神经纤维聚集成束称为纤维束，其上、下通行于脑和脊髓之间，起传导感觉神经冲动和运动神经冲动的作用，上行传导束将感觉神经冲动由脊髓传至脑，下行传导束将运动神经冲动由脑传至脊髓，故纤维束又称为传导束。

在周围神经系统内，功能不同的神经纤维聚集形成粗细不等的集束，外面包裹的结缔组织膜称为神经束膜；许多神经纤维束再被结缔组织膜包裹即成为神经，神经外面包裹的结缔组织膜称为神经外膜。

2.2 痴呆相关的解剖基础

2.2.1 与痴呆症状相关的解剖基础

(1) 与记忆相关的解剖基础

痴呆的主要症状是记忆力减退，早期以近期记忆障碍为主，中晚期出现远期记忆障碍。与记忆相关的解剖基础主要是海马和大脑皮质。其中海马负责近期记忆，大脑皮质（内侧颞叶）主司远期记忆。

海马位于大脑半球内侧面,冠状面、矢状面和水平面三个切面上均可见。大脑半球冠状面可显示海马结构的体积(图2-10)。在大脑半球矢状面上,海马呈"鞋底形",卧于侧脑室下角底部(图2-11)。在大脑半球水平面上,从上面观可见左、右侧脑室前角、后角和下角,其中侧脑室下角略呈弧形,海马与其紧邻,前宽后窄,前端为海马头,向后续于海马尾(图2-12)。

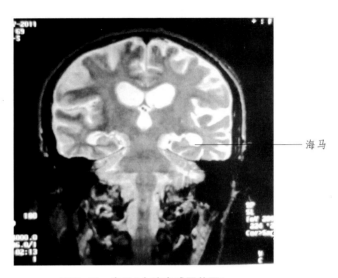

图2-10 海马(大脑半球冠状面)

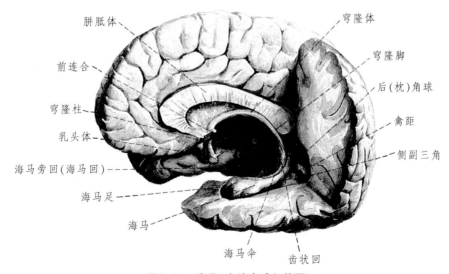

图2-11 海马(大脑半球矢状面)

海马也称海马本部,是海马结构(主要包括海马和齿状回)的重要组成部分,与学习、记忆功能直接相关,其能将经历的事件形成新的记忆,即近期记忆。海马除参与学习记忆外,同时与空间定向功能有关。痴呆发病过程中,海马首先受损,导致近期记忆障碍以及定向障碍。

海马在一系列的记忆强化以后,便终止对记忆的保持,而将巩固以后的记忆转入了脑的其他部分,主要转入大脑皮质(内侧颞叶)。

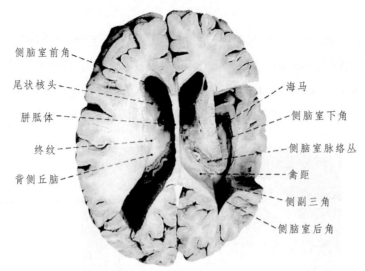

图2-12 海马(大脑半球水平面,上面观)

有关脑的分叶、颞叶位置及其功能,涉及脑沟的概念。

解剖学研究早已明确,高等动物和人的脑(包括大脑半球及小脑半球)在发育过程中,由于皮质各部发育速度不均衡,有些部位的皮质发育快,有些部位的皮质发育慢,发育快的部分露在表面,发育慢的部分陷在深部,结果导致半球表面凹凸不平,这些深浅不一的凹陷称为脑沟。大脑半球有三条最明显也最恒定的沟,即中央沟、外侧沟和顶枕沟。每侧大脑半球借助上述三条沟分为五个脑叶,即额叶、顶叶、枕叶、颞叶和岛叶(图2-13)。其中额叶是指中央沟以前、外侧沟以上的部分;顶叶为中央沟以后、顶枕沟以前、外侧沟以上的部分;枕叶为外侧沟和顶枕沟以后的部分;颞叶为外侧沟以下的部分;岛叶是埋于外侧沟底部被额、顶、颞叶所掩盖的大脑皮质,呈三角形岛状,故得名,也称为脑岛。其中颞叶与远期记忆密切相关,如果脑病导致颞叶受损,将引起远期记忆障碍。

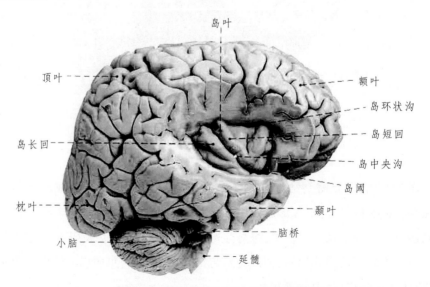

图2-13 大脑皮质分叶(主要显示岛叶)

(2)与语言相关的解剖基础

痴呆患者常会出现语言功能减退,即失语,主要是大脑皮质语言中枢受损。

大脑皮质语言中枢位于不同的脑回处,故首先要明确脑回的概念。

大脑皮质沟与沟之间隆起的部分称为脑回,大脑半球各个脑叶上均有许多脑回(图2-14)。

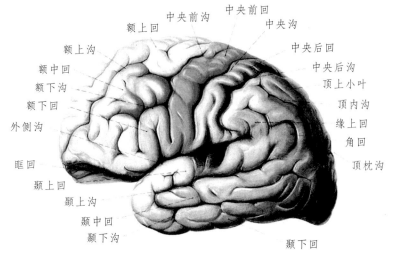

图2-14　大脑半球上外侧面主要的沟和回

大脑半球各叶的脑回多为重要的中枢所在部位,如额叶上外侧面的中央前回及内侧面的中央旁小叶前部为躯体运动中枢,主要功能是控制躯体运动;顶叶上外侧面的中央前回及内侧面的中央旁小叶后部为躯体感觉中枢,主要接受对侧躯体的各种浅、深感觉,包括痛觉、温度觉、触觉和本体感觉;枕叶距状沟上下的皮质为视觉中枢,因此枕叶受损主要引起视觉障碍。

语言中枢一般位于大脑优势半球,右利手人的优势半球为左侧大脑半球,少数人没有优势半球现象,也有一部分人的优势半球位于右侧大脑半球。语言中枢包括运动性语言中枢(说话中枢)、听觉性语言中枢(听话中枢)(感觉性语言中枢)、视运动性语言中枢(书写中枢)、视觉性语言中枢(阅读中枢)。运动性语言中枢(说话中枢)位于额下回后部(又称Broca区),听觉性语言中枢(听话中枢)(感觉性语言中枢)位于颞叶的颞上回后部,视运动性语言中枢(书写中枢)位于额中回后部,视觉性语言中枢(阅读中枢)在顶下小叶的角回。Wernicke区包括颞上回、颞中回后部、缘上回和角回,即包括听觉性语言中枢和视觉性语言中枢在内(图2-15)。

运动性语言中枢(说话中枢)(Broca区),靠近中央前回下部,管理口唇、舌和喉肌的躯体运动中枢,此中枢受损会引起运动性失语症,即虽能发音,但丧失了说话能力;听觉性语言中枢(听话中枢)(感觉性语言中枢)损伤后的失语称为感觉性失语症,即虽有听力,但听不懂别人和自己所讲话的意思;视运动性语言中枢(书写中枢)靠近中央前回躯体运动中枢,管理上肢,特别是手的肌肉运动区,此中枢受损会导致视运动性失语症(失写症)(失语性失写症),即手的运动功能正常,但不能写出正确的文字;视觉性语言中枢(阅读中枢)靠近视觉中枢,该中枢受损引起的失语称为视感觉性失语症(失读症),即视觉正常,但看不懂文字的意思;Wernicke区损伤

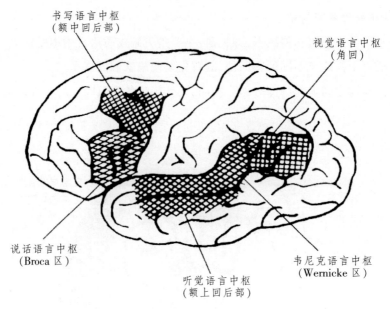

图2-15 语言中枢

会导致严重的感觉性失语症,此种失语又称为流利性失语。

为方便记忆,可参照如下口诀:"写说额中下,颞上管听话,角回司阅读,优势半球跨。"

(3)与精神症状相关的解剖基础

痴呆患者出现情感淡漠,思维、人格改变和精神症状,主要是损害了非优势半球(大多数人为右侧大脑半球),以颞叶为主,同时有边缘叶的损害。

边缘叶是构成边缘系统的主要结构,位于大脑半球内侧面,包绕在大脑与间脑交界处的边缘。一般认为边缘叶的主要结构包括隔区、扣带回、海马旁回、海马结构、岛叶前部及颞极等(图2-4)。其中,隔区位于胼胝体嘴的下方,包括前方的胼胝体下区和后方的胼胝体下回(也称终板旁回);扣带回位于胼胝体沟与扣带沟之间;海马旁回及其延续而成的沟位于颞叶最内侧;海马结构(海马、齿状回)属于大脑皮质边缘叶的主要组成部分,其中齿状回是海马沟上方呈锯齿状的窄条皮质;颞极指颞叶的最前端。

(4)与视空间障碍相关的解剖基础

视空间障碍的病变部位主要在两侧大脑皮质,特别是缘上回和角回。

大脑皮质顶叶中央后沟的后方有一条与皮层上缘平行的沟,称为顶内沟,顶内沟的上方为顶上小叶,下方为顶下小叶。缘上回是顶下小叶的前部,包绕在外侧沟的后端;角回是顶下小叶的后部,围绕在颞上沟的末端(图2-14)。

(5)与视觉定位障碍相关的解剖基础

视觉定位障碍病变在非优势半球的顶叶与枕叶的移行部,此部位的病变切断了位于枕叶距状沟(图2-4)上下皮质的视觉中枢的信息与支配上肢的中央前回(图2-14)躯体运动中枢之间的联系。

(6)与睡眠失常相关的解剖基础

痴呆患者会出现睡眠颠倒,即夜间处于觉醒状态,白天精神萎靡,昏昏欲睡。

哺乳动物的视上核相当于生物钟,其结构保持完整可维持正常的觉醒与睡眠周期。如果视上核加压素神经元明显丢失,即可导致昼夜节律失调,睡眠失常。

脑干网状结构在维持正常的昼夜节律中起着重要作用。躯体感觉传入通路中第二级神经元的上行纤维在通过脑干时,发出侧支与脑干网状结构内的神经元发生突触联系。脑干网状结构内存在网状结构上行激动系统,该系统通过非特异性感觉投射系统弥散地投射到大脑皮质广泛区域,从而维持和改变大脑皮质的兴奋状态,维持觉醒状态。如果大脑皮质受损或者脑干网状结构上行激动系统发生病变,均会导致大脑皮质兴奋性下降,从而引起昏睡。

边缘系统也参与维持觉醒,调节睡眠节律。

(7)与口欲增强相关的解剖基础

有些痴呆患者出现口欲增强,即只是想吃,而不能感知食物的美味和饮食的乐趣。主要原因是单侧或双侧杏仁体和杏仁旁区受损,除口欲增强外,尚有攻击性行为,情绪不稳定,坐立不安,性欲增强。

杏仁体属于边缘系统的皮质下结构之一,位于豆状核的腹侧,连于尾状核的尾部(图2-16)。杏仁体的主要功能是参与内脏活动及情绪活动的调节。

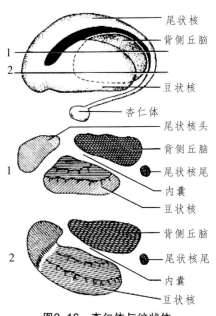

图2-16 杏仁体与纹状体

杏仁体与尾状核、豆状核和屏状核合称为基底核(图2-17)。豆状核被两个白质板分为三部分,外侧较大部分称为壳,内侧两部分新鲜时呈白色,称为苍白球(图2-17)。尾状核与豆状核合称为纹状体,其中尾状核与豆状核的壳称为新纹状体,苍白球为旧纹状体。纹状体是人类锥体外系的重要部分,具有调节肌张力、协调肌群运动等功能。

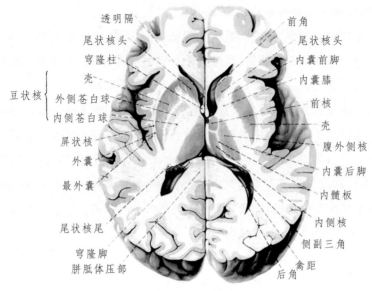

图2-17　基底核(大脑半球水平面)

(8)与运动障碍相关的解剖基础

帕金森病痴呆可见运动障碍,早、中期为锥体外系体征,表现为肌强直、运动减少、震颤;晚期锥体外系体征加重,表现为肌强直性或屈曲性四肢瘫痪;同时出现锥体系体征,即肢体力量减弱,活动困难。

锥体外系是指锥体系以外所有控制躯体运动的相关结构,广义的锥体外系包括大脑皮质以及皮质下基底核、红核、黑质、小脑、网状结构等,狭义的锥体外系包括尾状核、豆状核、黑质和丘脑底核,其中苍白球的内侧部和黑质的网状部形成Gpi-SNr复合体。一般情况下锥体外系通常指的是狭义锥体外系。

黑质是指位于中脑腹侧的大脑脚底与中脑背侧的被盖之间的灰质带（图2-18和图2-20）,贯穿整个中脑,为含黑色素的神经细胞团,因新鲜标本呈黑色而得名。黑质是参与基底核调节随意运动的关键结构,其与纹状体之间有往返的纤维联系,合成的多巴胺经纤维输送至纹状体。当黑质病变时,其与纹状体通路的神经元发生变性,导致纹状体内多巴胺减少,可引起震颤麻痹(帕金森病)。

红核是位于黑质背内侧的一对卵圆形核团(图2-18和图2-19),相当于中脑上丘与间脑尾侧水平,因富有血管,在新鲜脑干切面上呈粉红色而得名。其主要接受小脑齿状核和大脑皮质的传入纤维(分别为齿状红核束和皮质红核束),并发出红核脊髓束交叉至对侧,止于颈髓中间带和前角外侧部。当皮质脊髓侧束受损时,红核脊髓束起部分代偿作用。

锥体外系大部分是相互联系的环路,主要环路包括:

①皮质-纹状体-背侧丘脑-皮质环路(图2-18):起于大脑皮质(主要是躯体运动中枢和躯体感觉中枢),经内囊止于纹状体,从纹状体发出的纤维主要终止于苍白球。从苍白球再发出纤维终止于背侧丘脑的腹前核和腹外侧核(图2-13),从背侧丘脑的腹前核和腹外侧核发出纤维

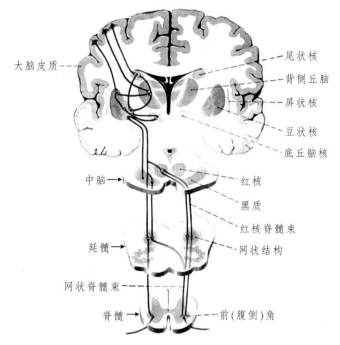

图2-18 皮质-纹状体-背侧丘脑-皮质环路

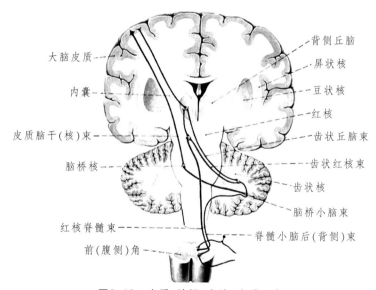

图2-19 皮质-脑桥-小脑-皮质环路

又返回大脑皮质躯体运动中枢。

②皮质-脑桥-小脑-皮质环路(图2-19):起自大脑皮质额、顶、枕、颞叶,经内囊、中脑的大脑脚底,入脑桥,止于同侧的脑桥核。由脑桥核发出纤维越过中线至对侧,经小脑中脚进入小脑,主要止于小脑后叶新皮质。皮质-脑桥-小脑-皮质环路是锥体外系的一条重要环路,此环路任何一个环节发生病变,均可出现共济失调。

③新纹状体-黑质环路(图2-20):起自新纹状体(尾状核和壳核),到达黑质,再从黑质返回

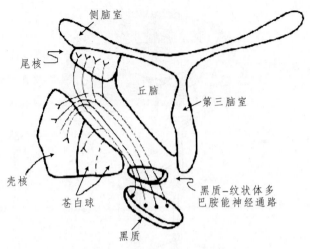

图2-20 新纹状体-黑质环路

尾状核和壳核。帕金森病就是因为黑质中多巴胺能神经元缺失导致该环路中另一种神经递质——乙酰胆碱相对较多，导致帕金森病患者出现震颤、强直的症状。

锥体系由上、下两级运动神经元组成。上运动神经元为锥体细胞，胞体位于大脑皮质中央前回上、中部和中央旁小叶前部的躯体运动中枢，其轴突组成锥体束（皮质核束和皮质脊髓束）下行，分别终止于脑干脑神经运动核和脊髓前角运动细胞；下运动神经元为脑神经运动核的细胞和脊髓前角运动细胞，轴突组成脑神经和脊神经。

锥体系主管骨骼肌的随意运动，其任何部位损伤均可引起随意运动障碍，出现肢体瘫痪。上运动神经元损伤，失去对下运动神经元的控制，出现痉挛性瘫痪（硬瘫），表现为肌张力增高、腱反射亢进、病理反射阳性；下运动神经元瘫痪出现弛缓性瘫痪（软瘫），表现为肌张力降低、浅深反射消失、病理反射阴性、肌萎缩（表2-3）。

表2-3 上、下运动神经元损伤症状

损伤部位	瘫痪特点
上运动神经元损伤	痉挛性瘫痪（硬瘫）
下运动神经元损伤	弛缓性瘫痪（软瘫）

(9) 与多系统萎缩症状相关的解剖基础

多系统萎缩（MSA）累及多个病变部位，主要包括锥体系、锥体外系、小脑和自主神经系统等，根据不同的临床表现归纳为3个综合征，包括以小脑共济失调为主的橄榄-脑桥-小脑萎缩（OPCA），以帕金森症状为主的纹状体-黑质变性（SND）和以自主神经功能障碍为主的Shy-Drager综合征（SDS）。

锥体是延髓腹侧面前正中裂两侧的一对纵行隆起（图2-7），内含由大脑皮质躯体运动中枢发出下行至脊髓的纤维束——锥体束的一部分，即皮质脊髓束。橄榄是位于锥体外侧的一对卵圆形的隆起（图2-7），内含下橄榄核，下橄榄核可能是大脑皮质、红核等和小脑之间的重要中继站,参与修饰小脑对运动的控制。

自主神经即内脏神经,是指调节和控制内脏及血管平滑肌、心肌和腺体的神经,因其不直接受意识控制,故称为自主神经;又因其同时调节和控制动物和植物共有的物质代谢活动,并不支配动物所特有的骨骼肌运动,故也称为植物神经。其中枢部在脑和脊髓,周围部来自脑神经和脊神经。根据其纤维性质,分为内脏感觉神经和内脏运动神经,内脏感觉神经管理黏膜的感觉,与躯体感觉的区别是定位不准确;内脏运动神经分为交感神经和副交感神经两种,除小血管、汗腺、竖毛肌外,其他器官均由交感神经和副交感神经双重支配,其中交感神经属于兴奋性,可使心跳和呼吸加快、加强;副交感神经属于抑制性,可使心跳和呼吸减慢、减弱。

2.2.2 与痴呆病理相关的解剖基础

(1) 与神经元脱失相关的解剖基础

老年性痴呆的主要病理变化之一为神经元脱失。

额颞叶痴呆中Pick病的病理学改变是大脑皮质的外三层神经细胞和皮质下白质神经细胞脱失,伴致密的星状细胞和神经胶质细胞增生,皮质外层有许多变性的神经元,表现为胞体呈梨形肿胀,尼氏体消失,其内有Pick小体。

亨廷顿病(HD)的病理学改变是大脑皮质的中层及深层神经元脱失,纹状体小神经细胞脱失明显,大、中神经细胞轻度减少。

多系统萎缩(MSA)的基本病理改变是神经元缺失和神经胶质细胞增生,多发生于纹状体、黑质、脑桥、下橄榄核、小脑、脊髓中侧柱和骶髓Onuf核。

神经元根据突起的数目分为假单极神经元、双极神经元和多极神经元三种。其中多极神经元是中枢神经系统中最常见的神经元类型,由一个长轴突和许多树突构成。双极神经元是指自胞体对称的两端各发出一个突起,其中一个为树突,与外周感受器相连,接受刺激,称为周围突;另一个为轴突,走向中枢,故称为中枢突。视网膜双极细胞为典型的双极神经元。假单极神经元是指自胞体发出一个突起,很快呈T字形分为两支,其中一支相当于树突即周围突,另一支相当于轴突即中枢突,嗅神经即为典型的假单极神经元(图2-21)。

根据神经元合成、分泌的化学递质的不同,可将其分为胆碱能神经元、氨基酸能神经元、单胺能神经元、肽能神经元等,其中胆碱能神经元分布于中枢神经系统和部分内脏神经,氨基酸能神经元分布于中枢神经系统,另两类神经元广泛分布于中枢神经系统和周围神经系统内。胆碱能神经元释放乙酰胆碱;氨基酸能神经元释放γ-氨基丁酸、谷氨酸和甘氨酸等;单胺能神经元包括5-羟色胺能神经元、儿茶酚胺能神经元和组胺能神经元,5-羟色胺能神经元释放5-羟色胺(5-HT),儿茶酚胺能神经元分泌去甲肾上腺素、多巴胺等,组胺能神经元释放组胺;肽能神经元释放脑啡肽、生长抑素、P物质等肽类物质。

(2) 与神经原纤维缠结相关的解剖基础

痴呆的另一个重要病理变化为神经原纤维缠结。注意,神经原纤维与神经纤维是两个完全

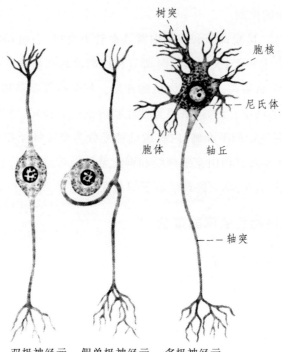

图2-21 神经元的分类

不同的结构。

在前面介绍神经系统术语纤维束时提及过神经纤维,其主要是由神经元轴突及其外面包裹的髓鞘和神经膜构成。

在前面介绍神经元胞体内的结构时提及过神经原纤维,其是指在神经元胞质内的一种特殊的细胞器,光镜下其形状类似于结缔组织中胶原纤维或弹性纤维,故名神经原纤维。其多聚集于神经元树突的基部和轴丘,使神经元在结构上比较稳固。

(3) 与突触发放递质减少相关的解剖基础

痴呆患者记忆力减退主要是突触发放与记忆相关的神经递质减少所致。

突触是指一个神经元与另一个神经元的接触点,是神经元传递信息的重要途径。根据其接触形式不同,分为轴-体突触、轴-树突触、体-体突触、树-树突触等多种,最常见的是轴-体突触和轴-树突触,即一个神经元的轴突末端膨大,与另一个神经元的胞体或树突相接触。

根据传递信息的形式,将突触分为化学突触、电突触或混合性突触,一般狭义所说的突触即指化学突触。光镜下可见一个神经元轴突末端膨大,附着于另一个神经元胞体或树突表面,称为突触结或终扣。电镜下可见其包括突触前成分、突触间隙和突触后成分三部分,突触前成分又包括突触前膨大和突触前膜,突触后成分主要是突触后膜。其中突触前膨大是一个神经元轴突末端的膨大,内有大量突触小泡,突触小泡内含有神经递质。突触前膜是一个神经元轴突末端的膜,突触后膜是另一个神经元的胞体膜或树突膜,突触前、后膜均明显增厚,突触后膜上有相应递质的受体。由于存在15~30nm的突触间隙,所以突触前、后成分并不直接相通(图2-22)。

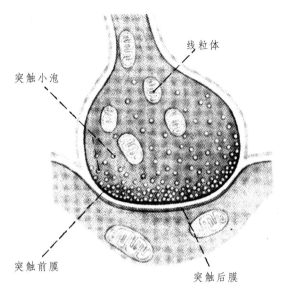

图2-22 突触的电镜结构

神经递质乙酰胆碱与学习和记忆有关。AD患者体内与乙酰胆碱相关的神经元受损,突触丢失,突触发放的乙酰胆碱明显减少,乙酰胆碱酯酶和胆碱乙酰转移酶活性降低,特别是海马和颞叶皮质、基底核部位。其他神经递质也减少,包括谷氨酸、5-羟色胺、去甲肾上腺素等。

(4)与小胶质细胞被激活的数量增加相关的解剖基础

痴呆诸多症状的出现与小胶质细胞被激活的数量增加有关。

AD患者脑内存在丰富的被激活的小胶质细胞,此时的小胶质细胞丧失了对神经元的保护和防御作用,而产生过多的具有潜在神经毒性作用的过氧化物、谷氨酸及一氧化氮,被激活的小胶质细胞所释放的活性氧可引起Aβ蛋白的神经毒性作用,同时被激活的小胶质细胞和Aβ蛋白可表达肿瘤坏死因子(TNF-α),后者可致神经元损伤。

小胶质细胞属于神经胶质细胞的一种,因其胞体较小而得名。其来源于血液中单核细胞,属于单核吞噬细胞系统的成员之一,具有吞噬神经元损伤后的碎片及外来有害物质的作用,对神经元具有重要的保护和防御作用。

亨廷顿病(HD)除大脑皮质的中层、深层及纹状体神经元脱失外,尚伴随星形胶质细胞和小胶质细胞增生。

(5)与白质脱髓鞘相关的解剖基础

已知髓鞘是有髓神经纤维的重要组成部分之一,由神经胶质细胞构成,对神经元轴突发挥绝缘和保护作用,并传导神经冲动。

多发性硬化(MS)的主要病理变化是中枢神经系统白质区域的多发性脱髓鞘,常见于侧脑室周围白质、脑干、小脑、视神经和脊髓,尤其是侧脑室周围脱髓鞘最多见。

皮质下动脉硬化性脑病(SAE)的影像学检查发现,在脑和脊髓均可出现白质脱髓鞘病灶,呈类圆形或不规则斑块,大小不一。

(6)与进行性核上性麻痹病理相关的解剖基础

进行性核上性麻痹(PSP)病理可见纹状体、丘脑底核、中脑导水管周围灰质、上丘、黑质、红核、蓝斑、小脑齿状核受累;晚期可累及动眼、滑车、展神经核及中脑-间脑区。受累处神经元脱失、神经胶质细胞增生、神经原纤维缠结以及tau蛋白在神经元和胶质细胞中异常聚集。

蓝斑是位于脑桥背侧面菱形窝内界沟(菱形窝正中线上有一条贯穿其全长的沟,称为正中沟,正中沟外侧有一纵行的沟即为界沟)上端的一小区域(图2-8),因新鲜标本时呈蓝灰色而得名,其深面为蓝斑核,内含去甲肾上腺素能神经元。蓝斑功能较多,除维持觉醒状态、调节镇痛和下丘脑的神经内分泌活动外,主要参与躯体和内脏的感觉和运动。

齿状核为小脑四对中央核(齿状核、顶核、球状核、栓状核)之一,位于最外侧(图2-23)。其接受来自小脑的纤维,发出纤维经小脑上脚至中脑,部分纤维止于红核(齿状红核束),还发出侧支止于网状结构及丘脑(齿状丘脑束)(图2-19)。

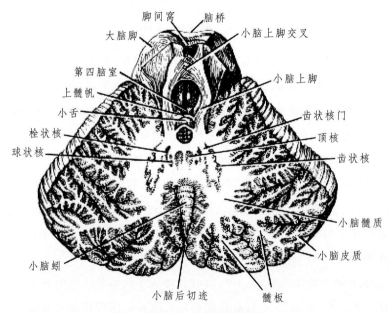

图2-23 小脑的横切面

动眼、滑车、展神经核分别位于中脑和脑桥内(图2-24),发出同名的脑神经,支配眼球外肌。其中动眼神经核位于中脑上丘水平,发出纤维经脚间窝外侧缘出脑,构成动眼神经一般躯体运动成分,支配除上斜肌和外直肌以外的其余眼球外肌及提上睑肌;滑车神经核位于中脑下丘水平,发出纤维围绕中央灰质行向背外侧再转向背侧,出脑后构成滑车神经,支配上斜肌;展神经核位于中下部,发出纤维行向腹侧,从脑桥基底部与延髓锥体上端交界处出脑,构成展神经,支配同侧外直肌。

(7)与血管性痴呆病理相关的解剖基础

脑的血液供应来源于颈内动脉和椎-基底动脉,分别营养脑前2/3和脑后1/3。

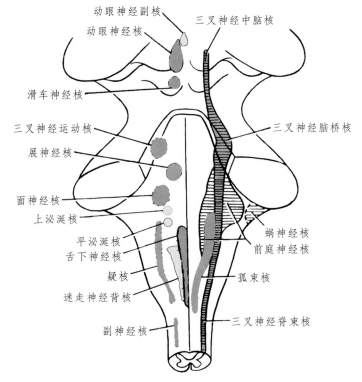

图2-24 脑神经核在脑干背面的投影

颈内动脉平男性喉结水平发自颈总动脉，经颅底颈动脉管入颅腔，主要分支有大脑前动脉、大脑中动脉和后交通动脉。其中大脑前动脉自颈内动脉分出后走向前内侧，进入大脑纵裂，分出皮质支营养顶枕沟以前的大脑半球的内侧面、额叶底面一部分及额、顶叶上外侧面上部；中央支营养基底核，主要是尾状核、豆状核前部及内囊前肢。两侧大脑前动脉借前交通动脉相联系。大脑中动脉被看做是颈内动脉的直接延续，向外侧行入外侧沟，分支营养大脑半球上外侧面大部分和岛叶，中央支垂直向上进入脑实质，营养尾状核、豆状核、内囊膝及内囊后肢的前部；后交通动脉自颈内动脉分出向后走行，与基底动脉分支-大脑后动脉相吻合(图2-25)。

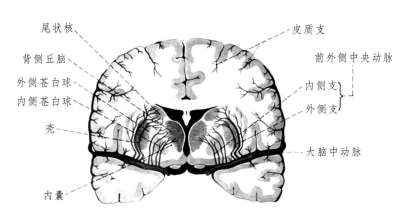

图2-25 大脑中动脉的中央支

内囊是大脑白质中最主要的结构,位于背侧丘脑、尾状核与豆状核之间,在大脑半球的水平切面上呈">＜"形,分为位于尾状核与豆状核之间的内囊前肢、位于背侧丘脑与豆状核之间的内囊后肢和前肢、后肢相接部的内囊膝三部分(图2-17)。内囊是大脑皮质与皮质下各中枢间上、下行投射纤维密集形成的白质区,其中内囊前肢主要有额桥束和丘脑前辐射通过,内囊膝有皮质核束通过,内囊后肢有皮质脊髓束、皮质红核束、丘脑皮质束、视辐射和听辐射通过(图2-26)。脑血管病常累及一侧内囊,影响上、下行纤维的运动和感觉冲动的传导,出现典型的"三偏"症状,即对侧肢体偏瘫(皮质核束、皮质脊髓束受损)、对侧偏身感觉障碍(丘脑皮质束受损)及双眼对侧半视野同向偏盲(视辐射受损),并先后会出现失语、失认等。

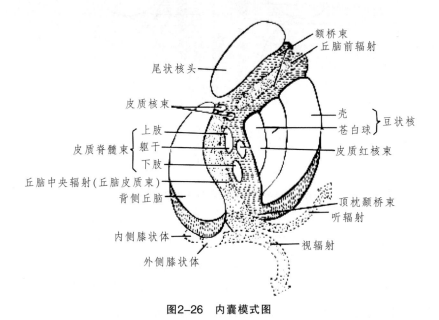

图2-26 内囊模式图

椎动脉来自锁骨下动脉,向上经第1~6颈椎横突孔,再经枕骨大孔入颅。先分出小脑下后动脉,在延髓与脑桥交界的沟(桥延沟)水平左右椎动脉合成一条基底动脉,沿脑桥腹侧面基底沟上行,至脑桥上缘分出左、右大脑后动脉(图2-27)。大脑后动脉是基底动脉的终末分支,绕中脑的大脑脚行向背侧,其皮质支主要分布于颞叶下面、枕叶内侧面以及两叶上外侧面的边缘部,中央支亦起自根部,营养下丘脑、背侧丘脑及后丘脑(内、外侧膝状体)等。

由两侧大脑前动脉起始段、两侧颈内动脉末端、两侧大脑后动脉起始段借前、后交通动脉相互连通,在颅底中央共同组成一动脉环,称为大脑动脉环(Willis环),此环使颈内动脉与椎-基底动脉沟通(图2-27)。当此环某一动脉血流减少或阻塞时,血液可经此环重新分配,得到一定的代偿。

2.2.3 与痴呆诊断相关的解剖基础

(1)与不同类型痴呆皮层病变部位相关的解剖基础

不同类型的痴呆损害的部位不同:

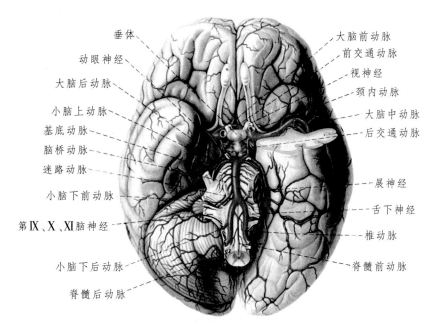

图2-27 大脑基底动脉环

①阿尔茨海默病(AD):通常是弥漫性脑萎缩,额、颞、顶叶萎缩明显。

②额颞叶痴呆:因病变部位主要在额叶和颞叶而得名,海马、基底核和黑质均可受累,其中Pick病的病理学改变为额、颞叶皮质严重萎缩,其他脑叶亦有明显的局限性萎缩,基底核和丘脑也可出现萎缩。

③路易体痴呆(LBD):皮质型Lewy小体多弥散分布在颞叶、岛叶、扣带回的锥体细胞中,弥漫型Lewy小体广泛累及额颞叶的新皮层、脑干核团-边缘系统,过渡型Lewy小体存在于脑干核团-边缘系统,脑干型Lewy小体主要局限于脑干核团。

④帕金森病痴呆(PDD):患者大脑皮质广泛萎缩,可累及额叶、顶叶、枕叶以及颞叶,脑干出现Lewy小体,黑质致密部的多巴胺能神经元脱失,其他受累区域包括腹侧被盖的多巴胺能神经元、蓝斑区的肾上腺素能神经元、中缝核的5-HT能神经元以及Meynert基底核的胆碱能神经元。中缝核是位于延髓至中脑上端正中线以及紧靠其两侧的一些连续的神经元窄带,包括8个核团,是脑内5-HT能神经元的聚集区,其传入、传出纤维与网状结构联系密切,已知其功能与睡眠有关,该部位损伤可导致失眠。

⑤亨廷顿病(HD):大脑皮质和纹状体显著改变,纹状体中尾状核萎缩最为明显,壳和苍白球也有不同程度的萎缩,双侧侧脑室前角因尾状核萎缩而扩大,尾状核和壳中投射到苍白球和黑质的多极神经元受损最严重。

⑥克-雅病(CJD):可见对称性大脑皮质萎缩,严重病例可累及纹状体、丘脑,通常情况下大脑白质、小脑、脑干、脊髓外观基本正常。

⑦血管性痴呆(VD):病变出现在皮层、皮层下功能部位,如海马、内侧颞叶、额叶、顶叶、角

回、丘脑、内囊膝部、尾状核等,根据病变部位不同分为多种类型,其中最常见的有以下几种:多发梗死性痴呆(MID),梗死发生在脑皮质和皮质-皮质下血管区;皮质下动脉硬化性脑病(SAE),属于小血管病变,多发于前额皮质下区域,可见广泛白质损害;战略(关键)部位梗死性痴呆(SID)是指与高级皮质功能有关的关键部位的缺血性病变所致的痴呆,皮质部位包括海马、内侧颞叶、角回等,皮质下部位包括基底核、丘脑等。

(2)与痴呆影像学相关的解剖基础

痴呆患者影像学检查常见脑沟加深增宽,脑回变窄,脑室扩大,诊断为脑萎缩(图2-28)。额颞叶痴呆中Pick病脑室多呈不对称性扩大,尤其侧脑室下角明显扩大。克-雅病(CJD)脑室呈对称性扩大。

脑室是指脑内部的空腔,共有四个,即左、右侧脑室,第三脑室和第四脑室。左、右侧脑室分别位于左、右大脑半球内部,对称性分布;第三脑室位于间脑之间;第四脑室位于延髓、脑桥背侧面与小脑之间(图2-29)。

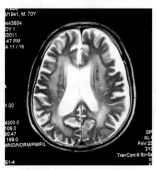

图2-28　颅脑MRI

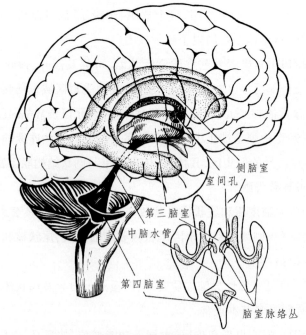

图2-29　脑室投影图

各脑室内含有无色透明的脑脊液。

(3) 与痴呆生化检测相关的解剖基础

痴呆诊断时可抽取脑脊液,检测其中β淀粉样蛋白(Aβ42)的含量,会显示明显升高。

脑脊液由各个脑室的脉络丛产生,自侧脑室经左、右室间孔流入第三脑室,与第三脑室脉络丛产生的脑脊液一起再经中脑导水管流入第四脑室,再汇合第四脑室脉络丛产生的脑脊液经第四脑室正中孔和两个外侧孔流入蛛网膜下隙,再沿蛛网膜粒渗透到硬脑膜窦,最后回流至颈内静脉(图2-30)。

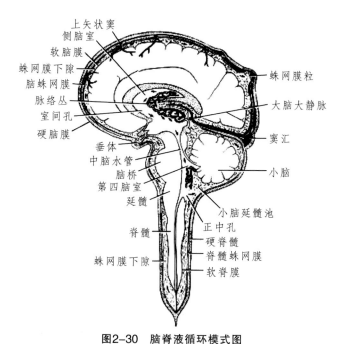

图2-30 脑脊液循环模式图

参考文献

[1] 严振国.正常人体解剖学.上海:上海科学技术出版社,2006.
[2] 张志雄.正常人体学.上海:上海科学技术出版社,2012.
[3] 白丽敏,李亚东.神经解剖学.北京:中国中医药出版社,2003.
[4] 朱长庚.神经解剖学.第2版.北京:人民卫生出版社,2009.
[5] 吴江.神经病学.北京:人民卫生出版社,2005.
[6] 李振平,刘树伟.临床中枢神经解剖学.第2版.北京:科学出版社,2009.
[7] 晋光荣,李涛.临床神经解剖学.南京:东南大学出版社,2009.
[8] 韩景献.神经系统疾病针灸医师诊疗备要.北京:人民卫生出版社,2008.

第三章 痴呆的诊断

3.1 痴呆的诊断标准

目前,国际上常用的痴呆的诊断标准是世界卫生组织《国际疾病分类》第10版(ICD-10)(表3-1)和美国精神病学会《精神疾病诊断与统计手册》第4版(DSM-Ⅳ)(表3-2)。

以上两个痴呆诊断标准均具备以下共同点:①记忆力减退;②其他认知能力减退;③认知衰退足以影响社会功能;④排除意识障碍、谵妄等导致的上述症状。

其不同点在于:DSM-Ⅳ不包括精神行为症状,ICD-10版本包括了情绪控制的衰退。

表3-1 ICD-10 痴呆诊断标准

1.痴呆的证据及严重程度
 (1)学习新事物发生障碍,严重者对以往的事情回忆有障碍,损害的部分可以是词语或非词语部分。不仅是根据患者的主诉,而且通过客观检查做出上述障碍的评价。根据下列标准分为轻、中和重度损害:
  ①轻度:记忆障碍涉及日常生活,但仍能独立生活,主要影响近记忆,而远记忆可以受或不受影响
  ②中度:较严重的记忆障碍,已影响到患者的独立生活,可伴有括约肌障碍
  ③重度:严重的记忆智能障碍,完全需他人照顾,有明显的括约肌障碍
 (2)通过病史及神经心理检查证实智能减退,思维和判断受到影响
  ①轻度:其智能障碍影响到患者的日常生活,但患者仍能独立生活。完成复杂任务有明显障碍
  ②中度:其智能障碍影响到患者的独立生活能力,需他人照顾。对任何事物完全缺乏兴趣
  ③重度:完全依赖他人照顾
2.上述功能障碍不只出现在意识障碍或谵妄时期
3.可伴有情感、社会行为和主动性障碍
4.临床诊断出现记忆和(或)智能障碍至少持续6个月以上。出现下述皮质损害体征时更支持诊断,如:失语、失认、失用。影像学出现相应改变,包括:CT、MRI、单光子发射断层扫描(SPECT)和正电子发射断层扫描(PET)等

表3-2 DSM-Ⅳ-R痴呆诊断标准

1.认知功能障碍表现在以下两个方面：
　(1)记忆力障碍(包括近和远记忆障碍)
　　①近记忆障碍：表现为基础记忆障碍，通过数字广度测试至少有三位数记忆障碍，间隔5分钟后不能复述
　　　三个词或三件物品名称
　　②远记忆障碍：表现为不能回忆本人的经历或一些常识
　(2)认知功能损害至少具有下列一项
　　①失语：除经典的各种类型失语症外，还包括找词困难，表现为缺乏名词和动词的空洞语言，类比性命名
　　　困难表现在一分钟内能说出动物的名称数，痴呆患者常少于10个，且常有重复
　　②失用：包括观念运动性失用及运动性失用
　　③失认：包括视觉和触觉性失认
　　④抽象思维或判断力损害：包括计划、组织、程序及思维能力损害
2.上述(1)、(2)两类认知功能障碍明显干扰了职业和社交活动，或与个人以往相比明显减退
3.不只是发生在谵妄病程之中
4.上述损害不能用其他的精神及情感性疾病来解释(如：抑郁症、精神分裂症等)

3.2 病史采集

痴呆的病因复杂，这对痴呆的诊断和分型过程造成一定的困难，因此完整、准确的病史采集对于鉴别痴呆的类型具有重要的意义。主要包括三个方面：现病史、既往史和家族史。

3.2.1 现病史部分

现病史的询问是痴呆诊断极为重要的组成部分，应做到全面掌握"痴呆症状ABC、认知障碍五要素"。"痴呆症状ABC"中的A即日常生活能力(ability of daily living, ADL)，B即精神行为(behavior)，C即认知障碍(cognition)。"认知障碍五要素"即学习记忆障碍、语言障碍、视空间障碍、推理判断执行障碍、人格改变。认知障碍是痴呆诊断的关键，影响日常生活是诊断所必有的，精神症状则是经常伴随的，应详细询问患者出现认知障碍的具体时间、起病形式、具体表现(记忆障碍方面、行为变化方面、语言功能方面、视空间功能方面、思维判断方面、日常生活及社会生活方面等表现)、进展方式、经治过程等，为诊断提供第一手资料，这一点在痴呆的问诊过程中是必须得到高度重视的。其次必须注意的是询问患者家属，患者的认知障碍是否对日常生活能力和社会功能产生影响，患者是否伴有精神行为异常，精神行为异常的具体表现(应包括：意识水平、心境和情感、行为举止和仪表、思维内容)及精神行为异常和认知障碍出现的先后顺序，认知障碍可能的诱发因素，除认知障碍外，患者是否伴有神经系统方面症状及体征等。

①阿尔茨海默病：起病隐匿，持续进展，病程长，未发现其他能够导致患者认知障碍的疾

病,患者早期往往无神经系统局灶性症状和体征,在疾病进展过程中可出现肌萎缩、肌阵挛等,但在疾病晚期,较少出现局灶性症状;中晚期的患者可能出现精神行为异常,如情感淡漠或欣快较常见。

②血管性痴呆:认知障碍的出现继发于脑血管病之后,一般有明确的起病时间,疾病的严重程度与脑血管病的严重程度、受累脑组织的部位相关;因不同病变部位而出现不同的局灶性症状、体征,如偏瘫、步行障碍、假性延髓麻痹、巴宾斯基征、霍夫曼征等;精神症状方面易出现情感脆弱或不稳(强哭强笑)等。

③额颞叶变性:起病隐匿,进展缓慢,社会行为表现异常是额颞叶变性的重要表现,继而出现认知障碍,认知障碍的程度较轻,患者晚期可以出现妄想或其他精神症状。

④路易体痴呆:疾病进展迅速,多有原发的帕金森综合征表现,认知障碍呈波动性变化、觉醒异常、有持久的注意力缺失,视空间障碍、反复发作的视幻觉、出现锥体外系体征,如肌肉强直或运动缓慢和运动徐缓。

⑤中毒或其他疾病导致的痴呆:多为亚急性起病,认知障碍随原发疾病波动,伴有其他系统的症状和体征。

对于部分受过高等教育的患者,要引起医生的特别重视,因为高教育水平很可能是痴呆症状的保护性因素,容易蒙蔽患者家属及医务人员。

3.2.2 既往史部分

问诊时需要详细采集患者的既往史,特别要询问患者是否患有可能导致认知障碍的疾病。例如:脑血管病病史(短暂性脑缺血发作、脑梗死、脑栓塞、脑出血、颈动脉手术等)、帕金森病、脑外伤(脑挫伤、硬膜下血肿)伴或不伴有颅内手术、神经系统感染性疾病(脑炎、脑脊髓膜炎、HIV脑病、机会性感染)、脑肿瘤或脑积水的神经外科手术史、缺血性心血管疾病或心脏瓣膜病及心脏相关手术病史、癫痫病史或近期发作史、长期腹泻或营养不良、维生素缺乏、甲状腺功能障碍、发育不良等。另外必须考虑患者是否有酗酒、中毒或滥用药物史,这些都是痴呆诊断和分型的重要依据。

阿尔茨海默疾病常无特殊病史。血管性痴呆常有高血压、糖尿病、冠心病、脑血管病等病史。帕金森病痴呆具有帕金森病病史。

3.2.3 家族史部分

家族史是影响患者发病的主要因素之一,例如阿尔茨海默病、额颞叶变性、亨廷顿病、路易体痴呆、克-雅病等疾病遗传因素均为主要病因。

临床医生必须向患者家属询问可能的痴呆家族病史,特别是患者的一级亲属。这里需要询问的家族史不仅仅包括患者的直系亲属是否曾患痴呆,还包括其他神经系统疾病或精神疾病,例如抑郁症、帕金森病、唐氏综合征等,此外还需询问患者家属是否是心脑血管病家族等,这些都是提示患者可能患有痴呆的重要家族史信息。

3.3 临床评估

痴呆的临床评估主要通过神经心理评估来进行，通过神经心理评估所取得的资料对痴呆的诊断具有重要价值。神经心理评估方法包括神经心理检查相关的成套测验和量表。通过这些测验评估患者的行为，进而分析其与大脑功能系统结构的相互关系。有助于痴呆诊断的临床评估主要包括认知功能评估、日常和社会能力的评估、精神行为症状的评估、整体状况评估等。

神经心理评估的优点是简便、易行、省时、易推广，并且能做到规范化和数量化。但它也存在明显的局限性：至今任何单个痴呆量表都不能全面满足痴呆诊断的要求，需根据临床或研究的不同目的来选择不同的量表，或两个或多个量表配合使用以相互补充；其最大局限性是不能代替临床医师的思维和判断，不能取代临床诊断；通过神经心理评估所取得的资料是诊断的重要参考资料，但其临床意义必须结合临床表现才能下结论[1]。

3.3.1 神经心理测验的操作要点

(1) 主试人员须经过培训，正确使用指导语及认识各种量表的界值。

(2) 面对受试者，主试人员应该态度和蔼、语气温和，以消除患者的不合作情绪，使其配合完成测试。测试环境应安静、通风、舒适、光线良好。室内一般只有主试和被试二人，即使在床边也要注意避免旁人及家属的干扰。

(3) 严格按照各套量表的手册执行检测，使用统一的指导语，有时间限制的要严格执行，有规定可以给予一定范围内帮助的应按规定提供。同时，主试者使用的语言应能让被试者充分理解，要避免超过指导语和规定内容的暗示，也不要敷衍了事，减少应该告知受试者的信息。

(4) 正确掌握神经心理学量表结果的分析方法，根据多个不同的测验结果进行模式分析，从多角度对受试者的脑功能进行全面的了解和分析。

3.3.2 神经心理测验量表的选择注意事项

首先，量表评估的效能与所研究的问题一致。不同的神经心理学测验和量表测查的认知功能各不相同，可分为注意与定向、记忆、语言、推理和社会功能、执行功能等单项认知功能测验，以及语言、痴呆和智能等综合认知功能测查。现在临床中应用较多的是记忆、智力量表和各种痴呆筛查量表（如MMSE、蒙特利尔认知量表、阿尔茨海默病评定量表认知部分、剑桥认知检查）及有关人格、情感、精神症状的量表。

其次，关注测验重评的学习效应。例如在纵向研究中各种痴呆量表（如MMSE、MoCA）由于其实验材料和程序一致，重评时学习效应显著，结果改善可能是假象，而选用有AB两套试验材料的韦氏记忆量表、Stroop测验等反应任务则可以避免学习效应。

3.3.3 认知功能评估

3.3.3.1 简易智能量表(mini mental state examination, MMSE)(见附表1)

该项检查是目前国内外应用最广泛的认知筛查量表。该量表由10个题目组成,共30个测试项目,主要包括定向力(时间和地点)、记忆力(即刻记忆和延时回忆)、注意计算力、语言能力(命名、复述、听理解、阅读、书写)和视空间能力的测查。回答正确的项目计1分,量表评分范围为0~30分。目前在我国临床的实际运用中,痴呆的划界分通常采用上海精神卫生中心划分的标准:文盲组(未受教育)≤17分,小学组(受教育年限≤6年)≤20分,初中及以上组(受教育年限≥6年)≤24分。该量表简短,易于操作,不仅可以用于认知障碍的检查,还可以用于社区人群中痴呆的筛选。经世界各个不同文化背景的国家经验研究表明,该量表具有良好的信度和效度,对于区别正常老年人和痴呆患者也具有高度的敏感性和特异性,其数值分别达到77%和89.9%,对于区别正常老年人和MCI患者具有高度的敏感性和特异性。在对AD患者的测试中发现,该量表对于AD患者的时间定向和延时回忆测试项目尤其敏感。

据目前临床研究发现,该量表存在如下缺点:①测验项目相对容易,大都是生活中最基本的常识或事物,致使大部分个体得分较高,被业内人士称之为"天花板效应";另外该测试对于轻度认知障碍患者敏感性较差,不能发现早期轻度认知障碍患者。②存在"假象",受试者的受教育程度对测试结果具有很大的影响,临床上常常遇到高教育者水平的痴呆患者,其认知障碍可以被所受教育和所从事的工作掩盖,与此相对应的低文化程度者也可能出现假阳性,因此主试者对于受试者的文化程度、工作性质等必须了解,以便去伪存真。③部分项目检查不能准确反映被试者的真实状况,还有待于更进一步深入(如记忆、语言等)。④存在两大盲区,对于右侧大脑半球损害的测查及皮质下认知障碍不敏感。

3.3.3.2 蒙特利尔认知评估量表(Montreal cognitive assessment, MoCA)(见附表2)

该量表是一个简短的认知筛查工具。MoCA涵盖的认知功能的筛查与MMSE相比较而言范围更广,主要包括:注意力与集中、执行功能、记忆力、语言能力、视空间结构能力、抽象思维能力、计算力和定向力等更广泛的认知领域。该量表共有14项,完成整套测试约需10分钟,总分为30分,测试分数与患者的认知功能呈正相关。目前国外以26分为划界值。

与MMSE相比较,MoCA具有如下优点:①MoCA涵盖认知领域较MMSE更广泛,MMSE适合检测记忆力和语言受损的认知障碍,在其包含的认知领域中,记忆和语言所占比例高达60%[2],在血管性认知障碍、PD认知障碍等执行功能、视空间功能障碍中的应用则不具有敏感性。与之相比较而言,MoCA不但保留了部分MMSE中关于语言能力和记忆力的相关测查项目,还增加了相当一部分关于视空间能力、执行能力的测查项目,适合于评价多种认知损害。②敏感性较高,MoCA较MMSE而言更易及早发现MCI患者,还可以对健康人和MCI患者进行鉴别,适用于人群筛查[3,4]。与之相比,MMSE敏感性相对较低,容易出现得分过高的"天花板"效应[5]。③设计更合理,针对性更强,MCI是以延迟记忆受损为主要表现的认知损害,而即时记忆受损相对较轻,

MoCA能够真实地反映"延迟回忆"这一特点,具体操作对比如下:MoCA的即时记忆中的5个词语不计分,在延迟回忆时再予计分;与MMSE相比较,测试词汇由3个增加到5个,而且在即时回忆与延迟记忆的测试中间间隔了较多的测试项目,使"延迟"的时间更长,测试结果更可靠。④鉴别其他类型的认知损害,"记忆力差"是很多种痴呆类型的共同临床表现,但是不同的痴呆类型记忆力差各有其不同的特点,比如MCI的记忆力差是以储存信息的能力受损为特点的皮质记忆障碍,PD痴呆和血管性痴呆患者的记忆力差是以提取信息和重现受损为特点的皮质下记忆障碍,MMSE虽然操作相对简单,但是并不能对这两种记忆障碍进行合理的鉴别。MoCA则在延迟记忆测试中增加了分类提示和多选提示两项测试。

与MMSE比较,MoCA具有如下缺点:①适应人群具有一定的局限性。MoCA的使用受被试者教育水平的影响较为明显,虽然我国在引入该量表时已经根据国人的习惯和特点将原有量表进行部分修改以适应我国公民的基本状况,但是部分测查词汇仍然会成为绝大部分低教育水平者的障碍。例如记忆力测查中的"天鹅绒、教堂",连线实验中的"甲乙丙丁戊"等对低学历受试者来说仍然是一项很困难的测试,很多受试者对命名测试中的犀牛、双峰骆驼等也表示陌生[6]。有业内相关人士建议可将命名测试中的动物改为"公鸡、兔子、马"等我国受试群体相对熟悉的动物词汇,将记忆的词汇改成"房子、棉被、学校"等,以避免出现测试结果呈过低分数的"地板效应"。②某些项目的判定有待于灵活运用和修订。比如画钟试验中若受试者画出的时钟是方形的,时间定向测试中,能够准确地答出农历日期,诸如此类的答案是否也算正确应给予考虑,毕竟我国有相当一大部分人口生活在农村,依旧过着数着农历节气过日子的生活。③对于受试者的健康状况要求相对较高。很多受试者由于视力原因对于完成连线试验、画钟试验具有客观的障碍,无法精准地看清所给动物,也有部分受试者因肢体活动欠灵活而导致无法完成画钟试验等。④测试时间相对较长。相对于MMSE的测评过程来说,完成完整的MoCA测试约需要10分钟[7],用时较长。

最近几年一些专家的研究结果并不推荐使用MoCA来区别健康人、MCI和痴呆患者,如荷兰专家[8]认为该量表在健康人中检测MCI的敏感性和特异性分别为72%、73%,其敏感性和特异性不足以筛查MCI患者;美国专家[9]认为MoCA的得分与教育程度间有较强关系,在社区居民(非临床组)中的可靠性极低,更适用于检测临床患者的认知损害。因此由我国痴呆临床实践指南工作组编审的《阿尔茨海默疾病的循证医学诊断指南(2012版)》中并不推荐使用MoCA从健康人中筛查MCI和轻度痴呆患者。

3.3.3.3 **画钟测验**(clock drawing test,CDT)(见附表3)

该测验是一个简短的、易于操作的、用于测查患者执行功能和视空间结构功能的筛查工具,在临床上应用较为广泛。该测试包括临摹和自画两种形式,但是其测查的目标有所不同。临摹已画好的钟,主要反映的是被试者的视空间结构能力;自画一幅几点几分的钟,主要反映被试者的执行功能。CDT一般有3分法、4分法、5分法、6分法、10分法等多种形式,我国的临床研究中最常用的是4分法,具体测试操作如下:令被试者在纸上画出一个表盘,把数字标在正确的位置上,并用指针标记出8:20的位置。结果判定:画出闭锁的圆形表盘计得1分;将数字标注在正确的位置上得1分;表盘正确标注12个数字计得1分;将指针标记在正确的位置记得1分。0~1分为重度,2分为中度,3分为轻度。

有研究表明该测试测得的结果,其严重程度和MMSE计分呈正相关,如CDT 0分约为MMSE 3~5分,CDT 1分约为MMSE 14分,CDT 2分约为MMSE 19~20分,CDT 3分约为MMSE 23~24,CDT 4分约为 MMSE 30分。

CDT测试过程看似简单,但是要完成这项测试却需要很多认知过程的参与,国外相关学者认为该测试需要以下几点的共同协作方可准确地完成:①对该测验的正确理解;②有计划性;③考察被试者的视觉记忆能力和图形重建能力;④视觉空间能力;⑤运动和操作能力(画出圆和直线);⑥对于数字的记忆和排列能力;⑦抽象思维能力;⑧抗干扰能力;⑨注意力能否集中和持久性以及对于挫折的耐受能力[10,11]。

该量表的优点:简便、快捷,易于在门诊展开操作,并且对环境和文化程度的要求少,可以作为认知障碍的筛查工具。本测验对顶叶和额叶损害较为敏感,常用于检查被试者的视空间觉和视构造觉的功能,还可以较好地反映出语言理解、短时记忆、数字理解力和执行能力。画钟测验具有良好的信度和效度,对痴呆的敏感性和特异性均达85%以上,在临床上已经得到广泛应用。其缺点为对识别早期认知障碍患者或极轻度痴呆患者不敏感[12],不便于单独应用它进行痴呆筛查。CDT评分降低、被试者被怀疑有痴呆时,必须做进一步的检查,如MMSE,MoCA等。

3.3.3.4 韦氏智力量表(Wechsler intelligence scale, WIS)

韦氏智力量表共有3套测验,分别是:成人(16岁以上)测验、儿童(6~16岁)测验和学龄前期(4~6岁)测验。在痴呆的研究中我们常用的是韦氏成人智力量表(WAIS)(见附表4)。

该量表共计有11个分测验项目,其中有6项分测验侧重于语言能力,包括:①知识测验,主要涵盖被试者的知识广度和知识保持情况,包括人文和自然现象等方面。②理解和领悟能力测验,对受试者的行为决策能力进行测试,包括风俗习惯、社会价值、道德伦理和社会适应能力等。③计算能力测验,主要测验被试者对数的理解力、注意力和推理能力。④相似性测验,检查被试者的抽象能力和概括能力。⑤数字广度测验,主要测验被试者的注意力和机械记忆能力。⑥词汇测验,测验被试者的词汇运用能力,包括对词语的理解能力、表达能力和词汇的知识广度。该量表还包括5项操作测验,分别是:①译码或数字符号测验,测验被试者的学习能力与书写速度,包括学习联想能力,视觉-运动的协调,持久能力等。②图案测验,主要测验空间知觉能力,视知觉及分析与综合的能力。③积木图形或图片排列测验,主要测验事件情景的内在联系的能力,联想及逻辑思维的灵活程度。④图片排列或图形重组测验,测验被试者的想象力、决策力及视觉与运动的协调能力。⑤图形组合和重新分布或图画填充测验,测验被试者的视觉辨认能力、记忆力和理解能力。

研究发现该测验负荷3种主要智力因素:A因素,主要指言语理解能力;B因素,主要指知觉和组织能力;G因素,主要指记忆力和注意力。该评估首先得到的是各个测验项目的原始分数,继而查得所对应的量表分数,计算量表总分,最后根据被试者的年龄和文化程度查得与之相对应的智商值。根据测验结果,可以换算得出3个智商:代表总智力水平的总量表智商(FIQ);代表言语智力水平(主要反映优势侧半球功能)的言语智商(VIQ)和代表操作智力水平(主要反映非优势侧半球功能)的操作智商(PIQ)。其结果采用离差智商表示,公式为:IQ=100±15(1SD),其界值为:FIQ值在90~109为智力中等,<70可以被认为有智力缺损。量表的优点在于能够较准确地测评出不同年龄、教育背景下的不同人群的智商及各个部分的智商水平,其缺点在于该测验操作耗时较长,不便于在临床工作开展。

3.3.3.5 阿尔茨海默病评估量表(Alzheimer's disease assessment scale,ADAS)

该量表有2个分测验,认知(ADAS-cog)(见附表5)和非认知(ADAS-ncog)两部分,总评定时间为40~60分钟。ADAS-cog评价内容多较客观,如词语回忆、辨认、物体命名等,主要评价患者的记忆、定向、语言和视空间结构能力等,其中注意力的评估是该部分测试中最为主观的一项,纵观整个评估过程,被试者的注意力往往受到当时环境、情绪或其他因素的影响,所以在第4周重新测评时往往与初测的结果不一致。因此,在许多国家ADAS-cog的注意力测查项目被剔除,仅包括11项测试内容[13],评分范围为0~70分,得分越高,损害程度越严重。非认知部分由10个条目组成,包括恐惧、抑郁、妄想、震颤、食欲改变等,共50分,每个项目的评分范围为0(无)~5分(重度),该部分主要用于评价患者的神经精神症状。

ADAS是目前运用最广泛的AD认知功能评价工具之一。该量表的主要目的是评定AD患者独具特征的认知和精神行为异常的严重程度及后期变化,也是考察临床治疗效果的重要指标。因此,该量表成为被美国药品与食品管理局承认的疗效主要评估工具。通常将总分改善4分(相当于6个月平均自然下降分数)作为治疗显效的判断标准。ADAS-cog主要应用于两大领域:一是AD患者认知损害纵向观察,二是AD药物疗效研究[13]。

该量表的优点在于:①记忆部分可以作为一项测试,独立地反映受试者的记忆功能;②ADAS-cog所测评项目涵盖了NINCDS-ADRDA与DSM-Ⅸ痴呆诊断标准中要求检查的认知领域;③对于AD各个阶段的判别敏感性较高,可以作为认知功能减退的随访工具和抗痴呆药物的疗效评估工具[14]。

尽管ADAS-cog获得广泛使用,它也存在不少缺点:①虽然"词语回忆"和"词语再认"反映的是记忆功能的2种不同成分,但由于临床应用上作用相似,难以明显区分,从而导致测试耗时较长;②对于延迟回忆测验则有所缺乏,对识别MCI和轻度AD不够敏感,容易漏诊早期患者;③非语言测试较少,对于大脑半球右侧功能损害敏感性低;④对于执行功能的测试项目不足,对皮质下性痴呆敏感性较低,无法用于不同痴呆病因的鉴别诊断;⑤该测验对于受试者的文化程度有一定要求,需要被试者具有一定的阅读和书写能力,无法对文盲患者进行评估。

3.3.3.6 Mattis痴呆评估量表(dementia rating scale,DRS)

该量表是一套标准的精神状态检测工具,也是美国最常用的神经心理测验之一,主要用于协助诊断痴呆和评定认知损害的严重程度。量表包括37道题目,分为5个因子:①注意,总分37分,测评项目主要包括数字广度、执行比较复杂的口头指令、数出随机排列的7个数、读一组词语和图片匹配等;②启动与保持,总分37分,主要包括言语流畅性、语言复述、两手交替运动和重复交替的字母等;③概念形成,总分39分,主要包括词语归类、图片相似性等;④结构,总分6分,主要包括临摹平行线、四边形内的菱形等;⑤记忆,总分25分,包括定向、句子延时回忆、词语即刻再认、无意义图案即刻再认等。全套量表总分144分,耗时30~45分钟,分数越高表明认知能力越好。国内采用上海划界分,分为:文盲组≤90分,小学组≤115分,初中及以上组≤120分,该量表对痴呆的敏感性达到85%以上,特异性90%以上[15]。

量表的优点:①虽然该量表的题量较大,但每组题目的排列由难到易,被试者若能完成较难的题目就不再继续向下进行,以便节约测试时间,正常老人完成测试约需用时15分钟,理解力相对较差的痴呆群体通常耗时30~45分钟;②对额叶和额叶-皮质下区的功能障碍敏感性高,可以用于早期识别皮质下性认知功能损害;③有5个因子,明确个体认知损害的具体情况,有助于鉴别诊断。有研究表明,记忆和启动保持因子能够对皮质性痴呆和皮质下性痴呆进行区别。该量表的缺点在于对于评估轻度痴呆患者敏感性欠佳。

3.3.3.7 扩充痴呆量表(expansive scale of dementia, ESD)

该量表是在Mattis痴呆评估量表的基础上加以补充扩展而成的,增加了联想学习、积木测验等项目,其规模适中,难度介于MMSE和韦氏成人智力量表之间。量表共22题,总分242分,耗时40~60分钟。评分范围可分为4组,各组的划界值为文盲组≤154分,小学组≤192分,中学组≤208分,大学组≤217分。ESD可以测查8个因子,包括:注意力、记忆力、定向力、计算力、抽象思维、语言理解与表达及空间结构能力等。其中记忆测验还可以细分为近记忆和远记忆、回忆和再认、言语性记忆和非言语性记忆4个部分。抽象思维测验包括词语的相似性和差异性以及几何图形的相似性和差异性。空间结构测验还可以分为图形临摹和摆积木等。

ESD一般不会出现"地板效应",测查范围相对广泛,随访的信度较好,具有Mattis痴呆评估量表的优点。但部分研究表明该量表对痴呆病因的鉴别诊断不够明确[16]。

3.3.3.8 严重障碍量表(severe impairment battery, SIB)(见附表6)

用来评估晚期AD患者的认知功能。1990年由Saxton等编制,包括社会交往能力、定向力、注意力、记忆力、语言能力、应用能力、视空间能力、结构能力。同时还包括详细的行为评估,耗时约30分钟。总分范围为0~100,评分愈低,说明痴呆程度越重。重测信度0.87,测验者之间信度0.99。它能有效区分MMSE 0~5分组与6~11分组,不能区分6~11分组、12~17分组与大于17分组[17]。此量表目前是评价中重度到重度阿尔茨海默病疗效的最常用量表,已有中文版本,信度和效度良好。

3.3.4 评定日常和社会功能的测验

针对于日常生活和社会功能评估的测验很多,大都包括两部分功能:①基本日常能力(basic activities of daily living,BADL);②复杂的工具性日常能力(instrumental activities of daily living,IADL)。基本日常能力指个体独立生存所必需的最基本能力,如穿衣、吃饭、上厕所等,复杂的工具性日常能力包括难度相对较大的日常活动或社会活动,例如出访、工作或做家务等。IADL相对于BADL需要更多的认知功能的参与,痴呆患者发病早期即可受累及。为了更好地区别和评定患者的日常生活能力和社会能力,下面介绍国内常用的2个量表。

3.3.4.1 日常生活能力量表(activity of daily living, ADL)(见附表7)

该量表是常用的对老年人日常活动能力进行评价的工具,在世界各国广泛使用。ADL共由20个题目组成,包括与生活自理能力相关的如厕、进食、穿衣、洗漱、行走和沐浴6个方面,和与使用生活工具的能力相关的打电话、购物、散步、做家务、洗衣、使用交通工具、服药和自理财务8个方面。到目前为止已有40多种ADL的版本,本书所附量表是经E.Yu和W.Liu修订的版本。总分范围是20~80分,分数与生活自理能力呈反向相关,即被试者的分数越高,其生活自理能力越差。一般将划界分设置为23分,此时对痴呆的敏感性和特异性兼顾最好,分别为63%和86%[18]。另有部分研究者建议根据受试者的年龄或文化程度制定不同的界值。根据年龄划分:40~65岁年龄段建议以21分为界,75岁以上为25分;根据文化程度划分:文盲组为23分,大学及以上者为21分[18]。

众多的研究表明,ADL的信度和效度良好,具有高度的稳定性和一致性,值得广泛推崇并应用于AD的筛查、诊断和疗效的判定,简便易行[19]。其缺点在于该量表容易受到多种因素影响,如年龄、视觉、听力或肢体活动障碍等,评定时应对结果做出谨慎的解释。

3.3.4.2 社会活动功能调查表(functional activity questionnaire, FAQ)(见附表8)

FAQ是一种测评过程简单的、可以由知情者完成的评定日常活动能力的量表,也可由受试者进行自我评估。主试者根据患者家属或其他知情者提供的信息对患者完成每日的日常活动的体力情况、心理情况、社会角色功能的全部情况及影响日常行为的因素等10项功能进行测评,其中每项功能均为0~3分,测试结果为4级评定,总分范围为0~30分,国外推荐分值>9分时提示存在社会活动功能障碍,所得分数与社会活动功能呈反向相关,分数越高表示活动能力越差。对于存在记忆力下降的患者,可以采用FAQ进行随访。在临床上,FAQ得分变化的速度和程度可以反映痴呆患者的社会活动功能变化情况。

该量表的优点:FAQ主要用于评定一些需要复杂认知功能参与的社会性活动,与认知功能的水平呈正向相关,对于发病早期的轻度痴呆患者相对敏感。国内以≥5分为分界值,具有较高的敏感性和特异性。但该量表也存在许多不足之处:FAQ可用于筛查,也可用于随访,但不能诊断痴呆,只能提示我们需要做进一步的认知能力的测评,如MMSE。

3.3.5 神经精神症状评估

痴呆患者的精神行为症状在临床中比较常见,这也是临床和研究中较为关注的重点。对于痴呆患者精神行为的评估,我们通常采用神经精神问卷评价;而对于抑郁引起的假性痴呆,可以应用抑郁相关测验进行排除,或者直接对痴呆患者存在的抑郁症状进行评价。以下是临床和科学研究中比较常用的神经精神问卷和抑郁相关测验。

3.3.5.1 神经精神症状问卷(the neuropsychiatric inventory, NPI)(见附表9)

该量表调查的内容共计12项,其中包括10个神经精神症状和2个自主神经症状,每个分项有1个筛检问题用于反映其核心症状。主试者可根据患者家属提供的信息进行测评,重点询问患者出现记忆或智能障碍后是否伴有该项症状,另一方面要询问患者出现精神行为症状的频率、严重程度和该项症状引起照料者的苦恼程度。最后必须注意的是要对患者和照料者的评分分开计算。

该量表的优点:本量表由患者家属进行回答,用时较少,一般需要7~10分钟即可完成,若患者病情较重或者病程时间较长可以延长测试时间。由于该量表对精神症状覆盖面较广,故常被用于各种痴呆的精神症状的评估及药物疗效的评价,同时也对痴呆的病因和鉴别诊断有所帮助。

3.3.5.2 汉密尔顿抑郁量表(Hamilton depression scale, HAMD)(见附表10)

1960年由Hamilton编制,是目前临床上评定抑郁状态时应用最为普遍的量表。本量表有17项、21项和24项3种版本,本书主要介绍17项版本。量表测试题目可以分为7个因子:焦虑/躯体变化、体重情况、认知障碍、昼夜变化、迟缓、睡眠障碍和绝望感。其总分<7分可判定为无抑郁,7~17分为可能有抑郁症,总分在17~24分时可确诊为抑郁症,总分>24分时为严重抑郁症。HAMD总分能较好地反映患者病情的严重程度,可以用于随访,其总分变化可以反映病情的演变,此外还可以对各因子分别进行分析以便清晰地反映被试者的实际特点。

HAMD量表的测试需由经过培训的两名评定者对患者进行联合检查,用交谈与观察的方式,随后两名评定者对被试者进行独立评分。该量表适用于有抑郁症状的成年患者。

该量表的缺点在于:激越、体重减轻、失眠和注意力不集中等症状在抑郁和痴呆均可能出现,评定该量表的这些项目对鉴别二者比较困难;另外该量表的信息主要直接来源于患者,对于中重度痴呆患者来讲,这些第一手资料并不十分可靠,不能反映患者的真实情况。所以临床和研究中更长用于排除抑郁症患者。

3.3.5.3 康奈尔痴呆抑郁量表(Cornell scale for depression in dementia, CSDD)(见附表11)

该量表包括19个题目,涉及5个方面:情绪相关体征、行为障碍、躯体表现、周期性功能和观念障碍。该测试应由主试者分别询问患者本人及其家属,以评估患者前一周出现的症状和体征,并结合主试者的观察,进行综合判断得到最终的得分。需要特别指出的是,有部分患者由于身体残疾或疾病引起的症状不予评价,用9标识,且不予计入总分。相关研究表明得分>8分为存在抑郁。

CSDD的被试群体是患者的家属和其照料者,因此基本避免了痴呆患者由于自身认知功能和语言表达能力的下降所导致的对量表评估的准确性的影响,从而进一步避免了询问过程中某些抑郁症状的人为掩盖。该量表被公认为是评价痴呆患者抑郁症状的标准量表。

3.3.6 总体评价量表

在临床实践当中,医生往往需要对痴呆患者的认知功能、日常能力和精神行为等多方面进行一个总体的认识和评估,以便于对患者的病情严重程度做出整体的界定。FDA认可和推荐的总体评价量表有:临床医生会晤总体印象变化(clinical's interview-based impression of change,CIBIC)和临床总体印象量表(clinical globle impression,CGI),这两个量表被认为是抗痴呆药物疗效的总体评价工具,另外还有常用于痴呆病情分级诊断的临床痴呆评定量表(clinical dementia rating,CDR)和总体衰退量表(globle deteriorate scale,GDS)在国内也常常使用。

3.3.6.1 临床医生访谈时对病情变化的印象补充量表 (clinicians' interview-based impression of change-plus, CIBIC-Plus)(见附表12)

该量表的特点是从患者及其家属两方面获得信息并结合临床医生的经验进行全面的综合评价,该种形式的评价增加了患者家属提供信息的份额,能更全面客观地反映患者病情的真实变化,是目前影响较大的总体评定量表。该量表从认知、功能和行为3方面出发评定患者的症状。其中行为部分的评定采用了阿尔茨海默病的行为病理学评分量表(behavioural pathology in Alzheimer's disease rating scale,BEHAVE-AD)的校正版,患者家属问卷部分主要就7个领域行为症状的幅度和25个相应区域特异症状的幅度进行评估。

该量表的不足之处在于其对于结果的分析是建立在主试者理解其所给评分意义的基础之上的,并没有要求对主试者进行培训,也没有对具体使用方法给出详细的指导和解释,因此,该量表对于患者的微小变化的测查能力有限。可喜的是目前有大量临床研究证实,CIBIC-Plus检测出的变化都具有重要的临床意义。

3.3.6.2 临床痴呆评定量表(clinical dementia rating,CDR)(见附表13)

CDR是对痴呆患者认知功能和社会生活功能受损的严重程度进行临床分级的量表,适用于各种病因导致的认知障碍。多项研究表明,CDR具有很好的内容效度和判别效度,目前已成为国内外最常应用的痴呆临床试验总体评价的主要标准之一。

该量表为半定式,主试者分别对患者和知情者进行访问或测试,通过获得的信息,对患者的记忆力、定向力、判断与解决问题的能力、社会事务能力、家务与业余爱好、个人自理能力6个方面进行综合测评,分别做出从无损害(0)到重度损害(3)的5级评定。量表的各个部分单独进行测试,另有需要注意的一点是只有由于记忆障碍引起的能力减退才记分,不受其他因素包括情绪或躯体的影响。综合以上方面的得分,总结出CDR最后得分,结果仍以0、0.5、1、2、3分计算,从而将受试者分为正常、可疑痴呆、轻度痴呆、中度痴呆和重度痴呆5级。

3.3.6.3 总体衰退量表(globle deteriorate scale,GDS)(见附表14)

GDS可将受试者从无痴呆到症状非常严重的极重度痴呆分为7期:1期(无认知功能减退,可认为正常),2期(不确定的认知功能下降或轻微下降),3期(确定的轻度认知功能下降或早期精神失常阶段),4期(中度认知功能减退或严重精神失常阶段),5期(中重度认知功能减退或痴呆早期)、6期(重度认知功能减退或重度痴呆)、7期(极重度认知功能减退或痴呆晚期)。由于痴呆患者的临床症状表现的多样性,不同病例其病程进展的快慢和具体表现各不相同,所以各期症状严重程度的表现也出现明显的个体差异。

3.3.7 中医辨证量表

3.3.7.1 血管性痴呆中医辨证量表

血管性痴呆中医辨证量表(附表15):中国中医药学会内科分会延缓衰老委员会在血管性痴呆的神经心理和行为损害特征与中医证候的相关性研究等课题工作基础上,1997年由田金洲等制订了血管性痴呆的诊断、辨证及疗效判定标准,中国中医药学会内科分会主任委员、中国工程院院士王永炎教授对此做了修改和最后审定。该量表将VD分为7个证型:肾精亏虚证、痰浊阻窍证、瘀血阻络证、肝阳上亢证、火热内盛证、腑滞浊留证、气血亏虚证。各证候满分为30分,≥7分为该证候诊断成立;≥7~14分为轻度,≥15~22分为中度,≥23~30分为重度[20]。

3.4 诊断流程(图3-1)

首先,根据患者的病史、临床表现、神经心理学评估,按照痴呆的诊断标准来判断是否是痴呆。判断是否存在痴呆时,应特别小心以避免假阳性:除行为动作较为缓慢和整个身体的功能减退外,情绪或动机等因素,尤其是抑郁也可以解释患者的临床表现,这些情况均不属于痴呆范畴。

其次,进行痴呆严重程度的评估。临床医师常用临床痴呆评定量表(CDR)或总体衰退量表(GDS)对严重程度做出诊断。

最后,进行痴呆的病因诊断,从而最终确定痴呆类型:根据患者的发病形式、各认知领域和精神行为障碍出现的先后顺序、临床表现、体格检查、既往病史、家族史、辅助检查(如神经心理学测试、影像学检查及实验室检查等),确定痴呆的病因,从而最终确定痴呆的类型。

3.5 影像学部分

3.5.1 头颅CT

头颅CT是20世纪70年代发展起来的一种影像检查技术。是用X线束对人体某部一定厚度的层面进行扫描,由探测器接收透过该层面的X线,转变为可见光后,由光电转换变为电信号,再经模拟/数字转换器(analog/digital converter)转为数字,输入计算机处理。CT扫描主要用于显示脑组织的解剖结构和病理形态改变。

3.5.1.1 头颅CT在痴呆诊断中的应用价值

(1)CT作为结构影像学检查通常用于排除其他可治疗性疾病引起的痴呆,如肿瘤、血肿及脑积水。

(2)CT扫描对VD诊断的辅助作用更为明显,可发现导致VD的病灶、脑室扩大、脑沟增宽、皮

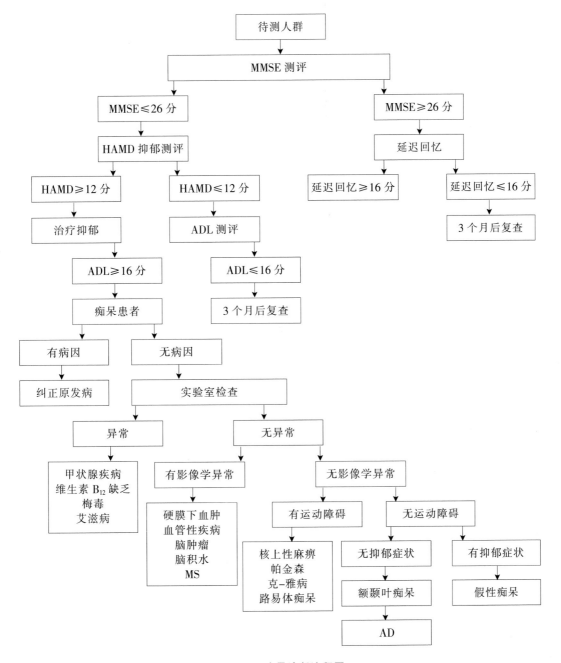

图 3-1 痴呆诊断流程图

质变薄等脑萎缩改变,对于未明确的临床痴呆患者神经影像学检查,能帮助发现可逆性原因所致的痴呆。

3.5.1.2 头颅CT在痴呆诊断中的不足

(1) 对软组织的对比分辨率不高,区分脑灰、白质不佳。

(2) 难以显示脑冠状、矢状层面以及颅底骨质结构,伪影干扰较多。

3.5.2 头颅MRI

头颅磁共振是20世纪80年代发展起来的一种影像检查技术。它利用人体中遍布全身的氢原子在外加的强磁场内受到射频脉冲的激发,产生磁共振现象,经过空间编码技术,用探测器检测并接受以电磁形式释放的信号,由计算机接收后经过数据转换,最终形成人体各组织的形态图像。与CT相比,磁共振对脑内各部分组织的显示更为精细、清晰,故可用来协助痴呆的诊断及鉴别诊断。

3.5.2.1 头颅MRI在痴呆诊断中的应用价值

(1)头颅MR较CT对于梗死灶的有无、大小、多少及其位置的扫描更为清晰,所以磁共振对老年性痴呆同血管性痴呆的鉴别优于脑CT。

(2)头颅MR对脑的结构显示比CT更清晰,结合颅脑冠状像、矢状像、横断像,可以更准确地显示患者脑萎缩的部位及萎缩程度,特别是与认知功能密切相关的大脑海马、颞叶、杏仁核等结构。

另外,有实验研究表明,应用MR可检测出阿尔茨海默病的主要病理基础之一Aβ蛋白,这为诊断亚临床AD提供了可能。已有研究[21,22]证实,在高场强MR下,不借助对比剂就可以检测到AD转基因小鼠脑内的β淀粉样蛋白斑,表现为低信号。Bartlett研究[23]发现,^{19}F标记的一种亲淀粉状蛋白刚果红染色复合物,能够穿过AD转基因小鼠的血脑屏障,在MR上检测出Aβ,为早期诊断AD提供有效的信息。

3.5.2.2 头颅MRI在痴呆诊断中的不足

(1)对老化大脑的特异性较低;

(2)鉴别诊断的使用价值不充分。

3.5.2.3 头颅MR对于脑萎缩的定量检查方法

头颅MRI的定量检查方法是结构性影像检查中较为常用的诊断方法,包括线性和体积测量两种。头颅MRI两点间线性测量脑萎缩的指标有:①最小颞中叶厚度:取颞叶最大长度轴位显示最小颞中叶厚度水平,测量颞中叶最小宽度。②双额指数:在显示双侧额角最大距离的水平面测量双额指数=额角间最大间距/同层颅脑横径×100%。③海马:取平行于脑干长轴的矢状面为定位像,取冠状平面测量海马高度、脉络裂宽度及颞角宽度。

脑萎缩的体积测量方法为:1.5TMRI,轴位T1加权像,三维1.5mm连续断层扫描,以第三脑室层面定位,可显示皮质灰质、脑室白质周围及皮质下灰质,应用栅格软件自动圈画出白质、灰质及脑脊液,立体测量出圈画出的体积。

线性测量具有简单、易行、快速的优点,但体积测量方法更为准确。现今应用最为广泛的测量法是半自动轨迹界限法,测量部位包括全脑、大脑半球、胼胝体、脑室及内颞叶结构,如内嗅皮层、海马、海马旁回和杏仁核体积测量等。这些测量方法用于测量最早受损脑区——内颞叶结构[23],有助于疾病的早期诊断。

3.5.2.4 常用的磁共振影像评价脑萎缩量表

常用的磁共振影像扫描结果评估包括全脑皮质萎缩量表(GCA-scale)(表3-3)、内侧颞叶萎缩量表(MTA-scale)(表3-4)、MTA视觉评定量表(图3-2)、脑白质损伤量表(Fazekas scale for WML)。

表3-3 全脑皮质萎缩量表(GCA-scale):全脑皮质萎缩的平均值[24]

0分:无皮质萎缩;
1分:轻度萎缩,沟回开放;
2分:中度萎缩,脑回体积减小;
3分:重度(末期)萎缩,"刀刃"萎缩

表3-4 内侧颞叶萎缩量表(MTA-scale)

0分:无萎缩;
1分:仅脉络裂变宽;
2分:侧脑室颞下角也变宽;
3分:海马体积中等减小(高度减低);
4分:海马体积严重减小。

评分标准:<75岁:MTA得分2或以上是异常(即1分仍可算正常);>75岁:MTA得分3或以上是异常(即2分仍可算正常)。

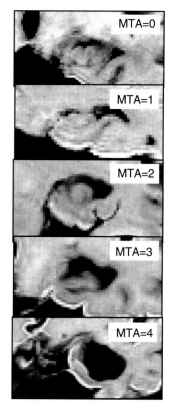

分值	脉络裂宽度	颞下角宽度	海马结构高度
0分	N	N	N
1分	↑	N	N
2分	↑↑	↑	↓
3分	↑↑↑	↑↑	↓↓
4分	↑↑↑↑	↑↑↑	↓↓↓

图3-2 MTA视觉评定量表0~4分举例。(资料来源:Barkhof&Smithuis Dementia: role of MRI. 2007)

皮质萎缩最好基于FLAIR影像评分。有些神经变性性疾病的萎缩是不对称的,且出现在特定脑区,报告不对称和区域性萎缩应该是痴呆扫描放射学报告的一部分。

内侧颞叶萎缩量表(MTA-scale):在连续扫描位置的冠状T1加权像上评分,在脑桥的前部水平面上,选择海马体的一个薄层切面。内侧颞叶萎缩评分根据脉络裂宽度、颞叶下角宽度、海马结构高度的视觉评定量表进行。该量表对阿尔茨海默病患者的敏感性和特异性为85%[25]。

3.5.3 功能性脑成像

功能性脑成像是近年来发展起来的新的功能性脑成像检测技术,它可以弥补形态结构性脑成像检查的不足,使临床医生对大脑的功能进行更深入的研究。

3.5.3.1 PET

正电子发射型计算机断层扫描显像仪(positron emission tomography,PET),它通过无创的探测生理性放射核素在机体内的分布,用于检测患者葡萄糖代谢的改变,从而反映脑代谢水平。目前使用最广泛的显踪剂为^{18}F-FDG。凡代谢率高的组织或病变,在PET上呈明显的亮信号,凡代谢率低的组织或病变在PET上呈暗信号。此外,PIB或FDDNP方法可以观察β淀粉样蛋白的沉积,有助于阿尔茨海默病的诊断[26]。PIB(^{11}C-PIB PET)、FDDNP(^{18}F-FDDNP PET)方法可以特异性结合β-淀粉样蛋白,染色AD患者脑中的老年斑及神经原纤维缠结。三种示踪剂的区别(表3-5):①^{18}F-FDG PET是针对颞、顶叶糖代谢情况,提示脑的非特异性损伤[27],在典型AD患者中^{18}F-FDG PET有一定的诊断意义,但该功能显像没有针对AD早期发生的重要病理基础,所以该示踪剂对于AD并不特异[28]。^{11}C-PIB及^{18}F-FDDNP PET可以显示大脑中的老年斑,因此对于诊断AD后两种显影剂更具有特异性;②路易体痴呆、额颞叶痴呆、淀粉样血管变性等均可能在脑组织中出现β-淀粉样蛋白沉积[29],^{11}C-PIB、^{18}F-FDDNP却只对β-淀粉样蛋白敏感,因此不能排除其他非AD痴呆,不能成为AD的特异性诊断方法。③^{11}C-PIB半衰期为20分钟,不适于临床应用;^{18}F淀粉样蛋白放射性示踪剂的半衰期为2小时,在临床应用中效价比较高。④^{11}C-PIB是一种能够检出MCI,甚至在此之前(发病前)高危者的显影剂,但在AD患者重症度以及进展度的诊断方面却并不擅长[30];^{18}F-FDDNP脂溶性较高,有较高的脑摄取,但清除较慢,这不利于早期AD的诊断和疗效监测[31]。

(1)PET 用于痴呆诊断中的价值

①用于诊断Alzheimer病,尤其是有家族史患者的早期诊断,可以提高痴呆诊断的准确率。②用于Alzheimer病与其他类型痴呆的鉴别诊断。^{18}F-FDG PET脑扫描可以显示不同类型痴呆的脑内代谢异常的区域不同(表3-6),这是各种类型痴呆之间鉴别的重要依据。③在一定程度上能够预测轻度认知功能障碍向痴呆的转换率及判断痴呆的预后。④指导临床治疗。当PET检查显示代谢异常与Alzheimer病符合时,可作为开始使用胆碱酯酶抑制剂治疗的一个指征;PET还可用于痴呆新药疗效判断的指标。

表3-5　三种示踪剂的区别

	^{18}F-FDG	^{11}C-PIB	^{18}F-FDDNP
反映部位	反映脑内葡萄糖代谢水平	染色AD患者脑中的老年斑和神经原纤维缠结，可定量反映脑内Aβ及其聚集程度	
特异性	提示大脑的非特异性损伤	可以显示大脑中的老年斑，因此对于诊断AD，更具有特异性；路易体痴呆、额颞叶痴呆、淀粉样血管变性等均可能在脑组织中出现β-淀粉样蛋白沉积，因此不能成为AD的特异性诊断方法	
早期诊断	未针对AD早期发生的重要病理基础，所以该示踪剂对于AD早期诊断并不特异。	能够检出MCI甚至在此之前（发病前）高危者的探针，但在AD患者重症度以及进展度的诊断方面却并不擅长	脂溶性较高，有较高的脑摄取，但清除较慢，这不利于早期AD的诊断和疗效监测
临床效价比	半衰期约2小时，在临床应用中效价比较高	半衰期约20分钟，不适于临床应用	半衰期约2小时，在临床应用中效价比较高

表3-6　各类型痴呆及其他疾病 ^{18}F-FDG PET脑代谢异常表现

痴呆（疾病）类型	PET脑扫描显示代谢异常的脑区
阿尔茨海默病	双侧颞顶联合皮质区、后扣带回、楔前叶及额叶代谢减低
血管性痴呆	基底节区、丘脑和小脑等部位出现低代谢和低灌注区域，与结构影像学异常病变部位相吻合
额颞叶痴呆	双侧对称性额叶、颞前叶、内颞叶皮质代谢异常
路易体痴呆	额叶前部皮层、顶叶后部皮层、颞叶前部皮层及枕叶皮层代谢降低
帕金森病	与路易体痴呆代谢异常区域类似，以额叶前部皮层、顶叶后部皮层和颞叶后部皮层代谢降低为主

（2）PET在痴呆诊断中的不足

①诊断阿尔茨海默病缺乏特异性。②PET检查费用昂贵，所以其临床应用受到很大的限制。

3.5.3.2　SPECT

单光子发射计算机断层成像术(single-photon emission computed tomography, SPECT)，用于检测痴呆患者大脑血流灌注的改变，从而反映脑代谢水平。AD患者主要表现为双侧对称性颞顶叶血流灌注减低。

（1）SPECT用于检测痴呆和认知功能障碍患者的价值

①主要用于痴呆分型。尤其对早老性痴呆(Alzheimer病)的诊断有较高的价值。②SPECT使用的放射性示踪剂较便宜，检查方法简便易行。

（2）SPECT的不足

与PET相比，SPECT脑显像分辨率较低，其对痴呆诊断的敏感性和正确性均低于PET检查。

3.5.4　经颅多普勒超声

经颅多普勒超声(transcranial Doppler, TCD)，即脑血流图检查，它借助脉冲多普勒技术和2MHz发射频率，使超声声束得以穿透颅骨较薄的部位，检测颅内血管的阻力和流速，判断主要血管的供血和血流动力学改变,以反映脑血管功能状态。

TCD可以用来诊断脑血管狭窄和闭塞,判定病变范围和程度;诊断血管痉挛,判定病变部位和程度;诊断非动脉粥样硬化性脑供血动脉狭窄(如烟雾病、大动脉炎)等。因此经颅多普勒超声主要用于对阿尔茨海默病与血管性痴呆的鉴别诊断。血管性痴呆脑动脉血流速度增加(提示动脉狭窄)或测不到血流(提示血管等异常改变),而阿尔茨海默病患者脑血流无特异性异常改变。

3.6 实验室检查

在痴呆的诊断过程当中,通常实验室检查多无明显改变,条件完善的医院和经济条件允许的家庭可以从以下几个方面对患者进行检查。

3.6.1 血液检查

血液是临床最常见、最为人熟知的检查项目之一。血液检查的主要目的是为了明确痴呆的病因,以便及时发现和控制痴呆的伴随疾病或并发症,并及时找出导致痴呆的各种潜在危险因素。特别是临床上一部分认知障碍患者伴或不伴有意识错乱,或认知障碍症状不典型的患者,在这种情况下,血液检查可辅助检测出导致患者认知障碍的病因,或者排除某些导致患者认知障碍的因素,这些检查都能够为明确诊断提供重要的参考。

如血常规、血电解质、生化全项、甲状腺功能检查、维生素B_{12}水平测定、梅毒的血清学检查等检测项目可以排除能导致和诱发认知障碍的代谢性疾病,常见的有甲状腺功能低下、恶性贫血、低钠血症、尿毒症和Ⅲ期梅毒等。经研究表明,血同型半胱氨酸的测定,在临床诊断痴呆方面也有一定价值。高同型半胱氨酸血症与血管性痴呆呈显著正相关,该项目也是导致阿尔茨海默病一个很强的独立危险因素,而且与健康老年人的认知功能和阿尔茨海默病患者的认知症状进展速度有密切关系。虽然近年来的临床研究和实践证实,在多数情况下常规的临床治疗很难使认知障碍得到大幅度的逆转,但是由于维生素B_{12}缺乏、甲状腺功能低下等代谢性疾病所导致的痴呆在一定程度上尚能够起到阻止和逆转智能水平下降的作用。

3.6.2 脑电图

与其他检查相比较,脑电图检查一般容易得到患者及其家属的接受,其优势在于无创且价格相对较低。另有研究[32]表明,在AD的临床诊断方面,脑电图相对于神经影像学来说更具有优势。在有认知损害的患者的脑电图中可清楚地见到非特异性的弥漫性慢波以及α波节律变慢、波幅变低,不规则或消失;病情严重的患者,双侧可同步发放0.5 c/s的尖波。

3.6.3 心脏彩超和动态心电图

心脏病是痴呆的常见诱因之一。心血管系统与脑血管系统联系最为密切。心血管系统中的血栓栓子脱落常常导致脑卒中的发生,也是间接引发血管性痴呆的重要因素。另有研究表明,冠心病的严重程度与阿尔茨海默病的主要神经病理具有密切的相关性，这种相关性在同是载脂蛋白E4等位基因携带者中更为明显。如果能够对患者的心脏彩超和动态心电图进行检测，可以有助于发现与心源性因素相关的痴呆。

3.6.4 脑脊液检查

脑脊液的检测是对痴呆患者最精准、最客观的指标，有助于了解痴呆患者的病因，明确区别痴呆与非痴呆人群，以及鉴别痴呆的不同亚型。近年的相关研究主要进行以下几种蛋白的检测：Aβ42检测、T-tau检测、P-tau检测、Aβ42和Tau联合检测、14-3-3蛋白水平。但是由于脑脊液检查费用相对较高，患者痛苦较大，临床一般较少采用。

在AD患者的脑脊液检测中，β淀粉样蛋白Aβ42通常表现为较正常老年人水平降低，主要是由于Aβ42在AD患者脑内沉积形成老年斑，导致患者脑脊液中Aβ42含量不足，而呈现检验数目相应减少的状态。脑脊液中Aβ42含量降低的程度可以清楚地反映AD的病理变化及病变进程，并与老年斑的数量呈正相关[33]。

(1) T-tau检测

痴呆患者的脑脊液中T-tau水平通常呈升高状态，这种状态提示了患者中枢神经系统存在神经轴索损害或神经元变性。痴呆的各个亚型，AD、VD、CJD、FTD患者脑脊液中T-tau水平均有不同程度升高，只有在DLB患者脑脊液检测中，T-tau含量通常显示为正常范围。需要特别指出的是T-tau极度升高的患者多提示CJD可能，应避免误诊误治。在最新制定的AD诊断标准中，脑脊液中T-tau检测已经作为支持AD诊断的重要客观依据之一。

(2) P-tau检测

P-tau水平升高是痴呆患者脑实质内有神经纤维缠结形成的特异性标志。AD患者脑脊液中糖代谢降低或可导致P-tau蛋白含量增高，对痴呆患者P-tau蛋白含量的检测有助于从MCI患者中筛查出AD。对P-tau 181、P-tau 231、P-tau 199三种不同磷酸化位点检测，能提高对AD患者诊断的准确率。另外P-tau 181/T-tau比值可以对AD与正常老化进行鉴别。

(3) Aβ42和tau联合检测

Aβ42和tau联合检测对于鉴别AD与非痴呆、FTD具有高度的敏感性和特异性。对Aβ42和P-tau联合检测是目前早期鉴别AD与非AD痴呆最有效的生物标记物。相关研究结果表明，65岁以上老人脑脊液检测中出现低Aβ42和高P-tau 181变化，表明患者脑内已经存在类似AD的病理改变，且脑脊液的病理改变常早于临床上认知功能障碍的出现。

(4) 蛋白检测

脑脊液14-3-3蛋白水平升高提示急性脑损害和神经细胞丢失，主要用于辅助诊断散发型CJD。但脑脊液14-3-3蛋白水平升高也可见于脑梗死、脑炎、脑肿瘤和快速进展性AD，因此对脑脊液进行T-tau与14-3-3蛋白联合检测以鉴别CJD与其他神经系统疾病导致的痴呆。当临床上对某患者拟诊断为CJD时，应结合EEG、MRI和脑脊液14-3-3蛋白及tau蛋白联合检验，以提高

CJD诊断的准确性。

3.6.5　其他检测项目

目前尚未发现其他对于AD诊断的特异性检测项目,细胞计数、蛋白定量、蛋白电泳检查和病原学检查等,一般用于排除中枢神经系统炎症、脱髓鞘疾病和血管炎性疾病等所致的非AD性痴呆。近年来科研及临床工作者大都关注血清生化标志物的检测,但是至今尚未得到广泛的认可。

3.6.6　鉴别诊断

(1) 痴呆与健忘鉴别

同早期痴呆患者相似,正常老年人偶尔也可表现出记忆力减退、遇事见忘,因此二者常易混淆。但是健忘是正常老年人的生理反应,是非进行性的大脑衰退过程,是良性的、无病理改变的一种正常的老化现象。虽有记忆力减退、遇事易忘的现象,但究其实质仅为启动回忆困难,对事件的某些细节回忆困难,但是通过情景再现、记笔记、请人提醒,可以使回忆得到改善,不影响或仅轻微影响正常的生活、工作和社会交往活动,神经心理学检查基本在正常范围,特别是延迟回忆能力一般都表现为正常,学习新知识的能力可能稍有减退,无视空间和人格障碍。良性健忘的老年人感情丰富,思维正常,对于记忆力减退有自知的能力,对记忆力下降表示苦恼。

痴呆所导致的记忆力减退有其独特的特点:痴呆初期主要表现为近事遗忘,越是近期发生的事情越容易遗忘,经旁人提醒亦不能回忆起相关内容,但是远期记忆尚存。随着病情的进展,可以表现为近事、远事回忆均出现障碍或答非所问。除记忆障碍外,计算力、定向力、人格等方面均受到一定的影响或进展性的加重。神经心理学测试提示异常,学习能力严重减退或丧失,生活能力下降需他人照顾,甚至丧失其自理能力,渐渐出现情绪异常,情感淡漠甚至麻木,思维紊乱,语言贫乏,对于记忆力下降不自知,不会为此表现出痛苦。

因为痴呆的早期表现与老年人健忘容易混淆,所以建议65岁以上伴有健忘症状的老人每年至少去医院进行一次神经心理学评估,以此判断记忆力减退的程度。及时鉴别,警惕痴呆的发生。做到早发现,早治疗。

(2) 抑郁与痴呆精神症状鉴别

抑郁症是一种以情感障碍为主的精神疾病,以情感持续低落,时间大于2周,且症状每天出现为主要特征,伴有思维迟缓和意志行为的减退,是一种以反复发作为特点的长期慢性疾病。一般为感情低落期与感情高涨期交替出现,病程中可自行缓解,缓解期患者精神状态完全正常。为可治疗的疾病,预后良好。部分患者病情严重,会因对生活丧失兴趣而自杀。该病的患病群体主要为家族式分布,与性格有关。患者发病前有明显诱因。通过汉密尔顿抑郁量表可以进行筛查。

抑郁通常会伴有以下九项中的至少四项,可以辅助诊断抑郁[34]:①兴趣丧失,无欣快感;

②精神减退或疲乏感;③精神运动性迟滞或激越;④自我评价过低、自责或有内疚感;⑤联想困难或自觉思考能力下降;⑥反复出现想死的念头或有自杀、自伤行为;⑦睡眠障碍,如失眠、早醒,或睡眠过多;⑧食欲降低或体重明显减轻;⑨性欲减低。

痴呆的精神行为症状是指痴呆患者经常出现的以思维紊乱、心境及行为等方面混乱为主要表现的一系列症状,常见的表现有淡漠、焦虑、抑郁、激越、幻觉、妄想、冲动、行为怪异、饮食障碍、性行为障碍等,这些症状又会使痴呆患者的认知和社会生活功能障碍进一步加剧。因此痴呆所导致的精神行为异常通常表现为抑郁并伴有认知和记忆功能的减退。具体来说,认知和记忆障碍可先于或不先于抑郁出现,症状可在没有明显的诱因的情况下随时出现。起病隐匿,抑郁症状发展缓慢,对于他人的提问有回应,但通常答不切题或无法提供真实的信息。痴呆伴有抑郁的患者除表现为淡漠、焦虑等症状外,还表现为以近事遗忘明显的记忆力下降,患者常常不能回忆起早餐吃过的东西,甚至不识家门,不认亲人。两者的鉴别可以通过简易精神状态量表进行筛查。通常情况下,痴呆患者都会伴有不同程度的抑郁,而抑郁症患者多半没有痴呆的具体表现。康奈尔抑郁量表是国内外应用较为广泛的痴呆中抑郁的辅助诊断工具,尤其适用于认知损害患者伴抑郁的筛查[35]。

参考文献

[1]王荫华.神经心理评估在临床痴呆诊断中的应用.中国神经免疫学和神经病学杂志,2011,17(6):399-401.

[2]王炜,王鲁宁."蒙特利尔认知评估量表"在轻度认知损伤患者筛查中的应用.中华内科杂志,2007,46(5):414-416.

[3]Lee JY, Dong Woo Lee, Cho SJ, et al. Brief, screening for mild cognitive impairment in elderly outpatient clinic: validation of the korean version of the cognitive assessment. Geriatr Psychiatry Neurol, 2008,21(2),101-110.

[4]Smith T, Gildeh N, Holmes C. The Montreal cognitive assessment: validity and utility in a memory clinic setting. Can Psychiatry, 2007,52(5):329-332.

[5]贾建平.临床痴呆病学.北京:北京大学医学出版社,2008:151-152.

[6]陈宁,何俐.蒙特利尔认知评估(MoCA)的研究和应用概况.中国神经精神疾病杂志,2009,35(10):632-634.

[7]Nasreddine ZS, Phinips NA, Bedirian V. et al. The Montreal Cognitive Assessment (MoCA): a brief screening tool for mild cognitive impairment. J Am Ueriatr Soc,2005,3(4):695-699.

[8]Thissen AJ, van Bergen F, de Jonghen F, et al. Applicability and validity of the Dutch version of the Montreal Cognitive Assessment (MoCA-d) in diagnosing MCI. Tijdschrift voor gerontologie en geriatrie, 2010,41(6):231-240.

[9]Ira H. Bernstein, Laura Lacritz, Carolyn E. Barlow, et al. Psychometric evaluation of the Montreal Cognitive Assessment (MoCA) in three diverse samples. The Clinical Neuropsychologist, 2011,25(1):119-126.

[10]于荣焕,王荫华.画钟试验和MMSE对阿尔茨海默病筛查的临床意义.中国康复理论与实践,2004,10(3):139-140.

[11]Royall DR,Cordes JA,Polk M.CLOX:an executive clock drawing task. J Neurol Neurosurg Psychiatry,1998,64:588-594.

[12]周爱红,贾建平.画钟测验对轻度血管性认知障碍和血管性痴呆的诊断作用.中国神经精神疾病杂志,2008,34:72-75.

[13]李霞,肖泽萍,肖世富等.ADAS-Cog中文版信效度分析.中国临床心理学杂志,2009,17(5):538-540.

[14]郭起浩,王蓓,洪震等.ADAS评估阿尔茨海默病的认知功能研究.神经疾病与精神卫生,2003,3(4):251-253.

[15]Green AJ,Harvey RJ,Thompson EJ,et al. Increased tau in the cerebrospinal fluid of patients with frontotemporal dementia and Alzheimer's disease. Neurpsci Lett,1999,259:133-135.

[16]孟琛,杨培洁,孟家眉.扩充痴呆量表(ESD)在痴呆诊断中的应用.中国心理卫生杂志,1999,13:269-271.

[17]郭起浩,洪震,吕传真.阿尔茨海默病的常用神经心理评定量表评介.中华神经科杂志,2003;36(4):310-312.

[18]韩学青,冯峰,陈建等.日常生活能力量表附注诊断痴呆值的界定.中国临床康复,2005,9:13-15.

[19]何江,桂俊豪,余伍忠等.MMSE、HIS、ADL在阿尔茨海默病筛查中的应用.中国优生与遗传杂志,2005,13(7):28-30.

[20]田金洲,韩明向,涂晋文等.血管性痴呆的诊断、辨证及疗效判定标准.北京中医药大学学报,2000,23(5):16-23.

[21]Guirleyik G,Emir S,Kilicoglu G,et al.Computed tomography severity index,APACHE Ⅱ score,and secrum CRP concentration for predicting the severity of acute pancreatitis.JOP,2005,6:562-567.

[22]Knepfli AS,Kinkd K,Bcrncy T,et al. Prospective study of 310 patients:can early CT predict the severity of acute pancreatitis. Ahdom Imaging,2007,32:111-115.

[23]Leung TK,Lee CM,Chen HC,et al. Balthazar computed tomography severity index is superior to Ranson criteria and APACHE Ⅱ scoring system in predicting acute pancreatitis outcom.World J Gastroenterol,2005,11:6049-6052.

[24]娄昕,蔡幼铨.阿尔茨海默病早期影像学诊断新进展.中国医学影像学杂志,2004,12(4):292-295.

[25]Jack CR Jr, Petersen RC. Structural imaging approaches to Alzheimer's disease//Scinto LFM,Daffner KR. Early diagnosis of Alzheimer's disease.Totowa:Humana Press Iinc,2000:127-147.

[26]高晶.阿尔茨海默病的诊断与鉴别诊断.中国实用内科杂志,2010, 30(10):881-883.

[27]Edison P,Archer HA,Hinz R,et al. Amyloid,hypometabolism,and cognition in Alzheimer disease:an [^{11}C] PIB and [^{18}F]FDG PET study.Neurology,2007,68:501-508.

[28]贾建军,郭喆,汤洪川等.阿尔茨海默病的^{18}F-FDDNP脑断层扫描显像.中华老年心脑血管病杂志,2006,8(6):377-379.

[29]Lockhart A,Lamb JR,Osredkar T,et al. PIB is a non-specific imaging marker of amyloid-beta peptide-related cerebral amyloidosis. Brain,2007,130(10):2607-2615.

[30]荒井啓行,王晓宏.反映淀粉样蛋白病理改变的分子影像学方法早期诊断Alzheimer病.日本医学介绍,2007, 28(11):487-489.

[31]张锦明,郭喆,田嘉禾等.自动化合成^{18}F-FDDNP及其生物学分布.中华核医学杂志,2005,25(3):140-141.

[32]Waldemar G,Dubios B,Emre M,et al. Recommendations for the diagnosis and management of Alzheimer's disease and other disorders associated with dementia:EFNS guideline.Eur J Neruol,2007,14(1):1-26.

[33]Strozyk D,Blennow K,White LR,et al. CSF Abeta 42 levels correlate with amyloid-neuropathology in a

population-based auropsy study.Neurology,2003,60:652-656.

[34]中华精神科学会精神疾病分类方案与诊断修订小组.中国精神疾病分类方案及诊断标准(CCMD-II-R)抑郁症的诊断标准.1994.

[35]Alexopoulus GS, Abrams BC, Young BC, et al. Cornell scale for depression in dementia.Biological Psychiatry,1988,23:271-284.

第四章 轻度认知障碍

4.1 概况

4.1.1 概念

轻度认知障碍[1]（mild cognitive impairment，MCI）是介于正常衰老和痴呆的一种认知功能轻度损害的状态，认知功能损害领域包括记忆领域或其他认知领域的损害，其日常生活能力、社会职业能力、精神行为能力与同龄人差异不明显。由于MCI不影响正常生活，在日常诊疗过程中易被忽视，轻度认知障碍一部分会发展为阿尔茨海默病或其他类型的痴呆，因此控制MCI发生对痴呆的防控有重要的意义。

4.1.2 MCI的流行病学和转归

4.1.2.1 MCI的流行病学

由于轻度认知障碍提出时间不长，因此对其流行病学的调查基本为小范围的研究调查，由于各个区域的诊断标准及评价量表不同，MCI的全球范围内的流行病学状态尚未可知。以下介绍一些各区域学者的流行病调查结果。

（1）地域分布

MCI分布的地区差异明显。国外学者报告中北美洲64岁以上的老年人非痴呆的认知损害的患病率为16.8%[2]，而芬兰调查60~76岁老年人发现MCI发病率为6.5%[3]。国内调查北京市1865例60岁以上的老年人中，MCI的患病人数为217，占总数的11.6%[4]。上海地区老年记忆障碍义诊中，368例主诉认知障碍的义诊者中，MCI的患病率为22.3%[5]。海南针对55岁及以上的7665名老年人进行调查，其中MCI的患病率为4.25%[6]。

（2）年龄与性别分布

MCI的发病与年龄密切相关。据有关研究报道，MCI发病率与年龄呈正相关，50岁以上老年人患病率为18.5%，60~70岁老年人约为18%，70~80岁老年人患病率为27%，80岁以上患病率约为30%[7]。关于MCI的性别分布，目前报道尚且较少。一项国内学者调查结果显示，对于认知障碍者,女性高于男性,经统计分析,二者有统计学意义[4]。在北京市的一次MCI的调查中,女性的患病率高于男性,但二者无统计学意义。在海南省的一项认知障碍的调查中,MCI的患病率为4.25%,男性为3.88%,女性为4.57%[6]。

(3)病程进展

近年来的研究结果显示,MCI患者是痴呆的高危人群。一项研究显示,MCI老年人1年内有10%~15%发展为痴呆,2年内约有40%发展为痴呆,3年内有20%~53%发展为痴呆,4~5年内约有55%发展为痴呆[7]。

4.1.2.2 MCI的转归

根据MCI的分类,其转归各有不同:①遗忘型MCI(amnestic MCI,aMCI),以记忆损伤为主要表现,多可进展为AD。②多认知领域轻度受损型MCI(multiple-domain slightly impaired MCI,mdMCI),此类人群除记忆力受累外,尚有其他认知领域损害,如语言流畅性、注意力、视空间及执行功能等,这部分患者有可能进展为AD,也可能发展为血管性痴呆或其他痴呆和其他非痴呆疾病,或是症状保持长期稳定。③非记忆单一认知领域损害型MCI(single-domain non-memory MCI,sdMCI),如单纯语言障碍、注意力减退、执行功能障碍等,单纯语言障碍很可能发展为原发性进行性失语,而注意力减退、执行功能障碍则进展为额颞叶痴呆或路易体痴呆的机会较多[8]。

4.1.3 MCI分型

根据损害的认知领域,轻度认知障碍可分为:遗忘型MCI和非遗忘型MCI。遗忘型MCI又可根据累及的认知领域分为:单纯记忆损害型和多认知领域损害型。前者只累及记忆力,常为阿尔茨海默病的前期,后者表现为除累及记忆力外,还存在一项或多项认知领域损害,可由阿尔茨海默病、脑血管病或其他疾病(如抑郁)等引起;非遗忘型MCI也可根据损害的认知领域分为:非记忆单一认知领域损害型和非记忆多认知领域损害型。根据MCI发病原因可分为:变性性(阿尔茨海默病、额颞叶痴呆、路易体痴呆等变性性疾患的前驱期)、血管性(血管性痴呆的前驱期)、精神性(抑郁等精神疾患的前驱期)和其他类。参见图4-1。

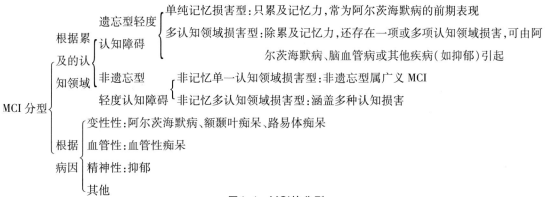

图4-1 MCI的分型

4.2 诊断标准及临床表现

4.2.1 诊断标准

国际MCI工作标准和欧洲阿尔茨海默病联合会MCI工作组标准均包括以下三点[9]：①认知功能下降，主诉或知情者报告的认知损害，而且客观检查有认知损害的证据，或(和)客观检查证实认知功能较以前减退。②日常基本生活能力正常，复杂的工具性日常能力可有轻微损害，但患者仍可独立进行这些活动。③无痴呆。

4.2.2 临床表现

MCI的临床表现包括以下三个方面：神经心理学症状、神经系统躯体性症状体征、其他系统的症状体征。

(1) 神经心理学症状

神经心理学症状是MCI诊断的核心，而神经心理学症状又以认知功能障碍为主要表现，认知障碍可分为单领域的认知损害和多领域的认知损害，我们按认知损害的不同领域可分为以下几方面表现：①记忆障碍：为MCI的常见症状，表现为遗忘近期事情、同一件事反复提问、忘记物品的位置等。②执行功能障碍：执行功能即制定并执行计划进行有目的行为的能力，这种功能的障碍表现为信息处理能力、抽象思维能力、逻辑能力、注意力以及行动积极性的降低。③语言功能障碍：表现为某些语言功能的受损，MCI语言障碍的特征性表现为找词困难。④日常生活能力相对保留，即吃饭、穿衣、洗漱、简单家务尚能自行料理，而复杂的工作和生活能力下降，遇到复杂的工作会觉得力不从心，理财、社交能力普遍下降。

(2) 神经系统的躯体性症状体征

由于导致MCI发生的病因不同，神经系统症状体征表现不同。一般可以分为以下几类：由变性性疾病导致的皮质性MCI神经系统躯体性症状体征早期表现不明显，中晚期可发现锥体系或锥体外系的体征。由变性性疾病所致的皮质下性的MCI，如帕金森病、亨廷顿病等，可见锥体外系的症状体征。由脑实质损害所致的MCI，如脑梗死、脑出血、脑肿瘤、脑外伤、多发性硬化等，可见局灶性症状体征。由中枢神经系统感染性疾病所致的MCI，如朊蛋白病，可见肌阵挛、锥体系及锥体外系症状体征。由中毒性或代谢性因素所致的MCI，如酒精中毒、CO中毒、维生素B_{12}缺乏症等，多伴有多发性周围神经疾病。由内分泌疾患所致的MCI，如甲状腺功能亢进、甲状腺功能减退等，可见肌肉症状。

(3) 其他系统的症状体征

根据导致MCI的病因不同，所表现出来的症状体征也不同，由酒精引起的可伴有酒精性肝硬化、酒精性股骨头坏死；由甲状腺功能异常引起的可见代谢异常；由维生素B_{12}缺乏引起的可见胃炎、舌炎、贫血等表现。

4.3 辅助检查

4.3.1 血液检查

4.3.1.1 血脂、血流变检查

血脂指血液中的脂肪含量，通常包括胆固醇(TC)和甘油三酯(TG)。血液流变学包括全血比黏度、全血还原黏度、血浆黏度、红细胞电泳时间、血沉、红细胞变形能力及纤维蛋白原含量等多项指标。该检查主要反映血液成分变化，所引起的血液流动性、凝滞性和血液黏度的改变。一项国内关于轻度认知障碍、阿尔茨海默病的血脂和血流变研究结果显示，MCI组和AD组的全血黏度、全血还原黏度、纤维蛋白、红细胞聚集指数、TC、血浆载脂蛋白(ApoB)等指标与健康体检者相比较显著增高，有统计学意义($P<0.05$)，而高密度脂蛋白(HDL)显著低于健康体检者，显示有统计学意义($P<0.05$)，并且MCI组与AD比较，组间差异有统计学意义($P<0.05$)。可见轻度认知障碍患者存在一定的高脂血症及血流变异常，因此定期检查血脂、血流变对轻度认知障碍的早期预防和治疗有一定意义[10]。

4.3.1.2 淋巴细胞及炎性蛋白检测

轻度认知障碍的病因目前尚不明确，近年来越来越多的学者认识到认知障碍的发病与脑内炎性改变有关[11]。我国学者一项关于认知障碍外周血淋巴细胞及炎性蛋白的结果显示，认知正常者、MCI患者与AD患者的免疫球蛋白G(IgG)浓度的中位数依次升高，分别为10.5 g/L、10.6 g/L、13.1 g/L，AD组IgG水平高于MCI组，而认知正常组与MCI组的IgG差异无统计学意义；辅助性T淋巴细胞(TH)比例的中位数，三组结果依次为41%、35%、37%，经统计分析有统计学意义。认知正常组TH高于AD组和MCI组，有统计学意义，而MCI组与AD组的TH差异无统计学意义。可见IgG可能在AD患者、MCI患者、认知功能正常者的鉴别上有一定价值；TH水平降低可能在一定程度上预示认知功能的受损[12]。因此检测血液中淋巴细胞及炎性蛋白对于MCI的诊断有一定意义。

4.3.1.3 血同型半胱氨酸

同型半胱氨酸(Hcy)是体内甲硫氨酸代谢的中间产物，Hcy在人体内的水平受年龄、营养、遗传及疾病等多种因素的影响。目前研究表明，高同型半胱氨酸血症是导致动脉硬化性心脑血管疾病发生的独立危险因素之一[13]。国内一项关于轻度认知障碍患者血Hcy水平的研究结果显示，MCI组血浆Hcy水平显著高于健康对照组($P<0.05$)，而叶酸、维生素B_{12}水平及MMSE评分均低于健康体检者($P<0.05$)；MCI组中Hcy水平与叶酸、维生素B_{12}水平及MMSE评分呈负相关($P<0.05$)，可见血浆Hcy升高是MCI发生的重要因素[14]。Hcy与MCI具有一定相关性，因此定期检测血Hcy，及时纠正Hcy对MCI的防治有一定的意义。

4.3.2 影像学检查

4.3.2.1 结构性磁共振成像(MR)

结构性磁共振中海马体积的测量对MCI和AD的诊断有一定价值。Shi F等的一项研究[15]发现,在MCI患者(平均MMSE得分25分)海马体积减小10%~15%,而AD患者中(平均MMSE得分20分)海马体积减小20%~25%。另有一项研究[16]发现,与年龄相符的正常人相比,结构磁共振测量所得的内侧颞叶结构(海马、内嗅区皮质及杏仁核)的脑萎缩程度在遗忘性MCI中的准确率是50%~70%。因此结构磁共振的影像学变化可作为MCI诊断的一项支持性指标。

4.3.2.2 功能性磁共振成像

(1) 血氧水平依赖-功能性磁共振成像(blood Oxygen level dependent-functional MRI,BOLD-fMRI)

BOLD-fMRI是一种以内源性血液内顺磁性对比剂(去氧血红蛋白)对比增强成像的敏感效应为基础,从而探测该对比剂在脑部活动时变化的影像学技术。国外学者对正常老年人、MCI患者和AD患者的记忆编码进行研究发现,与正常老年人相比,MCI患者和AD患者颞叶内侧皮质的活性减低,但是在执行感觉任务时,却没有上述表现。他们认为,虽然fMRI不能区分MCI和AD,但是在记忆编码时MCI和AD的fMRI反应却很相似,可见BOLD-fMRI能够检测到AD的前驱期MCI的一些改变[17]。

(2) 磁共振血流灌注加权成像(MR perfusion-weighted imaging,MR PWI)

MR PWI是根据组织微循环的血流灌注变化来判断组织功能和活力的一种MRI技术。目前,PWI技术在痴呆领域的应用还不多。国外学者采用动脉自旋标记MR PWI技术,发现MCI患者的右顶叶下部血流灌注减低,此结果与PET及SPECT脑血流显像的结果相似[18]。

(3) 磁共振波谱成像(magnetic resonance spectroscopy,MRS)

MRS是根据不同化合物中的原子核对共振频率微小变化的差异的原理,无创伤性地检测正常脑组织和病变组织中的代谢产物的功能性影像技术,1H-MRS目前最为常用。AD及MCI患者代谢产物的主要评价对象为N-乙酰天冬氨酸(NAA,仅存在于神经元线粒体内)、肌醇(MI,存在于脑胶质细胞中)、胆碱类化合物(Cho)和肌酸(Cr)[19]。国外学者发现MI值及MI/Cr比值增高提示神经胶质增生,是MCI向AD进展过程中的改变,而NAA/Cr比值的下降及Cho/Cr比值增高反映的是认知障碍病程晚期的改变。此外还发现,MRS测量后扣带回皮质NAA/Cr比值对于鉴别AD和MCI最敏感,灵敏度可达67%[20]。

(4) 弥散加权成像(diffusion-weight imaging,DWI)

DWI是通过测定水分子扩散速率的快慢来反映组织结构信息的一种功能性影像技术。一般应用表观扩散系数(apparent diffusion coefficient,ADC)来反映组织弥散运动的变化。国外学者对21例遗忘型MCI患者进行纵向随访观察,以研究基线受试对象ADC值对MCI患者转归为AD的预测价值,研究发现基线受试者海马的弥散能力增强,ADC值显示越高,其进展为AD的可能性就越大,并且差异非常显著[21]。

(5)PET脑显像

PET亦应用于轻度认知障碍的研究之中。国外学者[22]采用18F-FDG PET对MCI患者随访研究,结果显示稳定型MCI和进展型MCI的显示有所不同:在进展型MCI中出现顶叶和后扣带回皮质的渐进性代谢减低,而前额叶出现代谢的对称性减低,前额叶代谢的减低可能归因于相应区域的脑区功能障碍;稳定型MCI患者则没有上述表现[23]。18F-FDG PET联合载脂蛋白E对MCI的预测有一定准确性,研究者发现右侧顶下叶葡萄糖代谢率预测MCI转为AD的准确率为84%[24]。

(6)扩散张量成像(diffusion tensor MR imaging,DTI)

DTI属于一种无创性的在分子水平上研究组织中水分子随机运动的的功能性磁共振成像技术[25]。国外学者研究发现MCI患者三角区白质的各向异性(fractional anisotropy,FA)值较对照组有明显减低,此外MCI患者和AD患者的FA值间存在部分交叉[26]。部分国外学者采用伪彩编码的扩散张量技术研究结果显示,MCI患者该区域白质束FA及其扩散率较正常组存在明显差异[27]。

4.3.3 颈动脉彩色多普勒

颈动脉超声利用超声手段客观检测和评价颈动脉结构、功能和血流动力学状态,是当前广泛用于临床的一种检查手段[28]。研究者通过对比老年性痴呆组、轻度认知障碍组和正常衰老组的颈动脉超声结果发现,AD组和MCI组双侧颈内动脉和颈总动脉的阻力指数(RI)和峰值流速(PSV)以及双侧颈动脉内膜-中膜厚度(IMT)值的均数大于正常衰老组,MCI组与正常衰老组左侧颈动脉IMT值比较,差异具有统计学意义($P<0.05$)。可见颈动脉的血运情况和颈动脉内膜-中膜厚度可能与MCI的发病有一定联系[29]。颈动脉彩色多普勒检查无创、价廉、检查方便有效,其应用于认知障碍患者检查中能使这部分患者从中获益,因此值得临床推广应用[30-31]。

4.3.4 脑电图检查

脑电图是一种检查脑生物电活动的技术,其通过测定自发节律的生物电活动以了解脑功能状态[28]。在国内一项关于AD患者、MCI患者和正常老年人的脑电活动结果显示:MCI组双前额叶、右颞叶的γ频带的相对功率比明显高于AD组和正常对照组。在认知负载状态下,MCI组和AD组无明显变化,正常对照组γ频带相对功率比安静状态明显增高,比较有统计学意义($P<0.05$)。我们可见认知障碍的MCI阶段可以出现双前额叶、右颞叶的功能性代偿,并且这种功能性代偿在安静状态下更明显,这对早期诊断MCI提供了方向;认知障碍一旦进展到AD阶段,就会发生右颞区的功能失代偿[32]。可见对MCI患者继续进行脑电图的纵向观察,对其病情发展的预测有一定意义。

4.4 鉴别诊断

4.4.1 与正常脑老化相鉴别

正常脑老化,必然存在着或多或少的记忆力下降情况,但仍未达到MCI的程度。正常脑老化性记忆下降常常有如下表现:①认知功能基本正常;②记忆力轻微下降,经提示仍能部分或全部回忆;③保持学习能力及对新事物的接受能力;④日常生活能力、社会职业能力等未受影响;⑤认知功能量表评定在正常范围或正常低限;⑥神经影像学可显示有老年脑表现,即脑沟轻度增宽和脑室、脑池的轻度扩大,多可见两侧对称,可伴大脑半球纵裂前部及小脑扁桃体周围蛛网膜下腔扩大[33]。

轻度认知功能损害是正常老化与老年性痴呆之间的一种临床认知损伤状态。特点是患者本人主诉记忆障碍且得到知情者证实,可伴有其他认知障碍(如注意力、视空间结构、词语流畅性、执行功能等),经认知功能量表评分可见轻微异常,但是MCI患者社会职业或日常生活功能损害不明显。MCI患者大部分可以检测出实验室指标、影像学或病理学等方面的变化。

由上可见MCI患者认知功能损害较正常脑老化严重,并且在疾病进程上,轻度认知障碍发展为痴呆的可能性更大。

4.4.2 与AD相鉴别

(1) 日常生活能力方面

二者有不同表现。MCI患者能保持日常生活的独立性,患病不影响其日常生活;AD患者日常工作及一般活动能力受损,生活能力和执行能力较先前水平降低,严重者生活不能自理。

(2) 认知功能损害方面

在认知功能损害程度上,MCI患者较AD患者轻,且MCI患者对自己的认知功能下降有自知而感到担忧,而AD患者对自己认知功能下降全然不知,亦不为之苦恼。国内外的一些研究[34]表明,MCI与早期AD的认知损害特点相似,但程度较轻,MCI认知功能衰退速度比对照组快,但比AD慢;关于MCI的记忆功能研究多是横断面的,存在多种测量的工具和方法,研究显示MCI的近记忆、事件记忆、语义记忆等易受损。国内学者研究[35]显示:可能发展为痴呆的MCI的记忆变化特点是听觉、视觉、触觉、定向力等多种近事记忆能力显著下降,社会生活能力减退也比较突出。

(3) 影像学方面

在结构磁共振上MCI患者海马萎缩程度以及皮质萎缩程度介于正常老年人与AD患者之间,轻度AD患者的海马体积虽然小于MCI患者,但两组差异并不显著。轻度AD患者与MCI患者在结构磁共振上的差异可能更多地表现在轻度AD患者皮质萎缩范围更广泛,海马、海马旁结构、颞顶叶、前额叶等[36]均可见萎缩。而MCI患者脑皮质萎缩程度较轻、范围局限。

(4)功能性神经影像表现

MCI患者主要表现为顶叶血流或代谢轻度减低,而且可见两侧半球的表现不对称。而AD患者可见明显的区域性低灌注或低代谢,而颞顶叶的改变是最为敏感和特异的指标[33]。国内学者对MCI、AD和健康老人进行了一项研究,结果提示AD组在左枕叶、右颞上回、双侧额叶、双侧颞下回及双侧顶叶、扣带回、左基底节的放射性计数比值(RAR)显著低于MCI组,而MCI组与健康老人组比较,各部位RAR并无差异[37]。可见MCI患者与AD患者在脑功能上也存在着不同之处。

4.5 目前对于主观认知障碍的认识

主观认知障碍(subjective cognitive impairment,SCI)是一类患者在主观上认为自己有认知障碍,但却没有相应认知障碍的客观临床证据的临床阶段。有研究表明SCI有可能是轻度认知障碍(MCI)的前驱阶段,而MCI对阿尔茨海默病(AD)的早期诊断和防治有着重要的临床意义,所以如果SCI、MCI和AD三者之间的关系和先后顺序明确,那么SCI作为MCI和AD最先出现的临床阶段,其对疾病的早期诊断和预防意义不言而喻。

4.5.1 关于主观认知障碍的概念

主观是指人通过大脑感官感觉内部的条件而引起的一种意识和精神,而认知障碍主要包括记忆、语言、视空间、执行、计算和理解判断等方面,所以主观认知障碍指的是人通过自己主观的意识,认为自己的认知功能出现障碍或减退,并在对其造成困扰后,通过主诉的形式表达出来,而实际上,并没有任何客观上的临床证据表明其认知功能的损害或减退[38]。目前,关于主观认知障碍的概念尚未成熟,国内尚未有学者公布此方面的研究报告,国外的文献也相当有限,因此,在概念的明确上仍有很多问题,国外的一些学者将SCI的名称用来描述主观记忆障碍(subjective memory impairment,SMI)或主观的记忆障碍主诉(subjective memory complaints,SMC),SMI和SMC主要强调的是患者在主观上认为自己的记忆功能下降,而相关的功能量表测评都在正常范围内。那么这样的用法是否合理,SMI和SMC究竟是属于主观认知障碍的症状还是与主观认知障碍属于同级别的临床阶段,这些问题都有待进一步的研究。另外,在主观认知障碍的用名上,也有学者将其称为主观认知损伤(subjective cognitive dysfunction),这样的问题同样说明了关于主观认知障碍的概念仍然需要进一步的明确、界定和规范。

4.5.2 关于主观认知障碍的临床表现

主观认知障碍在65岁以上的老年人中普遍存在,25%~50%的老人都有主观认知障碍[39-40]。在临床上,主观认知障碍最主要的表现是主观的记忆障碍,也有极少数患者出现主观的语言障碍。主观认知障碍的患者在就诊时往往以记忆下降为主诉,当然这种记忆下降是主观的,因为在随后的神经心理学等客观的检测中,他们的检测结果基本都是正常的,或是只有轻微的记忆损伤。目前,造成这种现象的原因尚不清楚,但有研究表明,脑白质的损伤可能与主观认知障碍有关[40],并且主观认知障碍容易受到情感因素和个体差异的影响,如抑郁、焦虑、疲劳、个人的经历等[41-42]。其中情感因素对于主观认知障碍的影响比较大,很多老年人都会承认自己的记忆力不如从前,但是有的老年人由于抑郁、焦虑等情感因素,他们往往因担心自己的认知能力下降而过分关注自己的认知能力或记忆力,甚至将一些正常的遗忘视为严重的记忆障碍,从而造成心理和思想上的负担,遂在主观上产生自己的认知功能出现障碍的意识,但其实他们的认知功能下降可能与他们的年龄相符,仅仅是一种老年性的正常的认知功能下降,并且在客观上也并不存在相应的认知功能损伤证据。在临床上,也出现过比较极端的个案,比如假性痴呆。假性痴呆的患者日常生活能力严重下降,但是他们的记忆功能相对保留,这样的患者在评估记忆功能时表现出几乎正常的水平,可是他们仍然不停地抱怨自己的记忆力下降,也就是说,他们在主观上认为自己有严重的认知障碍,但在客观的标准上看,他们的认知功能是正常的,当然,这是个比较极端的例子。

由于主观认知障碍容易受到其他因素的影响,因此,这对于主观认知障碍在临床上的判定和鉴别产生了一定困难,医生需要考虑患者的性别、年龄、受教育程度、个人的经历和情绪因素等一系列的问题。目前,还没有专门的量表来评估主观上的认知障碍程度。

4.5.3 SCI、MCI和AD三者之间的关系

轻度认知障碍(MCI)被认为是介于正常状态和阿尔茨海默病之间的一种过渡状态,并且已经受到了越来越多学者的关注,许多学者把MCI当做是AD的临床早期,认为MCI是AD的高危险因子,并且把MCI的出现作为AD早期诊断的依据之一。大量的临床研究也表明,MCI的确与AD有着密切的关系[43],尤其是遗忘型的轻度认知障碍(amnestic mild cognitive impairment,aMCI)[44],许多MCI患者到最后都转化成了AD,并且MCI每年的AD转化率在5%~10%[45]。现在,已经有许多学者把MCI作为AD早期治疗和预防的新靶点。

然而有研究表明,与AD相关的病理变化甚至在MCI出现之前的数年就开始了[46],这可能提示在MCI出现之前,有一个类似于MCI前期的阶段存在,而这个阶段可能是处于正常状态和MCI之间的一种中间状态。现在越来越多的证据也表明,SCI可能就是介于正常和MCI之间的中间状态。首先,MCI的出现往往意味着患者已经出现了轻微的客观认知障碍,而在客观认知障碍出现之前,患者往往会先出现主观上的认知障碍,也就是说,SCI可能预示着客观认知障碍的出现[41,47-48]。其次,在时间上,一般认为MCI在AD前的2~3年出现,而AD是一个很长的渐进性过程,它最早的临床症状可能在AD临床症状发生前的14年就已出现[49],而SCI的持续时间一般是15~20年[39],在时间上,很好地填补了AD最早的临床症状出现到MCI出现之前的这一临床阶段的空白,并且也解释了为什么在MCI出现之前,被人们认为"正常"的那一阶段会有与AD相关的病理变化。最后,还有很多相关的临床证据也显示SCI可能是MCI的前驱阶段[50]。SCI阶段的加入,可能会使AD的病程更加具体和明确,在临床上构成正常→SCI→MCI→AD的详细过程。如图4-2所示[51]。

临床诊断	正常人	SCI	MCI	轻度AD	中度AD	中/重度AD	重度AD
CDR 评分	0	0	0.5	1	2		3
FAST 评分	1	2	3	4	5	6	7
MMSE 评分	30	30	29	25	19	14	5	0
临床诊断	正常	SCI	MCI	轻度	AD 中度		重度

图4-2 Reisberg 和 Gauthler 提出的"退行性病变"示意图。CDR，临床痴呆评定量表；FAST，阿尔茨海默病功能评估测验；MMSE，简易智能量表；AD，阿尔茨海默病；SCI，主观认知障碍；MCI，轻度认知障碍。

表中用临床痴呆量表（CDR）、阿尔茨海默病的功能评估量表（FAST）和简易智能量表（MMSE）作为客观的评价标准，很好地演示了正常人发展为AD的整个病程。在正常状态下，患者没有任何主观和客观的认知问题。随后进入SCI阶段，此时患者有主观的认知障碍，但客观的认知评估显示正常或近乎正常的结果，这一过程可能会持续15年甚至更长的时间。另外，个人可能因年龄、受教育程度等原因出现轻微的下降，这种程度的下降可能与患者本人原来的认知水平有关，并且下降的程度仍在正常范围内。随后患者进入到MCI阶段，这一阶段患者不仅在主观上出现认知障碍，在客观上也出现轻度的认知障碍，并且也受到年龄、受教育程度等复杂因素的影响，这一阶段一般持续2~3年的时间。最后，患者进入AD的阶段，认知障碍由轻度→中度→重度，客观的评估往往能正确地描述这一过程，但是在主观上，患者往往能够在痴呆的初始阶段意识到自己记忆力下降的事实，并且以此为主诉，但随着病程的发展，这种记忆主诉会逐渐消失，因为他们可能会丧失对记忆下降这一过程的主观认识。

随着现代医疗技术的发展，人们越来越认识到预防疾病的重要性，那么SCI作为AD的第一阶段，揭示其病理生理上的变化对AD的治疗和预防必然有着十分重要的意义。关于SCI的定义和规范等还存在许多问题，还需进行更深入的研究。

参考文献

[1] 田金洲. 阿尔茨海默病的诊断与治疗. 北京：人民卫生出版社，2009：257.

[2] Graham JE. The prevalence of age-associated memory impairment and dementia in a community. J Neuro Neurosurg Psychialry J, 1997, 56: 973.

[3] Sramek JJ, Veroff AE, Cutler NR. The status of ongoing trials for mild cognitive impairment. Expert Opin Investig Drugs, 2001, 10(4): 741.

[4] 汤哲, 张欣卿, 吴晓光等. 北京城乡老年人轻度认知障碍患病率调查. 中国心理卫生杂志, 2007, 21(2): 116-118.

[5] 林翔, 李霞. 上海地区老年记忆障碍义诊的参加人群分析. 上海医药, 2011, 32(11): 554-556.

[6] 劳梅丽, 张海英. 海南岛55岁及以上人群轻度认知障碍的患病率调查. 海南医学, 2011, 11: 112-114.

[7] Sitoh YY, Sahadevan S. Clinical significance of cerebral white matter lesions in older Asians with suspected dementia. Aging, 2004, 33(1): 67-71.

[8]丁蓓.轻度认知功能障碍的神经影像学研究进展.国外医学临床放射学分册,2007,630(2):77-80.

[9]贾建平,王荫华,丁新生等.中国痴呆与认知障碍诊断指南.北京:人民卫生出版社,2010:183-187.

[10]查显友,周燕,王莲娥.轻度认知障碍和阿尔茨海默病患者血脂及血液流变学指标的变化.中国卫生检验杂志,2011,21(11):2712-2714.

[11]Cohen RM. The role of the immune system in Alzheimer's disease. Focus, 2009,7(1):28-35.

[12]吴万振,于恩彦.轻度认知功能障碍淋巴细胞及炎症蛋白检测.上海精神医学,2010,22(3):148-150.

[13]刘元德,欧春梅,卞荣兵等.高同型半胱氨酸血症与认知功能障碍.实用医学杂志,2009,25(15):2405-2407.

[14]谢连红,许嗣漪.血浆同型半胱氨酸水平与轻度认知功能障碍的相关性分析.现代生物医学进展,2011,11(24):5080-5082

[15]Shi F, Liu B, Zhou Y, et al. Hippocampal volume and asymmetry in mild cognitive impairment and Alzheimer's disease: meta- analyses of MRI studies. Hippocampus, 2009,19:1055-1064.

[16]李雯雯.结构MRI在诊断Alzheimer's disease中的作用.医学影像学杂志,2011,21(6):928-931.

[17]Machulda MM, Ward HA, Borowski B, et al. Comparison of memory fMRI response among normal, MCI, and Alzheimer's patients. Neurology, 2003,61(4):500-506.

[18]Johnson NA, Jahng GH, Weiner MW, et al. Pattern of cerebral hypoperfusion in Alzheimer disease and mild cognitive impairment measured with arterial spin-labeling MR imaging initial experience. Radiology,2005,234(3):851-859.

[19]李祖贵.轻度认知障碍的功能性神经影像学研究进展.国际放射医学核医学杂志,2006,30(2):76-78.

[20]Kantarci, Jaek CR Jr, Xu YC, et al. Regional metabolic patterns in mild cognitive impairment and Alzheimer's disease: a 1H MRS study. Neurology,2000,55(2):210-217.

[21]Kantarci K, Peterson RC, Boeve BE, et al. DWI predicts future progression to Alzheimer disease in amnestic mild cognitive impairment. Neurology,2005,64(5):902-904.

[22]田可耘,王春晓.PET用于脑能量代谢研究近况.国外医学:麻醉学与复苏分册,2000,21(5):259-261.

[23]Drzezga A, Lautenschlager N, Siebner H, et al. Cerebral metabolic changes accompanying conversion of mild cognitive impairment into Alzheimer's disease: a PET follow-up study. Eur J Nuel Med Mol Imaging,2003,30(8):1104-1113.

[24]Mosconl L, Perani D, Sorbi S, et al. MCI conversion to dementia and the APOE genotype: a prediction study with FDG PET. Neurology,2004,63(12):2332-2340.

[25]Melhem ER, Mori S, Mukundan G, et al. Diffusion tensor MR imaging of the brain and white mattertractography. AJR,2002,178(1):3-16.

[26]Medina D, DeToledo-Morrell L, Urresta F, et al. White matter changes in mild cognitive impairment and AD: a diffusion tensor imaging study. Neurobiol Aging, 2006, 27(5):663-672.

[27]Fellgiebel A, Muller MJ, Wille P, et al. Color-coded diffusion-tensor-imaging of posterior cingulate fiber tracts in mild cognitive impairment. Neurology,2005,26(8):1193-1198.

[28]贾建平.神经病学.北京:人民卫生出版社,2009:135-143.

[29]徐书雯,张霞辉.颈动脉彩色多普勒检查分析血管因素与认知功能障碍的关联.实用医学杂志,2011,27(24):4459-4462.

[30]王延平,徐桂兰,杨少青等.蒙特利尔认知评估量表识别首次卒中后轻度血管性认知障碍的作用.中华神经医学杂志,2010,9(5):503-507.

[31]郭章,康德智.创伤性脑损伤后认知障碍发生机制的研究进展.中华神经医学杂志,2009,8(6):637-639.

[32]张连春,陶华英.阿尔茨海默病及轻度认知功能损害在不同状态下的脑电相对功率比研究.中华老年心

脑血管病杂志,2008,10(10):723-725.

[33]贾建平.重视轻度认知障碍与老年性痴呆关系的研究.中华神经科杂志,2002,35(6):324-325.

[34]Winblad B, Palmer K, Kivipelto M, et al. Mild cognitive impairment-beyond controversies, towards a consensus: report of the International Working Group on mild cognitive impairment. Intern Med, 2004, 256: 240-246.

[35]肖世富,薛海波,李冠军等.老年轻度认知功能损害的记忆缺损变化及其预测痴呆的价值.中华全科医师杂志,2006,5(6):340-345.

[36]Yu CS, Li KC, Xuan Y, et al. Diffusion tensor tractography in patients with cerebral tumors: a helpful technique for neurosurgical planning and postoperative assessment. Eur J Radiol, 2005, 56: 197-204.

[37]昂秋青,肖世富,姚培芬等.轻度认知功能障碍的神经心理学和脑血流灌注研究.中国神经精神疾病杂志,2000,26(6):330.

[38]de Groot JC, de leeuw FE, Oudkerk M, et al. Cerebral white matter lesions and subjective cognitive dysfunction:the Rotterdam scan study. Annals of neurology,2000,47(2):145-151.

[39]Barry Reisberg, Melanie B, Shulman.Commentary on "A roadmap for the prevention of dementia II.Leon Thal Symposium 2008."Subjective cognitive impairment as an antecedent of Alzheimer's dementia:policy import. Alzheimers Dement,2009,5(2):154-156.

[40]Abhilash K. Desai, Lauren Schwarz. Subjective cognitive impairment: when to be concerned about "senior moments". Current Psychiatry,2011,10(4):31-44.

[41]J.C. de Groot, F.-E. de Leeuw, M. Oudkerk, et al. Cerebral white matter lesions and subjective cognitive dysfunction. Neurology,2001,56:1539-1544.

[42]Michael Crowe,Ross Andel,Virginia Wadley,et al. Subjective cognitive function and decline among older adults with psychometrically defined amnestic MCI. Int J Geriatr Psychiatry,2006,21(12):1187-1192.

[43]Ronald C. Petersen. Mild cognitive impairment. New England Journal of Medicine,2011,364:2227-2234.

[44]田金洲,时晶,张新卿等.轻度认知损害临床研究指导原则(草案).中西医结合学报,2008,6(1):9-14.

[45]Winblad B, Palmer K, Kivipelto M. Mild cognitive impairment: beyond controversies, towards a consensus: report of the International Working Group on mild cognitive impairment. Intern Med,2004,256(3):240-246.

[46]Frank Jessen,Birgitt Wiese,Cadja Bachmann,et al. Prediction of dementia by subjective memory impairment. Arch gen psychiatry,2012,67(4):414-422.

[47]Joanne E. Rodda,Thomas M. Dannhauser,Darren J. Cutinha,et al. Subjective cognitive impairment: increased prefrontal cortex activation compared to controls during an encoding task. Int J Geriatr Psychiatry,2009,24: 865-874.

[48]Timothy J. Hohman,Lori L. Beason-Held,Melissa Lamar,et al. Subjective cognitive complaints and longitudinal changes in memory and brain function. Neuropsychology,2011,25(1):125-130.

[49]Hélène Amieva,Mélanie Le Goff,Xavier Millet,et al. Prodromal Alzheimer's disease: successive emergence of the clinical symptoms. Annals of Neurology,2008,64(5):492-498.

[50]Reisberq B,Gauthier S. Current evidence for subjective cognitive impairment (SCI) as the pre-mild cognitive impairment (MCI) stage of subsequently manifest Alzheimer's disease. Int psychoqeriatr,2008,20(1):1-16.

[51]Masatoshi TAKEDA,Takashi MORIHARA,Masayasu OKOCHI. Mild cognitive impairment and subjective cognitive impairment. Japanese Psychogeriatric Society,2008,8:155-160.

第五章 阿尔茨海默病

5.1 病名

阿尔茨海默病(Alzheimer's disease,AD)是以记忆力减退等认知功能障碍为主要特征的中枢神经系统退行性疾病,是最常见的痴呆类型,占所有痴呆人群的55%以上[1]。

1901年,阿洛伊斯·阿尔茨海默博士(Alois Alzheimer)在法兰克福精神病院观察了一位名叫奥古斯丁的51岁女性患者,该患者出现了记忆力减退和异常行为症状。1906年,奥古斯丁去世,阿尔茨海默博士对其进行了尸检,发现有异常"沉淀物"沉积在脑组织。1907年,阿尔茨海默博士在德国西南精神病学会上报道了这个病例,即全球首例阿尔茨海默病。1910年,阿尔茨海默博士的老师——德国精神病学家埃米尔·克瑞佩林医生在他主编的《精神病学》教材中,把阿尔茨海默博士报道的这个疾病命名为"阿尔茨海默病"。

1994年,美国前总统罗纳德·里根在明尼苏达州的梅奥医学中心(Mayo Clinic)被诊断患有阿尔茨海默病,于2004年因并发的肺部感染在家中去世。里根总统与阿尔茨海默病顽强抗争10年的事迹大大提高了本病在全世界的知晓度,并使之成为家喻户晓的"世纪之病"。

5.2 病理

5.2.1 大体病理

大脑皮质广泛的、弥漫性萎缩,以颞、顶叶以及海马的萎缩最为明显。由于弥漫性的脑萎缩,侧脑室和第三脑室也相应地扩大。患者大脑的重量比正常大脑轻20%。

5.2.2 镜下病理

AD典型三大特征性病理改变包括:①神经细胞外出现老年斑(SP),其核心的主要成分为β-淀粉样蛋白(Aβ);②神经细胞内出现神经原纤维缠结(NFT),主要由磷酸化tau蛋白集合而成;③大脑皮质神经元广泛缺失。其他病理改变包括:海马锥体细胞颗粒空泡变性和血管壁淀粉样变性等。

5.3 临床表现

临床上大约只有5%的AD患者在65岁以前发病,称早发性AD;而绝大多数的AD患者是在65岁以后发病,起病隐匿,进行性加重,不出现缓解。

5.3.1 认知障碍

(1)记忆障碍

记忆力下降通常是患者就医的主要原因,近期记忆障碍是AD最早出现和最突出的症状,表现为经常遗忘,记不住人名,回忆不起刚刚做过的事情或看过的书等;逐渐发展下去,远期记忆也受到损害,表现为忘记家庭住址及亲友的姓名,忘记自己的工作学习经历甚至出生年月等;最后发展至忘记自己的姓名和年龄。

(2)失语

早期尚能和他人正常对话,逐渐出现说话词汇减少,找词困难,缺乏实词,内容空洞。失读和书写障碍常早于口语表达和听力理解障碍。

(3)失用

一般多发生在中晚期,表现为不会用工具,不会做家务,逐渐不会洗漱、穿衣服,最后彻底丧失日常生活能力,完全需要他人照料。

(4)失认

多发生于中晚期,开始表现为不认识电视或报刊上的著名人物,渐渐地不认识亲友,最后不认识配偶及镜中的自己。

(5)其他

计算力障碍,不能完成连续的100-7的计算,购物时出现算错价格、找零错误等;时间定向障碍,早期记不住年月日,到最后无法分清白昼黑夜;视空间定向障碍,经常迷路,找不到自己家门。

5.3.2 精神和行为症状

(1)妄想和幻觉

可能会出现在病程中的任一阶段,甚至早于记忆力下降,但并非所有的AD患者都会出现妄想和幻觉。常表现为怀疑别人偷窃自己的财产,这可能是患者忘记收藏财产的地方;怀疑配偶出轨;常常向家人诉说自己被照料者虐待,其实往往是患者自己的幻觉。

(2)焦虑和抑郁

大约有一半的AD患者会出现焦虑和抑郁,通常表现为情绪低落、悲伤失望、紧张担忧、有不安全感,常伴有自主神经功能失调的表现,如胸闷心悸、厌食、大便时干时稀,此外还出现睡眠倒错。

(3) 激越

大约70%的AD患者会出现兴奋,随着病程的进展,兴奋变得更加普遍。表现为语言和行为上的攻击性,如尖叫、大笑、击打、撕咬,时而安静,时而鼓掌。

(4) 其他

癫痫发作;性活动异常,部分患者在公共场所暴露生殖器或掀撩女性的衣服;锥体外系症状,动作僵硬,面部表情丧失。

总之,出现精神和行为症状的患者较之没有精神和行为症状的患者生活能力更低,预后更差,病情发作更快。当出现妄想、兴奋和锥体外系症状时就意味着病情的恶化和病程的加快。

5.4 辅助检查

5.4.1 影像学

MRI可见大脑皮质广泛萎缩,脑沟增宽、加深,以颞、顶叶以及海马的萎缩最为明显。海马萎缩具有诊断价值,但需做头颅MRI的冠状位片。PET可见颞、顶、额叶葡萄糖代谢降低。PIB或FDDNP方法观察β-淀粉样蛋白的沉积有助于阿尔茨海默病的诊断[2]。

5.4.2 脑脊液

ELISA检测有β-淀粉样蛋白、tau蛋白水平异常升高。最新的研究表明β-淀粉样蛋白、tau蛋白与AD相关,但在预测和诊断方面可能不是最确定的指标。

5.4.3 脑电图

双侧半球对称性慢波泛化,α波漫化,波幅降低,甚至在疾病严重时可以消失;弥漫性对称性的前头区出现δ波和θ波,增多的δ波和θ波主要以双额及双颞区明显。脑电图减慢的程度和痴呆的程度具有相关性。

5.4.4 血液

血总胆固醇(TC)、甘油三酯(TG)、低密度脂蛋白(LDL)升高,高密度脂蛋白(HDL)降低,载脂蛋白E(ApoE)水平降低,载脂蛋白A(ApoA)及血同型半胱胺酸(Hcy)水平升高。这些标志物只是AD发生的危险因素或是影响AD的发生,并不具有特异性。

5.5 诊断

5.5.1 诊断标准

参见表5-1。

表5-1　NINCDS-ADRDA-RC阿尔茨海默病诊断的研究标准(Dubois等,2007)

1. "很可能的(probable)阿尔茨海默病"的诊断标准

   在核心诊断标准(1)的基础上,加1项或1项以上的支持性特征(B,C,D或E)

   核心诊断标准(core diagnostic criteria):

   A. 早期显著的情节记忆损害
   - 患者主诉或知情人报告的进行性记忆功能损害超过6个月
   - 测试证实存在显著的情节记忆功能损害:通常包括回忆缺陷,经线索或再认测试,对先前信息进行有效编码之后,回忆功能仍不会明显改善或趋于正常
   - 情节记忆损害可能是孤立的,也可能伴有其他认知功能的损害

   支持性特征(supportive features)

   B. 内侧颞叶萎缩
   - 采用MRI检查视觉评分定性评定或兴趣区域体积分析定量方法(参考年龄匹配人群常模)证实海马、内嗅皮质、杏仁核体积缩小

   C. 脑脊液生物标志物异常
   - Aβ1-42浓度下降,总tau浓度增加,或磷酸化tau浓度增加,或三者都有
   - 未来研究发现的其他有效生物标志物

   D. 功能神经影像学(PET)的特殊图像
   - 两侧颞顶区葡萄糖代谢下降
   - 其他被验证有效的配体,包括预知会出现的匹兹堡化合物B或FDDNP(另一种影像显影剂,作为PET诊断阿尔茨海默病和其他神经变性病的探针)

   E. 患者直系亲属中存在阿尔茨海默病常染色体显性突变

   排除标准(exclusion criteria):

   A. 病史
   - 突然发病
   - 早期出现下列症状:步态障碍、癫痫发作、行为改变

   B. 临床特征
   - 局灶性神经体征,包括偏瘫、感觉缺失、视野缺损
   - 早期椎体外系征

   C. 存在其他足以解释记忆和相关症状的疾病
   - 非阿尔茨海默病痴呆
   - 严重抑郁
   - 脑血管病
   - 中毒和代谢异常,均需要进行特殊检查
   - 与感染或血管损伤一致的内侧颞叶MRI(FLAIR或T2像)信号异常

2. "肯定的(definite)阿尔茨海默病"的诊断标准
   - 同时满足阿尔茨海默病临床和组织学诊断标准(脑组织活检或尸检),阿尔茨海默病尸检诊断符合NIA-里根研究所制定的阿尔茨海默病诊断标准
   - 同时满足阿尔茨海默病临床和遗传学诊断标准(第1、14、21号染色体上的突变)

5.5.2 诊断要点

(1)老年,起病隐匿,病程半年以上,进行性加重,不可逆。

(2)除记忆之外,还存在一项认知障碍。

(3)CT或MRI可见大脑皮质广泛萎缩,以颞、顶叶以及海马的萎缩最为明显。

(4)排除脑血管病或与脑卒中发生间隔3个月以上,排除维生素B_{12}缺乏、甲状腺功能减退和抑郁等其他因素。

5.5.3 鉴别诊断

(1)生理性老年健忘

启动回忆困难,通过提示可使回忆得到改善。无人格、精神障碍。

(2)轻度认知障碍(MCI)

一般仅有记忆力下降,无其他认知障碍,不会影响日常生活。但是MCI与早期的AD较难鉴别。

(3)血管性痴呆(VD)

有脑血管病病史,有高血压病、糖尿病和动脉粥样硬化等伴发疾病,症状呈阶梯性恶化,多伴有神经系统病理体征,影像学检查可发现脑血管病灶。

(4)额颞叶痴呆(FTD)

人格、精神障碍出现较早,记忆障碍出现较晚。影像学显示额、颞叶萎缩,与AD的弥漫性萎缩不同。

(5)路易体痴呆(DLB)

视幻觉反复发生、认知功能障碍呈波动性、自发性锥体外系功能障碍。患者一般对镇静药物敏感。

5.6 预后

目前的治疗都不能有效遏制AD的进展,即使治疗,病情仍会进行性加重。一般情况病程为5~10年,患者多死于并发症,如肺部感染、压疮和深静脉血栓形成等。

参考文献

[1] Galton CJ, Hodges JR.The spectrum of dementia and its treatment.J R Coll Phys Lond,1999,33:234-239.

[2] 高晶.阿尔茨海默病的诊断与鉴别诊断.中国实用内科杂志,2010,30(10):881-883.

第六章 血管性痴呆

血管性痴呆(vascular dementia,VD)是指因各种脑血管病所致的脑损害而引起的痴呆。VD不是一种单一的疾病,而是一种综合征。VD在我国是继阿尔茨海默病之后的第二位常见痴呆类型,占所有痴呆人群的20%左右。AD合并VD的患者占痴呆总数的10%~20%。

6.1 病因

VD的病因包括两个方面:脑血管病和危险因素。具体见图6-1:

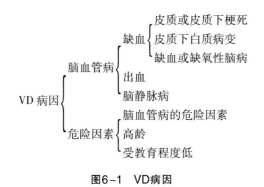

图6-1 VD病因

如图6-1所示,皮质或皮质下梗死包括:多发性脑梗死、分水岭脑梗死、腔隙性脑梗死及关键部位脑梗死等。皮质下白质病变常见的有:皮质下动脉硬化脑病(Binswanger病)、伴皮质下梗死和脑白质病的常染色体显性遗传性脑动脉病等。需注意的是,危险因素并不单指脑血管病危险因素,除了高血压、高血脂、高同型半胱氨酸血症、糖尿病等脑血管病危险因素外还包括高龄、受教育程度低等危险因素[1]。

VD是目前唯一能通过控制其危险因素来预防的痴呆。

6.2 病理

脑血管病是VD的基础,因此VD的病理改变也相应具有多样性,可见脑实质出血或缺血损害,以缺血多见。常见的病理改变为多发性腔隙性病变、大面积梗死灶及动脉粥样硬化。

6.3 临床表现

VD是脑血管病所致的痴呆,通常是突然起病,呈波动样或阶梯样进展,其临床表现包括两个方面:认知功能障碍和相关脑血管病神经功能障碍。由于VD有多种类型,因此下面仅介绍常见三类VD的临床表现,并且不再赘述神经功能障碍,着重介绍其认知功能障碍。

6.3.1 多发梗死性痴呆

它是VD最常见的类型。突发的认知功能障碍包括失语、失用、失读、失写、失算等症状,伴随脑血管事件阶梯式加重。早期记忆障碍较轻,但有明显的执行功能障碍,表现为组织、计划、概括分类能力下降,缺乏目标性、主动性。

6.3.2 关键部位脑梗死性痴呆

"关键部位"是指与高级皮层功能有关的皮质或皮质下特殊部位。皮质部位包括海马、内侧颞叶、角回等;皮质下部位包括丘脑、基底节等。表现为记忆力、注意力、计算力减退,语言能力也有一定程度的障碍,也可出现抑郁或情绪易激动等精神症状。

6.3.3 小血管性痴呆

它包括多发性腔隙性梗死和皮质下动脉硬化脑病(Binswanger病)。多为隐匿起病,病情进行性加重。认知功能障碍以执行功能障碍为主。可常见精神症状,表现为情绪不稳,易激动、易哭泣、抑郁以及人格障碍。

VD的认知障碍特点如下:

(1)执行功能障碍突出:目标性、主动性、组织性、计划性、概括分类能力和抽象思维能力下降。

(2)记忆障碍较轻:记忆障碍相对AD较轻,回忆损害明显和提示再认功能相对保留,即遗忘的事件经提醒后可以回忆起来,这也是AD和VD在记忆障碍方面的鉴别点。

(3)精神症状和行为异常:淡漠、主动性下降、对家人缺乏感情、情绪不稳易激动、抑郁、人格改变、大小便失禁。

6.4 辅助检查

CT和MRI检查:可见多发的脑梗死病灶,或多发性腔隙性脑梗死,病灶多位于双侧基底节区、颞顶交界处、海马、侧脑室旁及额颞叶,或有皮质下动脉硬化性脑病表现,可见脑萎缩。CT可见侧脑室周围低密度区,MRI可见侧脑室前角或后角T2加权像高信号,有时融合成片,呈月晕状。

6.5 诊断

6.5.1 诊断标准

见下页表6-1。

表6-1　NINDS-AIREN血管性痴呆诊断标准(Román等,1993)

1."很可能(probable)的血管性痴呆"诊断标准

(1)痴呆:认知功能较以往减退,表现为记忆力损害及1项或1项以上的认知领域的功能损害(定向、注意力、语言、视空间功能、执行功能、运动控制和实施功能)。最好由临床和神经心理测试证实。功能缺损足以影响患者日常生活,而不单纯是由卒中所致的躯体障碍引起的日常生活能力下降

排除标准:有意识障碍、谵妄、神经症、严重失语或明显的感觉运动障碍,但无神经心理学测试证据的病例。排除其他可能引起记忆等认知功能障碍的系统性疾病和脑部疾病,如阿尔茨海默病等

(2)脑血管病:神经病学检查存在与卒中(不管有无卒中史)一致的局灶性体征,如偏瘫、中枢性面瘫、Babinski征、感觉缺失、偏盲、构音障碍等。脑部影像学检查(CT或MRI)有相关脑血管疾病的证据,包括多个大血管梗死,或单个重要区域梗死(角回、丘脑、基底前脚、大脑前动脉或大脑后动脉供血区),多发基底节和白质腔隙性病灶,或广泛脑室周围缺血性白质损害,或上述病变共存

(3)以上两者具有相关性:至少有下列1项或2项:①在明确的脑卒中发生后3个月内出现痴呆;②突然认知功能衰退,或波动样、阶梯样进行性认知功能损害

2.与"很可能的血管性痴呆"一致的临床特征

(1)早期出现步态异常(小碎步、磁性步态、失用-共济失调步态或帕金森步态)

(2)有不稳定的、频发的、原因不明的跌倒

(3)早期有不能用泌尿系统疾病解释的尿频、尿急和其他尿路症状

(4)假性延髓性麻痹

(5)个性和情绪变化,意志力丧失、抑郁、情感失禁,以及其他皮质下症状,如精神运动迟缓和执行功能异常

3.排除血管性痴呆诊断的特征

(1)早期出现记忆缺损,呈渐行性加重,同时伴有其他认知功能损害,如语言(经皮质感觉性失语)、运动(失用)、感知觉(失认)方面的损害,且缺乏相关局灶性损害的脑影像学证据

(2)除认知功能损害外,没有局灶性神经体征

(3)脑CT或MRI上无血管性病灶

4."可能的(possible)血管性痴呆"诊断标准

存在痴呆并有局灶性神经体征,但脑影像学检查没有发现脑血管病病损;或痴呆和卒中之间缺乏明确的时间关联;或认知障碍隐袭起病而病程多变(平台期或改变),但有相关的脑血管病存在

5."肯定的(definite)血管性痴呆"诊断标准

(1)临床上符合"很可能的血管性痴呆"标准

(2)组织病理学检查(活检或尸检)证实存在脑血管病

(3)神经原纤维缠结和老年斑数量没有超过年龄限定

(4)临床和病理上没有其他可引起痴呆的原因

为研究目的进行的血管性痴呆分类可依据临床表现、放射学检查和神经病理学作出,如分为皮质性血管性痴呆、皮质下血管性痴呆、Binswanger病或丘脑痴呆

"阿尔茨海默病伴脑血管病"名称应予保留,用于符合"可能的阿尔兹海默病"诊断,而临床或影像又有相关脑血管病证据的患者。按照惯例,这些患者在流行病学研究中常被分类在血管性痴呆中。"混合型痴呆"虽沿用至今,但应尽量避免使用

6.5.2 诊断要点

(1)痴呆症状呈波动样或阶梯样进展。

(2)确定有脑血管病。

(3)痴呆发生于脑卒中后3个月内,并持续6个月以上。

6.5.3 鉴别诊断

(1)阿尔茨海默病(AD)

首先二者病史有明显区别,VD患者多有明确的脑卒中或脑供血不足发作史,CT或MRI可见局限性病灶;而AD无脑血管病史,CT或MRI只是显示广泛性脑萎缩。其次与AD的智能可能出现全面减退甚至完全丧失相比,血管性痴呆患者的智能呈现斑片性的减退,这是由于血管病变引起的脑损害部位不同,而出现各种相关的神经功能障碍、认知障碍和精神症状,即:一般来说,位于左大脑半球皮层的病变,可能有失语、失用、失读、失写、失算等症状;位于右大脑半球皮层的病变,可能有视空间功能障碍;位于皮层下神经核团及其传导束的病变,可能出现相应的运动、感觉及锥体外系障碍,也可出现强笑、强哭的症状,有时还可出现幻觉、自言自语、木僵、缄默、淡漠等精神症状。随着脑血管供血障碍的改善,痴呆的表现也可能有所减轻。

(2)轻度认知障碍(MCI和VCI)

MCI和VCI一般仅有记忆力下降,无其他认知障碍,不影响日常生活,不伴有脑血管病,无局灶性神经系统缺失症状和体征,无影像学证据。

6.6 预后

平均病程5年,存活期明显低于AD患者,患者多死于并发症,如肺部感染、褥疮和深静脉血栓形成等。

参考文献

[1]孙怡,杨任民,韩景献.实用中西医结合神经病学.第2版.北京:人民卫生出版社,2011:818.

第七章 其他类型痴呆

7.1 路易体痴呆

7.1.1 病名

路易体痴呆(dementia with Lewy body,DLB)是一种进行性神经系统变性疾病。1912年德国的路易(Lewy)医生在1例帕金森病患者的黑质细胞内发现一种包涵体,命名为Lewy体,可惜的是路易医生并未对此进行深入研究。1961年日本的冈崎(Okazaki)等人在1例严重痴呆患者的皮层细胞里首次发现了Lewy体,他们探讨了Lewy体可能和痴呆存在的关系。1995年第一届Lewy体痴呆国际工作会议统一了该病的命名,称之为路易体痴呆。许多欧美学者认为,路易体痴呆的患病人数仅次于阿尔茨海默病,居于老年期痴呆的第二位[1]。

7.1.2 病理

(1)大体病理

大脑皮质的弥漫性萎缩较阿尔茨海默病相对不明显,枕叶受累较轻,边缘系统萎缩最明显。

(2)镜下病理

脑内弥散分布Lewy包涵体。Lewy包涵体(LB)是胞浆内的一种球形、嗜酸性神经源性包涵体,分为皮质下型LB和皮质型LB。皮质下型LB直径多为15~25 μm,极嗜酸性,球形的玻璃样致密核心,外围环绕清晰的苍白"晕圈",多分布于黑质、蓝斑、下丘脑、Meynert基底核。皮质型LB直径较小,较少嗜酸性,缺乏清晰的"晕圈",多见于额叶、岛叶、扣带回皮层和杏仁核[2]。

Lewy包涵体为本病特征性病理改变,含大量的α-共核蛋白,但不含β-淀粉样蛋白、tau蛋白。

7.1.3 临床表现

路易体痴呆多在50岁后起病,男性患者较女性为多,以进行性痴呆合并波动性认知功能障碍、反复发作以视幻觉为主的精神症状和自发性帕金森样症状三大核心症状为临床特点。

(1)进行性痴呆

最早期症状有记忆力减退,主要影响远事记忆;语言习惯改变,如忘词。与AD患者相比,DLB患者在执行能力、解决问题能力、语言流畅方面受累更严重。

(2)波动性认知功能障碍

症状呈波动性,患者多突然出现注意力下降、警觉性减退,也可有失语、失用、失认,可持续数小时到数天。因之前无先兆且症状发生的时间不定,故症状发生时,患者多被认为在撒谎。

(3)反复发作的视幻觉

DLB患者最突出的典型精神症状就是视幻觉。视幻觉反复发生、形式完整、内容具体,有如亲身经历。谵妄和抑郁也不少见,谵妄多有固定的、稀奇古怪的内容。

(4)自发性帕金森样症状

患者多表现为肌强直、运动迟缓、姿势步态异常,如前倾屈曲姿势和拖曳步态;其次是语调低、面具脸;静止性震颤少见。左旋多巴疗效不佳。目前认为,帕金森样症状出现后12个月内出现痴呆,可能为DLB;超过12个月,宜诊断帕金森病合并痴呆。

(5)其他

①DLB患者对镇静药物高度敏感,但用药后会导致痴呆和帕金森样症状加重。

②DLB患者常见快速眼动期睡眠障碍,表现为不自主运动和梦呓。

③1/3的DLB患者有反复跌倒、晕厥、短暂性意识丧失,可伴有直立性低血压和尿失禁等自主神经功能障碍。

7.1.4 辅助检查

(1)神经心理学测验

DLB患者认知功能障碍没有固定模式,有些患者记忆障碍不甚明显,却有明显的视觉、视空间障碍。这些可以通过画五边形和画钟测验检测出来[2]。

(2)影像学

MRI可见广泛皮质包括海马萎缩和脑室扩大,但与AD相比并无明显差异。PET显示DLB患者有明显的枕叶皮质葡萄糖代谢障碍,并有广泛的代谢减退,这有助于早期发现DLB患者,并从AD中鉴别DLB。

(3)脑电图

DLB患者的脑电图为弥漫性背景活动减慢,50%的病例可见颞叶节律减慢伴短暂性慢波。睡眠脑电图出现快速眼动期异常具有一定诊断意义[2]。

7.1.5 诊断

7.1.5.1 诊断标准

见表7-1。

表7-1 路易体痴呆临床诊断标准(McKeith 等,2005)

1.必须症状

(1)痴呆定义为进行性认知功能下降,并且足以影响到正常社会或职业功能

(2)早期可能无明显或持续的记忆损害,但随疾病的进展,通常会出现明显的记忆损害

(3)典型表现为注意力、执行功能和视空间能力障碍

2.核心特征(具备2项核心症状可诊断为"很可能的路易体痴呆",具备1项可诊断为"可能的路易体痴呆")

(1)认知功能波动,伴显著的注意力和警觉改变

(2)反复出现形象生动的视幻觉

(3)自发的帕金森综合征

3.提示特征(具备1项或1项以上核心特征,同时具备1项或1项以上提示特征可诊断为"很可能的路易体痴呆";若无核心特征,具备1项或1项以上提示特征可诊断为"可能的路易体痴呆";仅有提示特征不能诊断"很可能的路易体痴呆")

(1)快速眼动期睡眠行为异常

(2)对神经安定类药物极度敏感

(3)SPECT或PET显示基底节多巴胺转运蛋白摄取减少

4.支持特征(通常会出现,但无诊断特异性)

(1)反复跌倒和晕厥

(2)短暂的、难以解释的意识丧失

(3)严重自主神经功能障碍,如直立性低血压、尿失禁

(4)其他形式的幻觉

(5)系统性妄想

(6)抑郁

(7)CT/MRI显示内侧颞叶结构相对保留

(8)SPECT/PET灌注扫描显示广泛摄取下降伴枕叶活性下降

(9)MIBG心肌闪烁扫描异常(低摄取)

(10)EEG显示明显的慢波活动伴颞叶短暂尖波发放

5.不支持路易体痴呆的诊断特征

(1)存在局灶神经体征或脑影像学证实存在脑血管病

(2)存在其他的躯体或脑部疾病且足以解释患者的部分或全部临床表现

(3)帕金森症状仅在重度痴呆时期才首次出现

6.症状的时序性

若痴呆发生在帕金森症状之前或与之同时出现,应诊断为路易体痴呆;若在明确诊断为帕金森病之后出现痴呆,则应诊断为帕金森病痴呆。在临床实际中应使用最恰当的术语来描述患者的临床状况,路易体病(Lewy body disease)作为通用术语常常是有益的。在必须区分路易体痴呆和帕金森病痴呆的研究工作中,仍推荐采用现行的痴呆和帕金森症状发病间隔为1年的原则,其他时间间隔将不利于不同研究之间的比较以及混淆数据的荟萃分析。在某些像临床病理和临床试验的研究中,可以考虑将两者合并为一类,如路易体病或α-共核蛋白病

7.1.5.2 诊断要点

(1)进行性痴呆。

(2)波动性认知功能障碍、反复发作以视幻觉为主的精神症状和自发性帕金森样症状至少具备一项。

(3)若帕金森样症状早于痴呆的发生,那么痴呆必须在帕金森样症状出现后12个月内发生。

7.1.5.3 鉴别诊断

(1)阿尔茨海默病(AD)

起病隐匿,症状进行性加重,无DLB患者的波动性认知功能障碍和形式完整、内容具体的视幻觉。

(2)帕金森病(PD)

DLB患者静止性震颤少见且左旋多巴疗效不佳。DLB与帕金森病在病理基础和临床表现上高度一致,因此目前认为,帕金森样症状后12个月内出现痴呆,可能为DLB;超过12个月,宜诊断为帕金森病合并痴呆。

(3)进行性核上性麻痹(PSP)

垂直性核上性眼肌麻痹是特征性的临床表现。肌张力障碍表现为颈部和上部躯干的肌强直。

(4)纹状体黑质变性(SND)

一般不出现认知障碍和视幻觉,有自主神经功能障碍,如尿失禁、直立性低血压等,较DLB频发且严重。

7.1.6 预后

本病无有效治疗方法,预后差,病程5~10年,多死于肺部感染、压疮等并发症。

7.2 帕金森病痴呆

7.2.1 病名

帕金森病(Parkinson's disease,PD)是常见的神经系统变性疾病之一。有24%~31%帕金森病患者可出现认知功能下降,严重者出现痴呆,称为帕金森病痴呆(dementia with Parkinson's disease,PDD)[3]。

7.2.2 病理

大体病理

PDD患者大脑皮质广泛萎缩,可累及额叶、颞叶、顶叶以及枕叶,非痴呆PD患者也可出现额叶等部位的萎缩,但不及PDD患者明显,而枕叶的萎缩则是PDD患者与非痴呆PD患者的鉴别要点之一[4]。

7.2.3 临床表现

PDD的临床表现主要包括:锥体外系症状、波动性的认知功能障碍及突出的精神症状。

①锥体外系症状:在未发生痴呆的PD患者中,以震颤为主要表现者很少演变为痴呆。PDD患者的锥体外系症状则多以肌强直、姿势反射障碍、步态障碍等症状多见。

②认知障碍:PDD的认知障碍属于皮质下痴呆,其突出表现为记忆提取障碍、词汇表达流畅性下降、执行功能障碍、注意力下降及视空间能力下降,其语言能力和定向力保留。这有别于皮质性痴呆,如阿尔茨海默病,在疾病早期即出现较为明显的记忆、语言、定向力等方面的损害。认知障碍常出现波动性,尤其在紧张不安及环境恶化时更为突出,注意力和觉醒状态出现明显变化,这也是PDD诊断的重要依据[5]。

③精神症状:视幻觉的反复发作是PDD最突出的精神症状,早期即可出现,并随着病情进展症状也逐渐加重。患者的视幻觉反复发生,形式完整,内容具体,有如亲身经历,每次发作可持续数分钟。抑郁、淡漠是PDD患者常见的情感障碍,此外还可出现其他精神症状,如焦虑、激惹、躁动、谵妄、睡眠障碍等[5]。

7.2.4 辅助检查

影像学以及神经电生理检查手段尝试区分PDD和PD,但由于这些检查缺乏特异性,没有足够的特征性表现可以将PDD与路易体痴呆和阿尔茨海默病区分开,因此迄今为止尚没有一种辅助检查被推荐用于PDD的常规诊断。

影像学:CT、MRI对PDD的诊断作用有限。目前并没有统一的影像学特征可以区分PDD与非痴呆PD患者或其他类型痴呆。PDD影像学可表现为海马、杏仁核体积变小,但上述改变不能作为与阿尔茨海默病等痴呆综合征鉴别的依据。SPECT显示与健康人群相比,PDD患者颞、顶、枕叶、楔前叶、扣带回后部的脑血流下降,而PD无痴呆患者没有上述改变,仅限于额叶,但这些特征仍难以鉴别PDD和路易体痴呆。PET显示PDD患者顶、枕叶皮质的葡萄糖代谢水平较PD患者低,与阿尔茨海默病相比,PDD患者枕叶葡萄糖代谢率下降更为显著。

7.2.5 诊断

7.2.5.1 诊断标准

见表7-2。

7.2.5.2 诊断要点

(1)帕金森样症状早于痴呆的发生,痴呆常出现于帕金森病中晚期或必须在帕金森样症状出现的12个月后发生。

(2)左旋多巴疗效敏感。

表7-2　帕金森病痴呆的临床诊断标准(Emre M等,2007)

帕金森病痴呆的特征

一、核心特征

1.帕金森病

符合英国脑库帕金森病的诊断

2.痴呆

根据病史、临床和精神检查做出诊断,并发生于帕金森病诊断之后,起病隐袭、缓慢进展,符合以下特点:

(1)2个或2个以上认知领域的损害

(2)认知功能与发病前相比有明显下降

(3)认知损害影响了日常生活(社会、职业功能和自我照料),不能用运动或自主神经症状解释

二、相关临床特征

1.认知特征

(1)注意力损害:包括自发注意力和集中注意力的损害,注意任务完成较差,注意力在一天里的不同时间或每天的表现波动较大

(2)执行功能损害:与启动、计划、概念形成、发现规律、定势转变或定势维持有关的检查受损,精神速度下降(智力迟钝)

(3)视空间功能损害:表现为与视空间定向、感知或结构功能有关的测试受损

(4)记忆损害:对近事的自由回忆或学习新知识困难,但通过线索提示可以有所改善,再认通常比自由回忆的成绩好

(5)语言:语言的核心功能大部分保留,主要表现为找词困难和复杂句子理解障碍

2.行为特征

(1)淡漠:自然活动减少,缺乏动机、兴趣和主动努力的行为表现

(2)人格和情绪改变:包括抑郁和焦虑

(3)幻觉:多为视幻觉,通常是复杂的人、动物或物体的立体形象

(4)妄想:通常表现为偏执妄想,如不忠或虚假寄生妄想(屋内有不受欢迎的人)

(5)白天睡眠过多

三、不能除外帕金森病痴呆,但导致诊断不确定的特征

(1)同时存在其他可以导致认知损害的疾病,但该病不被认为是痴呆的原因,如影像学存在脑血管病相关的表现

(2)运动症状与认知症状的发生时间间隔不确定

四、提示精神障碍可能是因其他疾病或状态所致,而不支持帕金森病痴呆诊断的特征

1.认知和行为症状只发生于下述情形

(1)急性精神错乱:①系统性疾病或异常所致;②药物中毒所致

(2)重度抑郁障碍(符合DSM-Ⅳ标准)

(待续)

表7-2(续)

2.符合NINDS-AIREN"很可能的血管性痴呆"标准特征

痴呆伴脑血管病,神经系统检查发现局灶性神经体征,如偏瘫、感觉障碍,并且脑影像学发现相关脑血管病证据;而且上述两种损害有明显的因果关系,出现以下至少1项:①脑卒中发生后3个月内出现痴呆;②认知功能突然恶化,并且呈波动性、阶梯样进展

帕金森病痴呆的诊断标准

一、"很可能的帕金森病痴呆"

1. 核心特征

同时具备前述两个核心特征

2. 相关临床特征

(1)认知功能障碍的典型表现包括4项核心认知领域中的至少2项(波动性注意力损害,执行功能障碍,视空间能力受损,自由回忆功能受损但可因线索提示而改善)

(2)出现至少1项行为特征(淡漠,抑郁或焦虑情绪,幻觉,妄想,白天睡眠过多)支持"很可能的帕金森病痴呆"的诊断,无行为症状不能除外该诊断

3. 无前述第三组特征出现

4. 无前述第四组特征出现

二、可能的帕金森病痴呆

1. 核心特征

必须同时具备两个核心特征

2. 相关临床特征

(1)出现1项或多项认知领域的不典型表现,如显著的感觉性失语,或单纯存储障碍型遗忘而注意力完好(记忆功能在线索提示或再认时不能得到改善)

(2)行为特征可有可无

3. 出现1个或多个第三组特征

4. 无第四组特征出现

7.2.5.3 鉴别诊断

(1)路易体痴呆(DLB)

因为DLB与PDD的关系尚存在较多争议。目前认为,锥体外系症状后12个月内出现痴呆,可能为路易体痴呆;超过12个月,宜诊断帕金森病痴呆。

(2)阿尔茨海默病(AD)

阿尔茨海默病表现为皮质性痴呆,PDD则以皮质下痴呆为特征。PDD记忆障碍的程度明显轻于阿尔茨海默病,并且以记忆提取能力下降常见,暗示有助PDD患者进行回忆并作出准确的回答,而暗示对于阿尔茨海默病患者来说常常无效。此外,PDD以皮质下语言功能障碍常见,表现为自发语言缓慢,言语低沉,信息量少,而阿尔茨海默病常见命名、理解、复述、阅读、书写等功能障碍。

7.2.6 预后

本病尚无根本性治疗方法，病程5~20年。多数患者在前几年还可以继续工作、生活，但到了疾病晚期，患者长期卧床，多死于肺部感染等并发症。

7.3 进行性核上性麻痹

7.3.1 病名

进行性核上性麻痹（progressive supranuclear palsy，PSP）是一种发生于中老年的神经系统变性疾病。1904年由Posey首先报道，因1964年Steele、Richardson和Olszewski详细描述其病理特征，并确定为一个独立的疾病，故又称为Steele-Richardson-Olszewski综合征。

7.3.2 病理

丘脑底核、红核、黑质、上丘、中脑导水管周围灰质、纹状体、蓝斑、小脑齿状核受累；晚期可累及动眼、滑车、外展神经核及中脑–间脑区。受累处神经细胞脱失、神经胶质细胞增生、神经原纤维缠结以及tau蛋白在神经元和胶质细胞中异常聚集。

但近年来通过超微结构、免疫组织化学对本病的研究发现tau蛋白的构成和分布以及神经原纤维缠结的结构均与阿尔茨海默病不同。

7.3.3 临床表现

本病多发生于50~70岁，男女发病比例约为5:3。起病隐匿，进展缓慢，病程2~12年。

(1)核上性眼肌麻痹

垂直性核上性眼肌麻痹是本病特征性的临床表现，双眼下视麻痹是最有意义的。眼肌麻痹最初表现为垂直性的，患者因为不能向下看，常诉进食时看不到桌上的饭菜，不能阅读，被称为"脏领带综合征"[6]。随着病情发展逐渐累及眼球的水平运动，最终超过一半的患者出现完全性核上性眼肌麻痹，双侧眼球固定于正中位。

虽然核上性眼肌麻痹对本病诊断有重要意义，但并非像Steele等最初描述的出现早而恒定。事实上核上性眼肌麻痹大多在发病数年后出现，甚至部分患者始终不会出现该症状[6]。

(2)轴性肌张力障碍

一般表现为身体中轴伸肌张力增高，特别是颈肌和上部躯干肌，以致身体笔直，颈部过伸、后仰，出现身体前屈、弯腰困难，甚至肘、膝关节均呈伸直状。颈部的伸肌张力增高很少是本病的首发症状，少数情况下，直到本病的进展期，颈部的肌强直依然很轻。

由于身体中轴伸肌张力增高，导致了相应的运动障碍，主要表现为步态异常和运动减少、动作缓慢。开始时出现步态不灵活、姿势不稳、反复跌倒的情况，向后跌倒尤其常见；由于不能下视,呈探索步态、转向困难,需长时间小步转弯;而后双下肢强直,膝关节弯曲困难,双脚离地困难,呈冻结状;继而全身运动缓慢且减少,晚期翻身、改变体位等都很困难。

(3) 假性延髓性麻痹

可能是本病的最早症状,主要表现为构音障碍和吞咽困难。患者说话缓慢,吐字不清,到晚期甚至不能发音或缄默。吞咽困难的患者早期进食硬食困难,流涎明显,进展期患者常被自己的唾液所呛,有暴发性咳嗽。大多数患者最终需靠胃管鼻饲流质或半流质饮食。

(4) 认知障碍

主要表现为皮质下痴呆特点,即执行功能下降,难以应付日常事务,判断力下降,思维迟钝,言语不流利,学习困难,记忆损害相对较轻,无失语、失用、失认等大脑皮质性症状。尚有睡眠障碍,表现为睡眠潜伏期延长、睡眠连贯性减弱。还可有情绪和人格改变,出现无欲、抑郁、欣快、易激惹或伴有幻觉、妄想等。

7.3.4 辅助检查

影像学:头颅MRI显示中脑及第三脑室周围区萎缩,正中矢状位可见中脑上缘平坦或凹陷表现,呈"蜂鸟征"[7]。PET提示额叶、纹状体、丘脑、小脑糖代谢及氧代谢明显下降,而纹状体、丘脑代谢尚可。

7.3.5 诊断

7.3.5.1 诊断标准

见表7-3。

7.3.5.2 诊断要点

(1) 中老年,隐匿起病。

(2) 垂直性核上性眼肌麻痹。

(3) 颈后仰,步态不稳,易跌倒。

7.3.5.3 鉴别诊断

(1) 帕金森病(PD)

PD症状多不对称,临床多出现静止性震颤,颈、躯干、四肢肌张力均匀一致增高,其姿势为屈曲状,头颈前倾,左旋多巴治疗有效。

(2) 纹状体黑质变性(SND)

此病无眼球运动障碍,但有自主神经功能障碍,如尿失禁、直立性低血压等较PSP频发且严重。

(3) 阿尔茨海默病(AD)

认知障碍尤其是记忆障碍较PSP出现得早而严重,但无眼球运动障碍,无明显的运动障碍。本病有严重的失语,但不出现构音障碍和吞咽困难。

表7-3 PSP的诊断标准

1996年美国国立神经系统疾病与脑卒中研究所(NINDS)和PSP学会(SPSP)联合推荐了一个新的PSP诊断标准。该标准把PSP的诊断分成了3个等级,即可疑PSP、拟诊PSP和确诊PSP

1.可疑PSP的诊断标准
　(1)必备条件:①40或40岁以后发病,病程逐渐进展;②垂直性向上或向下核上性凝视麻痹或出现明显的姿势不稳伴反复跌倒;③无法用排除条件中所列疾病来解释上述临床表现
　(2)辅助条件:①对称性运动不能或强直,近端重于远端;②颈部体位异常,尤其是颈后仰;③出现对左旋多巴反应欠佳或无反应的帕金森征群;④早期即出现吞咽困难和构音障碍;⑤早期出现认知损害症状如淡漠、抽象思维能力减弱、言语流畅性损害、应用或模仿行为、额叶释放症状,并至少有2个上述症状
　(3)必须排除的条件:①近期有脑炎病史,异己肢体综合征、皮质感觉缺损、局限性额叶或颞叶萎缩;②与多巴胺能药物无关的幻觉和妄想,AD型皮质性痴呆;③病程早期即出现明显的小脑症状或无法解释的自主神经失调(明显的低血压和排尿障碍);④严重的不对称性帕金森征如动作迟缓;⑤有关脑部结构(如基底节或脑干梗死、脑叶萎缩)的神经放射学依据;⑥必要时可用聚合酶链反应排除Whipple病

2.拟诊PSP的诊断标准
　(1)必备条件:①40或40岁以后发病;②病程逐渐进展;③垂直性向上或向下核上性凝视麻痹,病程第1年内出现明显的姿势不稳伴反复跌倒;④无法用排除条件中所列疾病来解释上述临床表现
　(2)辅助条件:与可疑PSP相同
　(3)必须排除的条件:与可疑PSP相同

3.确诊PSP的诊断标准
　经组织病理学检查证实PSP

7.3.6 预后

目前尚无有效治疗方法。病程平均6~10年。最常见的死因是肺部感染。

7.4 额颞叶痴呆

7.4.1 病名

额颞叶痴呆(frontotemporal dementia,FTD)是一组以人格行为改变和语言障碍为主、记忆损伤次之的痴呆综合征,因病变部位在额叶和颞叶,故名额颞叶痴呆。额颞叶痴呆包括Pick病及临床表现类似的Pick综合征。Pick病是FTD的一种类型,是临床上最常见也是研究最多的额颞叶痴呆的一种类型。发病年龄在35~75岁,总体发病年龄早于AD。无显著性别差异[8]。

本病最早是在1892年由Pick首先报道。1911年Alzheimer观察了本病的病理改变,发现这些病例主要的病理特征为局限性额颞叶萎缩、胞浆内存在有嗜银包涵体(Pick body)及弥散性气球样神经细胞(Pick cell)。当时将这种病理上与阿尔茨海默病有区别的痴呆称为Pick病(Pick's disease)。后来发现有许多额颞叶萎缩患者病理检查并未发现典型Pick小体,但其临床症状与

Pick病相似。1994年瑞典Lund和英国Manchesret研究小组共同发表了一份额颞叶痴呆的临床诊断及神经病理学标准,统一称作"额颞叶痴呆"。

7.4.2 病理

(1) 大体病理

双侧额叶,颞叶前部的局限性萎缩,即使到了疾病晚期也很少累及颞叶的后2/3。海马、基底节、黑质、脑神经核等皮质下结构亦有不同程度受累。同时可影响白质,脑室相应扩大。

(2) 镜下病理

一般可见神经元脱失、微空泡形成、胶质增生和海绵样变。在萎缩皮质处,神经元数量明显减少,残存神经元呈现不同程度的变性、萎缩,其中胞体呈梨形膨大的变性细胞称之为Pick细胞,而其胞浆内存在与细胞核大小相似、嗜银性球形的包涵体称之为Pick小体。Pick小体也可见于其他神经变性疾病如皮质基底节变性(CBD)、进行性核上性麻痹(PSP)等。仅有15%的病例出现Pick小体,所以是否存在Pick小体对于FTD的诊断无肯定价值。

Lund和Manchesret研究小组提出组织学表现分为3种主要类型:①微空泡变型,占60%,以皮质神经细胞的丢失、海绵样变性或微空泡形成为特征;②Pick型,占25%,皮质神经细胞丢失,伴明显胶质细胞增生,可见Pick小体、Pick细胞,边缘系统和纹状体累及明显;③运动神经元型,占15%,微空泡形成并伴有脊髓运动神经元病的组织病理改变[9]。

7.4.3 临床表现

隐匿起病、缓慢进展。发病年龄以60岁为高峰,但可见成年的任何阶段,女性比男性多见。一般2~10年死亡。临床表现主要包括两个方面:进行性的行为改变和语言功能改变。

①行为改变:明显的行为改变和人格改变比记忆障碍出现得更早也更常见。缺乏抑制能力,有情感失控和冲动行为,常有不适当行为举止,丧失个人礼节,可出现犯罪行为,如入室行窃。也可表现为反复性或强迫性行为,包括重复特定作品的偏见,如反复阅读同一部书;或重复特定身体动作的偏见,如反复在同一地方行走。饮食或个人卫生习惯也可改变,过度饮食及仅食用某一种食品,多喜甜食。个别患者可出现不适宜的性行为,多为身体接触和暴露倾向。早期即可出现Klüver-Bucy综合征。

Klüver-Bucy综合征于1939年首先由Klüver和Bucy报道,是一组猴切除双侧颞叶后出现的异常行为。在人类,此综合征表现为:不可控制的冲动;口部探索行为增加;食欲亢进、饮食习惯改变甚至吃非食物;性行为增加,真正的性交、手淫不常见,多是性的表示、身体接触和暴露倾向。此外,尚有痴呆、失语、记忆障碍等[10]。

②语言功能改变:在其他认知功能如记忆等相对保存的基础上发生语言功能障碍,表现为找词困难,缺乏实词,内容空洞。命名性失语是语言功能障碍的最早表现。随着病情的发展,语言的理解障碍也明显起来。病情进一步发展,模仿语言、刻板语言、反复重复同一事件等表现愈

发明显。最后,言语越来越少,表现为缄默状。

③其他:患者可出现原始反射,如吸吮反射与强握反射,大小便失禁,低血压及血压不稳等躯体征。随病情进展,可出现帕金森样症状,肌强直、运动减少。少数患者出现延髓麻痹、肌无力、肌束震颤等运动神经元病症状。此外,患者视空间和记忆功能相对保存,但在测试时可由于注意力不集中、自我控制能力低下等而表现异常。

总结本病的临床过程可分三个阶段:初期,行为改变和人格改变,命名性失语是认知功能障碍的最早表现之一;中期,精神行为、认知改变更明显,语言功能障碍更明显,记忆、视空间和计算力相对保存;终末期,全面的智能衰退,出现帕金森样症状,患者言语缄默、大小便失禁。最终多死于肺炎、压疮、泌尿系感染等并发症。

7.4.4 辅助检查

(1)影像学

CT和MRI可见主要局限于额叶和(或)颞叶萎缩,颞叶前部萎缩,即使到了疾病晚期也很少累及颞叶的后2/3。

PET是诊断额颞叶痴呆较敏感的方法,往往显示额、颞叶皮质代谢减低。

(2)脑电图

额颞叶痴呆的脑电图多为正常,这是本病的一个显著特征,可以借此与阿尔茨海默病、血管性痴呆等相鉴别。

7.4.5 诊断

7.4.5.1 诊断标准

见表7-4。

7.4.5.2 诊断要点

(1)中老年,隐匿起病,进展缓慢。

(2)人格和行为障碍重于认知障碍。

(3)CT和MRI可见额叶和(或)颞叶局限性萎缩。

7.4.5.3 鉴别诊断

阿尔茨海默病(AD):FTD和AD有许多共同点,临床上很难鉴别。症状在病程中出现的先后次序和影像学特征为二者的主要鉴别点。

AD通常早期出现遗忘、视空间定向力和计算力受损,人格和行为改变晚,Klüver-Bucy综合征出现晚,语言障碍表现为重语症、字尾重复症。FTD人格和行为改变早于记忆障碍,早期表现即可表现Klüver-Bucy综合征。语言障碍表现为命名不能、模仿语言、刻板语言、反复重复。记忆力、计算力、空间定向力相对保留。影像学上AD显示广泛脑萎缩,FTD则显示局限性额颞叶萎缩,顶枕叶皮层常不受累。

表7-4　额颞叶痴呆诊断标准(Nesry等,1998)

临床表现:性格改变和病态社会行为是发病初期及整个疾病过程中的显著特征。对工具的感知功能、空间能力、运用和记忆功能正常或相对保留完好

一、核心诊断特征

　　(1)隐袭起病,并逐渐进展

　　(2)早期出现社会人际交往能力下降

　　(3)早期出现个人行为调控能力下降

　　(4)早期出现情感迟钝

　　(5)早期出现自知力丧失

二、支持诊断特征

　　1.行为异常

　　(1)个人卫生和修饰能力衰退

　　(2)精神僵化死板,缺乏灵活性

　　(3)注意力涣散,缺乏持久性

　　(4)口欲亢进,饮食习惯改变

　　(5)持续、刻板行为

　　(6)利用行为

　　2.言语和语言

　　(1)言语输出的变化:①自发语言减少,言辞节俭;②言语紧迫

　　(2)刻板语言

　　(3)模仿语言

　　(4)持续语言

　　(5)缄默不语

　　3.体征

　　(1)原始发射

　　(2)失禁

　　(3)运动不能,僵直和震颤

　　(4)血压偏低、血压不稳

　　4.检查

　　(1)神经心理学:显著的额叶功能损害,无明显的遗忘、失语或空间感知障碍

　　(2)脑电图:尽管痴呆表现已经很明显,但常规脑电图检查仍然正常

　　(3)脑影像学[结构和(或)功能核磁]:额叶和(或)前颞叶明显异常

三、支持特征

　　(1)65岁之前发病;一级亲属中有类似疾病阳性家族史

　　(2)延髓麻痹、肌无力、肌萎缩、肌束震颤(少数患者出现运动神经元病相关表现)

四、排除诊断标准

　　1.病史和疾病表现

　　(1)突然发病

(待续)

表7-4(续)

(2)发病与头部创伤相关

(3)早期即出现严重的遗忘

(4)空间定向障碍

(5)重复字词、语言慌张及思维缺乏连贯性

(6)肌阵挛

(7)皮质脊髓性无力

(8)小脑性共济失调

(9)舞蹈-手足徐动症

2.检查

(1)脑影像:中央后区结构或功能明显缺陷,CT或MRI显示多发性病灶

(2)实验室检查发现存在代谢性或炎症性脑病,如多发性硬化、梅毒、艾滋病和单纯疱疹性脑炎

五、相关的排除诊断标准特征

1.具有典型的慢性酒精中毒病史

2.持续性高血压

3.血管病史(如:心绞痛、跛行)

7.4.6 预后

目前无有效治疗方法。预后差,病程为2~20年,患者多死于肺部感染、褥疮和泌尿道感染等并发症。

7.5 亨廷顿病

7.5.1 病名

亨廷顿病(Huntington's disease,HD)是一种常染色体显性遗传的神经系统变性疾病。因本病有突出的舞蹈样症状,故又称亨廷顿舞蹈病、慢性进行性舞蹈病或遗传性舞蹈病。

1842年Waters医生首先报道了本病。1872年Huntington医生对本病的临床症状进行了较为全面的描述。1911年Alzheimer医生对本病进行了病理观察。1993年经过诸多学者多年的努力终于确认了其致病基因,并将致病基因编码的蛋白命名为亨廷顿因子(Huntingtin)。

7.5.2 病理

(1)大体病理

不同程度的脑萎缩,大脑皮质和纹状体显著改变,其中尾状核萎缩最为明显。壳核、苍白球也有不同程度的萎缩。双侧侧脑室前角因尾状核萎缩而扩大。

(2)镜下病理

大脑皮质的中层及深层神经细胞脱失，纹状体小神经细胞缺失明显，大、中神经细胞轻度减少。此外尚伴随星形胶质细胞和小胶质细胞增生。近年来研究发现，尾状核和壳核中投射到苍白球和黑质的多棘神经元受损最严重。

7.5.3 临床表现

HD发病年龄通常在30~50岁，5%~10%于儿童期或青少年期发病，男女无明显差别。起病隐匿，慢性进展，有明确的家族遗传病史。本病为常染色体显性遗传，子女发病率达50%，且一代比一代发病早，一代比一代症状重。

亨廷顿病以不自主舞蹈样动作、认知障碍和精神障碍三联征为主要临床表现，但这些临床表现均可作为首发症状出现。

①运动障碍：不自主舞蹈样动作为HD最突出的症状，特点是快速、无规律、无目的，幅度或大或小，常以躯干和肢体近端为重。该症状多始发于颜面部和上肢，逐渐扩展到全身。常表现为不自主的扮鬼脸、张口、伸舌、撅嘴、头前屈后仰、耸肩、手足舞动等，情绪激动时加重，睡眠时消失。有时可出现舌的不自主运动造成舌咬伤；咽喉肌、膈肌、肋间肌的不自主运动造成吞咽和构音困难，并常发出咯咯声、嗯嗯声和吸吮声；可出现下颌不自主的碾磨动作。随着病情的发展，舞蹈样动作逐渐减少，继而出现肌强直、运动减少、动作迟缓。

少数患者出现非舞蹈样动作而以肌强直为主要症状的变异型，即Westphal变异型，占HD患者的12%~14%。20岁之前发病的患者中有30%~50%为此变异型，而且多伴有癫痫和小脑共济失调。

②认知障碍：本病早期即可出现，但因其记忆障碍不像AD的遗忘易发觉，且语言能力相对保留，因此通常被误认为发生于运动障碍之后。疾病早期记忆力损害不明显，但注意力、判断力已有明显的损害，工作效率下降，不能很好地处理日常事务。口语流利性损害是HD最早能查出的认知障碍之一。由于运动障碍累及咽喉肌、舌肌、膈肌等，呈爆破样口语，但对词语的识别和对物体的命名能力保留相对较好。随着病情的发展，注意力、判断力进行性受损，视空间能力下降，缺乏解决问题的能力。

③精神障碍：精神症状大多在舞蹈样动作出现多年后才逐渐出现，也有部分患者首发的是精神症状。首先出现的精神障碍是人格改变，包括易激惹、易冲动甚至出现危险行为。HD患者的情感障碍以抑郁最为常见，有的出现自杀倾向，有的呈现双相情感障碍——躁狂抑郁症。随着病情的进展，患者最后呈缄默状。

7.5.4 辅助检查

(1)影像学

颅脑CT、MRI检查对本病有重要的诊断价值。典型的影像学特征是双侧尾状核萎缩，导致侧脑室前角外侧面向外扩大，侧脑室尾状核区形成特征性的"蝴蝶征"。PET显示尾状核葡萄糖代谢明显降低,并且可以在CT、MRI显示萎缩之前出现。

(2)基因诊断

可发现本病基因的携带者,对早期诊断、不典型患者的确诊有重要意义。

7.5.5 诊断

7.5.5.1 诊断要点

(1)中青年,隐匿起病,缓慢进展。

(2)阳性家族史。

(3)出现三联征,即不自主舞蹈样动作、认知障碍和精神障碍,其中不自主舞蹈样动作最具诊断价值。

(4)基因诊断阳性。

7.5.5.2 鉴别诊断

(1)小舞蹈病

多于5~15岁发病,女性多于男性,多有风湿病史。外周血白细胞计数增加、血沉加快、C反应蛋白增高、抗"O"滴定度增高[11]。

(2)神经性棘红细胞增多症

本病外周血棘红细胞增多即可鉴别。

(3)阿尔茨海默病(AD)

部分HD患者在运动障碍发生前出现认知障碍和精神障碍,当与AD鉴别。AD患者记忆障碍出现早,症状明显。HD患者早期记忆力损害不明显。AD患者即使到了晚期仍然较少出现运动障碍。

(4)帕金森病(PD)

Westphal变异型HD当与PD鉴别。Westphal变异型多发于20岁之前的青少年,而PD多发于50岁以上中老年人。HD有阳性家族史,PD多为散发且首发症状多为震颤。MRI检查,HD多见尾状核"蝴蝶征",而PD无明显改变。

7.5.6 预后

本病无有效治疗方法,病程为10~20年左右。因本病遗传风险高,因此应告知患者尽量避免生育。

7.6 多系统萎缩

7.6.1 病名

多系统萎缩(multiple system atrophy,MSA)是一组原因不明,累及锥体系、锥体外系、小脑和自主神经系统等多个部位的神经系统变性疾病。1969年Graham和Oppenheimer总结文献中类似病例后将其命名为"多系统萎缩",并根据不同的临床表现归纳为3个综合征,包括:以小脑共济失调为主的橄榄-脑桥-小脑萎缩(OPCA);以帕金森症状为主的纹状体-黑质变性(SND);以自主神经功能障碍为主的Shy-Drager综合征(SDS)。Graham和Oppenheimer提出这3个综合征是不同作者对同一种神经系统变性疾病的分别描述和命名,它们之间只存在受累部位和严重程度的不同。1989年,Papp等人发现OPCA、SND和SDS患者具有相同的病理改变,即少突胶质细胞内出现嗜银包涵体,从此确定了OPCA、SND和SDS同属多系统萎缩[12]。1999年MSA国际会议建议根据运动障碍特点将MSA分为两个亚型:以帕金森综合征为主者称为MSA-P(相当SND);以小脑症状为主者称为MSA-C(相当OPCA)。两型都有自主神经功能障碍,故Shy-Drager综合征这一名称无必要再使用。

7.6.2 病理

MSA的基本病理改变是:神经细胞缺失和胶质细胞增生。多发生于下橄榄核、脑桥、小脑、黑质、纹状体、脊髓中侧柱和骶髓Onuf核。在大脑、小脑近皮质区白质和基底节、脑干的白质中可见少突胶质细胞内出现嗜银包涵体。少突胶质细胞包涵体由变性的微管组成,直径约为10~25 nm,主要成分是α-共核蛋白。这说明MSA与帕金森病、路易体痴呆有一定的相关性。

7.6.3 临床表现

(1) OPCA

中年起病,平均年龄50岁左右,性别比例无明显差异。起病隐匿,进展缓慢,病程5~10年。

①小脑症状:下肢共济失调引起的步行障碍常为首发症状,逐渐扩展到躯干和上肢,出现难以保持平衡,动作笨拙,持物不稳,出现写字、扣纽扣等精细动作困难及小脑样言语障碍。

②自主神经症状:阳痿、排尿困难和直立性低血压为早期症状,逐渐出现便秘、出汗障碍、霍纳征等。

③锥体外系症状:肌强直较静止性震颤多见,可见面具脸和帕金森样异常步态。

④锥体束征:50%以上的患者出现腱反射亢进,病理征阳性。

⑤其他:少数患者晚期可出现痴呆或抑郁状态。

(2) SND

中年起病,发病年龄40~70岁,性别比例无明显差异。起病隐匿,进展缓慢。

①锥体外系症状:肌强直较静止性震颤多见,行动缓慢、动作僵硬、步态异常多为早期症状。构音障碍和吞咽困难较常见。

②锥体束征:腱反射亢进,病理征阳性,四肢肌力减退不明显。

③自主神经症状:随着病情发展,可出现直立性低血压和阳痿、排尿困难等。

④小脑症状:少数患者可出现轻度的小脑损害的症状。

⑤其他:记忆和学习能力相对较好,少数患者可出现皮层-纹状体纤维损害造成的皮质下

痴呆。

(3) SDS

中年起病,发病年龄40~70岁,男性明显多于女性。大多以站立时头晕、阳痿等自主神经功能障碍起病。

①直立性低血压:轻者站立时出现头晕、下肢发软,重者起立便出现头晕眼花、站立不稳,甚至晕厥,只能长期卧床。

②其他自主神经症状:直立性低血压出现之前往往就已经有阳痿、排尿困难等症状,逐渐出现便秘、出汗障碍、霍纳征等,晚期还出现构音障碍和吞咽困难。

③其他:肌强直、震颤、动作减少等锥体外系症状;腱反射亢进,病理征阳性等锥体系症状;晚期可出现痴呆或抑郁状态。

7.6.4 辅助检查

(1) 卧立位血压检测

测量患者平卧位及卧位站起后的血压,同时测量心率变化。卧位时血压正常,站立时血压下降4 kPa(30mmHg)以上而心率无明显变化则为阳性,提示可能为多系统萎缩。

(2) 影像学

头颅MRI可见MSA病例,尤其是OPCA可见脑桥、延髓和小脑进行性萎缩,T2WI上可见脑桥十字形异常高信号,即"十字征","十字征"的出现与脑桥萎缩程度密切相关。但需注意的是:OPCA起病2~3年后才会出现"十字征",SDS和SND出现"十字征"的时间相对要更长。此外,T2WI上可见双侧壳核后外侧有裂隙状低信号,可能是该处毛细血管内皮细胞对铁的转运障碍引起的病理性铁沉积。

7.6.5 诊断

7.6.5.1 诊断标准(表7-5)

表7-5 MSA的临床特征和诊断标准(Gilman等,1999)

临床特征
　(1) 自主神经衰竭和(或)排尿功能障碍
　(2) 帕金森综合征
　(3) 小脑性共济失调
　(4) 皮质脊髓功能障碍
诊断标准
　(1) 可能MSA:第一个临床特征加上两个其他特征
　(2) 很可能MSA:第一个临床特征加上对多巴胺反应不佳的帕金森综合征或小脑性共济失调
　(3) 确定诊断MSA:神经病理检查证实

7.6.5.2 诊断要点

(1)中老年,隐匿起病,进行性发展。

(2)自主神经功能障碍加上对多巴胺反应差的帕金森症状或小脑性共济失调。

7.6.5.3 鉴别诊断

(1)原发性直立性低血压

单纯的自主神经功能障碍,不伴有小脑症状和锥体外系症状。

(2)帕金森病(PD)

早期帕金森病与SND较难鉴别。但帕金森病早期一般无明显的阳痿、排尿困难、直立性低血压等自主神经症状和小脑症状。

(3)进行性核上麻痹(PSP)

构音障碍和吞咽困难常出现较早,认知障碍多见,并多有特征性的核上性眼肌麻痹。

7.6.6 预后

目前的治疗都不能有效遏制MSA的进展,一般情况下平均病程为6年,患者因咽喉肌麻痹出现饮水呛咳、误吸、睡眠呼吸暂停等症状,多死于肺部感染、褥疮和深静脉血栓形成等并发症。

7.7 多发性硬化

7.7.1 病名

多发性硬化(multiple sclerosis,MS)是一种中枢神经系统白质脱髓鞘为主要病理特点的自身免疫性疾病。由于时间和空间上的多发性为其主要临床特征,以及最终形成硬化斑的病灶,故命名为"多发性硬化"。

7.7.2 病理

7.7.2.1 大体病理

中枢神经系统内白质区域的多发性脱髓鞘病灶。常见于侧脑室周围、脑干、小脑、视神经和脊髓。特别是侧脑室周围最多见。

7.7.2.2 镜下病理

(1)急性期:病灶可见充血、水肿,淋巴细胞、浆细胞等炎性细胞呈袖套状浸润在血管周围,称"袖套现象"。髓鞘崩解,但轴索大多保留。

(2)晚期:充血、水肿消退,代之以星形胶质细胞增生形成硬化斑。需注意的是中国、日本等东方人与欧美等西方人的病理改变有所区别。东方人多为海绵状软化灶,硬化斑较少;西方人多为硬化斑。

7.7.3 临床表现

MS的起病年龄多在20~40岁,男女比例大约为1:2。大多数为急性或亚急性起病,病前多有感冒、疲劳、精神刺激等诱因。临床特点为时间和空间多发性。空间多发性为病变部位的多发;时间多发性为缓解-复发的病程。

(1)眼部症状:①MS临床早期以视神经受损最常见,单眼或双眼视力下降,早期眼底无明显改变,晚期多出现视神经萎缩;②核间性眼肌麻痹是MS的重要体征之一,患者向一侧侧视时,对侧眼球内收不能,同侧眼球外展伴水平眼震,提示内侧纵束受损。

(2)运动障碍:可表现为单瘫、偏瘫、截瘫或四肢瘫等,多为不对称瘫痪。约30%~40%的患者出现共济运动障碍,部分患者晚期可见到Charcot三主征:眼球震颤、意向性震颤和吟诗样语言。

(3)感觉障碍:主观感觉可有一个或多个肢体的麻木感、蚁行感、瘙痒感、烧灼感及难以定位的异常感觉,但是查体通常没有客观感觉障碍。被动屈颈时可诱发从颈部放射至背部的刺痛感或电击感,称之为Lhermitte征,提示病灶在颈髓,但是此征并非MS特有,凡是颈髓后索受激惹均可引起。

(4)认知障碍:45%~65%的患者出现认知障碍,可以发生于MS的任何阶段。表现为记忆障碍、执行功能障碍为主,注意力下降,信息处理速度下降,影响正常的工作能力。但是语言功能、计算力、视空间功能等相对受损较轻。

(5)精神症状:患者早期多有抑郁、焦虑等情感障碍,随着疾病的发展,情绪低落逐渐消失,出现欣快症状,也有的患者表现为情绪不稳;少数患者还可出现幻觉、妄想、人格改变等。

(6)发作性症状:常有特殊诱因,突然发生,突然停止,持续时间数秒到数分钟,15%~20%的患者出现发作性症状。可见:①癫痫发作;②痛性痉挛,肢体或面部的强直性痉挛,常伴有放射性异常疼痛;③三叉神经痛,多与痛性痉挛相伴发;④其他如发作性猝倒、构音障碍等。

7.7.4 辅助检查

7.7.4.1 脑脊液

CSF常规、生化检测一般无异常。

(1)IgG鞘内合成:病程中连续两次检测CSF-Alb(脑脊液白蛋白)/S-Alb(人血白蛋白)比值正常,而CSF-IgG/S-IgG比值增高4倍以上,认为有IgG鞘内合成,约70%的MS患者该指数增高。

(2)寡克隆IgG带:CSF中存在寡克隆IgG带而血清中缺如,提示寡克隆IgG是鞘内合成,85%~95%的MS患者可以检测出,因此该检测是诊断MS的重要指标。但需注意的是:CSF中存在寡克隆IgG带并非是MS特有的,中枢神经系统感染、肿瘤及其他脱髓鞘病均可见。

7.7.4.2 影像学

头颅CT难以发现脑干、小脑的病灶。头颅MRI可见侧脑室旁白质、卵圆中心、胼胝体、脑干、小脑和脊髓内类圆或不规则斑块,呈长T1长T2信号,大小不一。但是,许多中枢神经系统的疾病均有类似病灶。

7.7.5 诊断

7.7.5.1 诊断标准
见表7-6。

7.7.5.2 诊断要点
(1)临床确诊MS:2次或2次以上发作,2个或2个以上不同部位病灶。
(2)临床可能MS:2次发作,1个部位病灶或1次发作,2个不同部位病灶。

7.7.5.3 鉴别诊断
皮质下动脉粥样硬化性脑病:MS多于青壮年,急性或亚急性起病,有明显的缓解-复发过程,临床表现复杂多样,脑脊液有特异性变化,影像学检查在脑和脊髓均可发现白质脱髓鞘病灶,呈类圆形或不规则斑块,大小不一;皮质下动脉粥样硬化性脑病多见于老年人,呈慢性进展性病程,精神症状突出,有高血压病或动脉粥样硬化病史,有脑卒中病史或CT、MRI可见多发腔隙性梗死病灶。

7.7.6 预后

MS的发作频率和损害程度无法估计,一般可存活20~30年。

高龄发病者,有共济失调或瘫痪者预后较差;以复视、视神经炎、眩晕、感觉障碍为主要症状者预后较好。

7.8 克-雅病

7.8.1 病名

克-雅病(Creutzfeldt-Jakob disease,CJD)是朊蛋白病的一种类型,是一种具有可传递性的中枢神经系统变性疾病。由Creutzfeldt和Jakob两位神经病理学家分别于1920年和1921年首先报道,故得名克-雅病,亦称皮质-纹状体-脊髓变性、感染性海绵状脑病、亚急性海绵状脑病。临床上通常将CJD分为:散发性CJD、遗传性CJD、医源性CJD及新变异型CJD。

CJD的年发病率通常只有百万分之一,但因英国疯牛病事件使得CJD的研究备受关注。疯牛病的直接起因是饲料。为了能使牛长得快一些,英国牧民从20世纪80年代就在用牛羊等动物的内脏和动物骨粉饲料喂牛。1986年英国东南部阿福什德镇发现了第一头疯牛病牛。到了1992年,英国的疯牛病便像瘟疫一样流传开来,1996年英国不得不屠杀了15万头疯牛,然而这并没能遏制住疯牛病的蔓延。仅在1997年英国就有37万头牛染上疯牛病并向欧洲蔓延。后来科研人员发现:用死于瘙痒病的羊制成的添加剂喂牛可以造成疯牛病,病理检查发现牛脑组织中有许多小孔,呈海绵状改变,故而又称为牛海绵状脑病。大多数学者认为新变异型CJD与疯牛病密切相关。

表7-6 多发性硬化McDonald诊断标准(2010年)

临床表现	诊断 MS 必需的进一步证据
2 次临床发作[a] 2 个病灶的客观临床证据或 1 个病灶的客观临床证据并有一次先前发作的合理证据[b]	无[c]
2 次临床发作[a] 1 个病灶的客观临床证据	空间的多发性需具备以下 2 项中任何一项：①MS 的 4 个 CNS 典型病灶区域(脑室旁、近皮质、幕下和脊髓)[d]中至少 2 个区域有 1 个 T2WI 病灶；②等待累及 CNS 不同部位的再次临床发作
1 次临床发作[a] 2 个病灶的客观临床证据	时间多发性需具备以下 3 项中的任何一项：①任何时间 MRI 检查同时存在无症状强化和非强化病灶；②MRI 随访显示新发 T2WI 病灶和(或)强化病灶，无论与基线 MRI 扫描间隔时间长短；③等待再次临床发作[a]
1 次临床发作[a] 1 个病灶的客观临床证据(临床孤立综合征)	空间的多发性需具备以下 2 项中任何一项：①MS 的 4 个 CNS 典型病灶区域(脑室旁、近皮质、幕下和脊髓)[d]中至少 2 个区域有≥1 个 T2WI 病灶；②等待累及 CNS 不同部位的再次临床发作[a] 时间多发性需具备以下 3 项中的任何一项：①任何时间 MRI 检查同时存在无症状强化和非强化病灶；②MRI 随访显示新发 T2WI 病灶和(或)强化病灶，无论与基线 MRI 扫描间隔时间长短；③等待再次临床发作[a]
提示 MS 的隐袭进展性神经功能障碍(PPMS)	回顾性或前瞻性调查表明疾病进展持续 1 年，并具备以下 3 项中的 2 项[d]：①MS 特征病灶区域(脑室旁、近皮质或幕下)显示≥1 个 T2WI 病灶，以证明脑内病灶的空间多发性；②脊髓内显示≥2 个 T2WI 病灶，以证明脊髓病灶的空间多发性；③脑脊液等电聚焦电泳证据表明存在 OB 和(或)IgG 指数增高

注：PPMS，原发进展型多发性硬化；MS，多发性硬化；CNS，中枢神经系统；OB，寡克隆区带。

[a] 1 次发作(复发、恶化)被定义为：①具有中枢神经系统急性炎性脱髓鞘病变特征的当前或既往事件；②由患者主观叙述或客观检查发现；③症状持续≥24 小时；④无发热或感染征象。临床发作需由同期的客观检查所证实，即使在缺乏中枢神经系统客观证据时，某些具有多发硬化典型症状和进展的既往事件亦可为先前的脱髓鞘病变提供合理支持。患者主观叙述的发作性症状(既往或当前)应持续≥24 小时的多次发作。确诊多发性硬化前需确定：①≥有 1 次发作必须由客观检查证实；②既往有视觉障碍的患者视觉诱发电位阳性；或③MRI 检查发现与既往神经系统症状相符合的中枢神经系统存在脱髓鞘改变。

[b] 根据 2 次发作的客观证据所做出的临床诊断最为可靠。在缺乏神经系统受累的客观证据时，对 1 次先前发作的合理证据包括：①具有炎性脱髓鞘病变典型症状和进展的既往事件；②≥有 1 次被客观证据支持的临床发作。

[c] 无需进一步证据，但仍需借助影像学资料并依据上述诊断标准做出多发性硬化的相关诊断。当影像学或其他检查(如脑脊液)结果呈阴性时，应慎重诊断多发性硬化或考虑其他诊断。诊断多发性硬化前必须满足：①所有临床表现无其他更合理的解释；②有支持多发性硬化的客观证据。

[d] MRI 检查无需出现强化病灶。对有脊髓炎或脑干综合征的患者，其责任病灶不在多发性硬化病灶数统计之列。

7.8.2 病因及发病机制

CJD病因可概括为外源性朊蛋白感染和内源性朊蛋白基因突变。外源性感染的途径主要有：①进食患病的动物制品，如进食感染疯牛病的牛肉或牛奶；②受损的皮肤黏膜接触了CJD患者的血液或分泌物；③注射或移植性传染。

朊蛋白又称朊病毒(prion)，但它并非病毒，而是一种蛋白质。健康人的中枢神经细胞表面也存在正常的朊蛋白。正常的朊蛋白在人体中含量不高，却有重要功能，它可以调节神经细胞内游离钙的浓度，并可以参与神经系统内信息的传递。但出现外源性感染或是基因突变时，神经细胞会合成变异的朊蛋白，变异的朊蛋白大量沉积脑内，能导致大脑广泛的神经细胞死亡。

美国Prusiner博士因发现朊蛋白并揭示了CJD的发病机制而获1997年诺贝尔生理医学奖。可惜的是，正常朊蛋白转变成变异朊蛋白的机制尚不清楚。

7.8.3 病理

7.8.3.1 大体病理

改变程度取决于病程的长短。病程短者基本正常，病程长者脑重减轻。可见对称性大脑萎缩，严重病例可累及纹状体、丘脑，脑室呈对称性扩大。通常情况下大脑白质、脑干、小脑、脊髓外观基本正常[13]。

7.8.3.2 镜下病理

(1)海绵状变性：主要位于大脑皮质，严重者纹状体、脑干以及小脑皮质也可出现，呈大小不一小的圆形、椭圆形或不规则形的空泡，有的互相融合。这种小空泡往往位于神经细胞或胶质细胞周围，很少位于神经细胞内。海绵状变性多与神经细胞脱失、星形胶质细胞增生并存。

(2)神经细胞脱失：大脑皮层神经细胞呈弥散性脱失，枕叶尤为突出。丘脑、尾状核、壳核细胞脱失也相当严重。小脑、脑干、脊髓前角均可见神经细胞脱失，并且病程越长神经细胞脱失越严重。反之，在迅速死亡或仅仅是脑活检的病例，很难判定是否有神经细胞脱失。

(3)胶质细胞增生：胶质细胞有明显的增生，以星形胶质细胞为主。病程长、发病缓慢者更为突出。但其增生程度与神经细胞脱失并不相一致。小胶质细胞增生和神经细胞被噬现象通常看不到[13]。

7.8.4 临床表现

CJD平均发病年龄为60岁左右，无性别差异。潜伏期长达5~20年，起病隐袭，进展快速。临床主要表现大脑皮层、小脑、脊髓前角、锥体束、锥体外系损害的症状及体征，大致可分以下3个阶段：

(1)早期：临床表现以精神与认知障碍为主，如情绪低落、注意力不集中、记忆力下降、易乏力、失眠。此期易误诊为轻度抑郁症。有时尚可见头痛、视物模糊和共济失调等。

(2)中期:又称痴呆-肌阵挛期。大脑皮层、小脑、脊髓前角、锥体束、锥体外系损害的症状在此期相继出现。最突出的为记忆障碍,甚至外出找不到家门,出现人格改变,直至痴呆,或伴失语、失认。同时出现四肢肌张力增高,腱反射亢进,Babinski征阳性,约2/3患者出现肌阵挛。有的出现四肢远端肌肉萎缩、肢体瘫痪、震颤、动作缓慢、面部表情减少、癫痫发作、视力障碍、小脑性共济失调等[13]。

(3)晚期:出现无动性缄默、昏迷、去皮质强直等,最终死于各种感染、压疮、多器官功能衰竭等并发症。

7.8.5 辅助检查

脑活检是CJD确诊的可靠依据,但因具创伤性且对医院条件要求较高故为诊断带来一定困难。现常见的有以下几种辅助检查方法。

(1)脑电图

本病初期脑电图可正常。中期以后90%患者出现弥漫性周期性尖-慢复合波。脑电图改变被认为是临床诊断CJD的重要依据。

(2)MRI

急性发病或病程较短的CJD,可显示完全正常。在病程较长的CJD可发现不同程度的脑萎缩伴有脑室扩大。

一直到20世纪80年代末人们才意识到MRI对CJD的诊断价值,这以前甚至有报道称MRI检查对CJD无任何诊断意义。归纳起来有以下几种改变:①双侧基底节于T2加权像呈对称性高信号;②大脑皮质于T2加权像呈高信号;③弥散加权(DWI)改变早于普通MRI;④新变异型CJD的突出改变是双侧丘脑枕T2加权像上呈高信号,称此为丘脑枕征,以Flair像最明显。尽管MRI所见对CJD诊断有重要意义,但值得注意的是,上述改变并非100%出现CJD经过中,MRI正常时并不能排除CJD。

(3)脑脊液

常规生化检查正常。脑脊液14-3-3蛋白:利用免疫方法检测脑脊液14-3-3蛋白。广泛的脑组织损伤,均可使14-3-3蛋白释放入脑脊液中,如脑卒中、单孢脑炎、缺氧性脑病、肿瘤脑转移及CJD等。快速进展性痴呆而排除上述其他脑病,则其对CJD具有极高的诊断价值。但采用免疫印迹法检测14-3-3蛋白在临床不易开展。

7.8.6 诊断

7.8.6.1 诊断标准

见表7-7、表7-8。

7.8.6.2 诊断要点

(1)50岁以上,亚急性起病。

表7-7 散发型CJD(sCJD)诊断标准(WHO,1998)

一、散发型CJD(sCJD)

1.肯定sCJD诊断

(1)经标准的神经病理技术作出诊断

(2)经免疫细胞化学和(或)蛋白质斑迹法确定存在蛋白酶耐受性朊蛋白

(3)确定存在羊瘙痒病的相关纤维

2.很可能sCJD诊断

进行性痴呆,以及具有以下4种临床表现中的至少2种:

(1)肌阵挛

(2)视觉或小脑功能障碍

(3)锥体/锥体外系功能障碍

(4)无动性缄默症

并且:

(1)在病程中的任何时期出现典型的脑电图改变,和(或)脑脊液检查14-3-3蛋白阳性,并且临床病程短于2年

(2)常规检查未提示存在其他诊断

3.可能sCJD诊断

进行性痴呆,以及具有以下4种临床表现中的至少2种

(1)肌阵挛

(2)视觉或小脑功能障碍

(3)锥体/锥体外系功能障碍

(4)无动性缄默症

并且:

(1)无脑电图或非典型脑电图表现

(2)病程<2年

二、医源性CJD(iCJD)

1.接受人类尸体来源的垂体激素后出现进行性小脑综合征

2.符合散发型CJD诊断,并且有已知的暴露风险,如接受过硬脑膜移植

三、遗传性CJD(fCJD)

1.肯定的或很可能CJD+一级亲属中有肯定或很可能CJD

2.神经精神异常+疾病特异性朊蛋白基因突变

表7-8　变异型CJD(vCJD)诊断标准(WHO,2001)

Ⅰ

A.进行性神经精神症状

B.病程>6个月

C.常规检查不支持其他诊断

D.无医源性CJD暴露史

E.无传染性海绵状脑病的家族史

Ⅱ

A.早期出现精神症状

B.持续性疼痛性感觉症状

C.共济失调

D.肌痉挛或舞蹈症或张力障碍

E.痴呆

Ⅲ

A.脑电图无散发型CJD典型表现(或未行EEG检查)

B.MRI显示双侧丘脑后结节的对称性高信号

Ⅳ

扁桃体活检结果阳性

诊断标准

　　肯定的vCJD：ⅠA和vCJD的神经病理学变现

　　很可能的vCJD：Ⅰ和Ⅱ中的4项和ⅢA和ⅢB或Ⅰ和Ⅳ

　　可能的vCJD：Ⅰ和Ⅱ中的4项和ⅢA

说明：

(1)抑郁、焦虑、淡漠、退缩或妄想

(2)包括疼痛和(或)触痛

(3)广泛的周期性三相复合波,约每秒1次

(4)相对于其他深部灰质核团和皮质灰质的信号强度

(5)不建议常规进行扁桃体活检,另外有sCJD典型的EEG表现的病例也不建议进行此项检查。对临床疑似vCJD的病例且头颅MRI未显示丘脑后结节高信号者,此项检查可能对诊断有帮助

(6)海绵状改变以及遍及大脑和小脑的广泛朊蛋白沉积并形成花样斑块

(2)进行性痴呆伴神经系统局灶性损害的体征和症状。

(3)脑电图可见弥漫性周期性尖-慢复合波。

(4)脑脊液14-3-3蛋白检测阳性,但需排除其他可能出现广泛的脑组织损伤的疾病。

7.8.6.3　鉴别诊断

阿尔茨海默病(AD)：AD较之CJD病情进展缓慢,而CJD病情进展迅速,大多数在发病1年内

死亡。此外AD无局灶性损害的体征和症状。脑电图检查无典型的三相波。

帕金森病(PD)：帕金森病病情进展缓慢，无局灶性损害的体征和症状，无肌阵挛、肌萎缩，脑电图检查无弥漫性周期性尖-慢复合波。

7.8.7 预后

CJD病情进展迅速，85%的患者在发病后1年死亡，死因多为并发的压疮或肺部感染。

参考文献

[1] Walker Z.Dementia with Lewy bodies.CPD Bull Old Age Psychiatry,2000,2(2):40-42.
[2] 吴江.神经病学.北京:人民卫生出版社,2005:303-305.
[3] 陈彤.帕金森病痴呆.中风与神经疾病杂志,2007,24(5):627.
[4] 谭玉燕,陈生弟.帕金森病痴呆的临床特征及治疗进展.中华神经科杂志,2006,39(6):43.
[5] 陈晓春,潘晓东.帕金森病痴呆的诊断和治疗.中国神经免疫学和神经病学杂志,2011,17(6):390-392.
[6] 陈清棠.临床神经病学.北京:北京科学技术出版社,2000:408-409.
[7] 冯涛,王拥军,芦林龙等.进行性核上性麻痹与多系统萎缩的头部MRI和FDG-PET比较.神经免疫学和神经病学杂志,2007,14(6):353.
[8] 孟红旗,全亚萍.额颞痴呆与Pick病.佛山科学技术学院学报,2010,28(1):76.
[9] 张颖冬.额颞痴呆.临床神经病学杂志,2006,19(3):228.
[10] 陈清棠.临床神经病学.北京:北京科学技术出版社,2000:369.
[11] 吴江.神经病学.北京:人民卫生出版社,2005:256.
[12] 郎森阳.多系统萎缩的临床和神经病理研究进展.中华神经科杂志,2001,34(2):116.
[13] 林世和.Creutzfeldt-Jakob病的病理与临床.神经疾病与精神卫生,2001,1(2):1.

第八章 治疗与预防

8.1 痴呆的治疗

8.1.1 痴呆的治疗目标

从治疗角度来看,痴呆可分为可逆性痴呆和不可逆性痴呆。可逆性痴呆通过早期积极的对因治疗,智能可全部或部分恢复,疗效显而易见,但是对于不可逆痴呆如阿尔茨海默病,治疗是否失去了意义呢?显然不是。积极的治疗虽然目前尚不能达到治愈的目的,但在临床工作也可发挥一定的疗效。那么如何来衡量其治疗是有效的呢?

痴呆治疗的目标包括改善症状和延缓疾病进展。我们认为,如果治疗可以尽可能地减慢认知等功能的衰退,延缓恶化速度,让患者在有生之年获得或保留更多的功能,使患者更加独立,使患者及家属都可以更好享受生活,这样的治疗应该可以说是有效的治疗。然而许多患者家属在治疗的前一两个月因为看不到疗效就失去治疗的信心,从而放弃继续治疗。但是医师在临床上常常观察到这样的情况:服药6个月左右的患者,再次进行神经心理测验量表的检测,治疗后与治疗前的结果极为相近甚至较前稍有提高。换言之,痴呆的症状没有明显恶化甚至稍有改善。痴呆作为一种渐进性恶化的病症,6个月期间没有恶化,这就足以说明治疗是有效的。

从前面的章节了解到,痴呆患者的临床症状是多方面的,主要包括认知功能障碍、日常生活能力下降和精神行为障碍等。积极的治疗不仅可反映在临床症状的改善,也可在神经心理测验量表中体现。神经心理测验量表作为一种客观的评价手段,不仅运用于痴呆患者筛查,掌握病情程度,同时又是评定临床疗效的重要指标。

认知功能障碍包括学习记忆障碍、失语、失认、失用及视空间障碍等,通过运用中西药物、针灸等方式治疗,若能改善痴呆患者的认知功能,使患者能够在更长的时期保留基本的认知功能,则有利于维持和提高患者及其家属、照料者的生活质量。临床医师可通过ADAS-cog、MMSE等量表评估患者认知功能的状况。

除认知障碍外,痴呆还主要表现为日常活动能力的丧失和精神行为障碍。对于AD患者,这种衰减是逐渐加重的。首先受影响的是职业能力,之后是生活工具的使用能力,最后则影响基本的日常生活能力,如穿衣、吃饭等。

通过积极治疗,痴呆患者可以保留更多未受损的功能,甚至能重新恢复已丧失的功能。临床医师可根据以下量表来评估痴呆患者功能衰退的情况,即阿尔茨海默病功能评价与变化评分(ADFACS)、痴呆残疾评估(DAD)、阿尔茨海默病合作研究-日常活动力(ADCS-ADL)和进行性恶化评分(PDS)。

精神行为症状在痴呆患者中很常见,包括行为紊乱、易激惹、攻击性或幻觉与妄想等,是导致患者残疾、不良应激、医护负担和成本的主要因素。通过治疗可稳定患者情绪,减少其攻击行为,其他精神症状也可缓解,为家庭减轻了巨大的精神压力和经济负担。临床医师可以通过痴呆情绪评价量表(Dementia Mood Assessment Scale)、Cornell痴呆患者抑郁评分(Cornell Scale for Depression in Dementia)和神经精神症状量表(NPI)等来全面评价患者精神行为症状。

8.1.2 西医治疗现状

8.1.2.1 痴呆相关药物治疗

西医治疗痴呆的方法是多样的,包括药物治疗、免疫治疗、基因治疗及神经心理学治疗等,其中药物治疗是目前痴呆治疗的主要手段,除改善患者的认知功能外,更加重视提高痴呆患者的生活质量,最大限度地延缓痴呆的进程[1]。

目前西药在改善认知功能和缓解精神行为障碍(BPSD)方面具有一定的疗效。在改善认知功能方面,西药包括胆碱酯酶抑制剂(如他克林、多奈哌齐、利斯的明、加兰他敏等)、兴奋性氨基酸受体拮抗剂(如盐酸美金刚)、脑血管扩张剂、脑代谢赋活剂(如尼麦角林、吡拉西坦、茴拉西坦、奥拉西坦、爱维治、施普善等)、钙离子通道拮抗剂、抗氧化剂等,其中胆碱酯酶抑制剂(ChEI)和兴奋性氨基酸受体拮抗剂(NMDA)是经美国FDA批准的临床主要药物。此两类药物不仅可以改善患者的认知功能,且对于轻度精神行为障碍患者可作为基础用药[2]。但这些药物均为针对某些发病环节发挥作用,故尚难取得全效。

用于治疗严重BPSD的药物包括抗精神病药、抗抑郁药、抗焦虑药,其副作用相对较大,有时会加重痴呆症状。因此,目前该类药物的使用需与知情人商讨,告知药物的作用和常见的不良反应,衡量用药利弊,谨慎使用药物后,评估判断继续用药的必要性和可行性,并调整方案。

痴呆患者可伴有严重精神行为异常,如激越、妄想、焦虑、抑郁、幻觉等,患者痛苦,家属的安全也受到威胁。但此类患者以痴呆为病因,与一般精神病患者不同,抗精神抑郁药物使用不当,会加重病情。治疗过程中应先排除环境因素影响(如镜子等),再使用非药物疗法,主要是心理治疗,通过语言或行为等影响而帮助改善或治愈症状。使用药物时应先应用促认知药物,包括美金刚、安理申,不仅可以改善患者的认知功能,且对于轻度精神行为障碍患者可作为基础用药。如在服用促认知药物后,精神行为症状无改善时可酌情使用抗精神病药物。此类药物对幻觉、妄想等严重精神病性症状具有肯定的疗效,但该类药物可增加心脑血管事件、肺部感染等严重的不良事件发生率,使患者死亡率增高[1]。目前临床常用利培酮、奥氮平、喹硫平等副作用相对较少、安全性好的非典型的抗精神病药物。

较适合痴呆患者使用的抗抑郁药主要是选择性5-羟色胺再摄取抑制剂(SSRI),包括氟西汀、帕罗西汀、舍曲林,其副作用比三环和四环类抗抑郁药少且服用方便。SSRI类药较为安全,其副作用症状可见恶心、呕吐、腹泻、激越、失眠、静坐不能、震颤、性功能障碍和体重减轻等。不同SSRI类药物引起的不良反应有所不同,如帕罗西汀、氟伏沙明具有一定的镇静作用,可在一定程度上改善睡眠;氟西汀引起失眠、激越的可能性较大,适合用于伴有淡漠、思睡的患者。5-羟色胺和去甲肾上腺素再摄取抑制剂(SNRI)万拉法新(又名文拉法辛),对抗胆碱及心血管系统的不良反应小,耐受性也比较好,起效比较快;米氮平又名瑞美隆,为新一代的抗抑郁药,但用于老年人的临床研究报道还比较少[1]。

最新的中国痴呆与认知障碍诊治指南中指出,抗精神抑郁药应当注意以下事项:①是否有必要:抗精神抑郁药有较明显的不良反应,只有存在严重BPSD时才可使用,并权衡用药利弊,尽量首选非典型抗精神病药或SSRI类抗抑郁药;有存在焦虑症状的患者若使用5-羟色胺再摄取抑制剂(SSRI)效果不佳时,可选择苯二氮䓬类药物[1]。②个体化用药原则:根据每个患者情况,由低剂量开始缓慢加量至症状改善。随着痴呆的进展,BPSD呈现先加重后减轻的情况,此时要根据患者当时具体情况,相应调整剂量,更换药物或停药,以防精神药物不良反应的发生[1]。

适合痴呆患者使用的抗焦虑药主要为苯二氮䓬类药,用于治疗痴呆患者焦虑、激惹和睡眠障碍。一般根据半衰期的长短和镇静作用的强弱,分为长效制剂(半衰期20小时左右)如地西泮、氯硝西泮、氟西泮等;中效制剂(半衰期10小时左右)如阿普唑仑、氧西泮、劳拉西泮等;短效制剂(半衰期3小时左右)如三唑仑、咪达唑仑等。半衰期长的药物较适合于焦虑、激惹和睡眠的维持治疗,但其引起思睡、运动损害较重。半衰期短的多用于入睡困难,其引起记忆障碍、撤药综合征较多。苯二氮䓬类药的常见副作用有思睡、头晕、共济失调、记忆障碍、呼吸抑制、耐药、成瘾、撤药综合征等,且该类药物可增强酒精和抗精神病药的镇静作用,突然停药可致抽搐,使用时应加以注意。痴呆患者常常伴有睡眠障碍,为减少患者不适,调节患者精神状态,应予以治疗,同时也减轻家属照料者负担。药品的选择一般是根据除睡眠障碍外是否还存在其他症状而定,例如:如果患者伴有精神病性症状,可在睡前给予抗精神病药,如无禁忌证,可选镇静作用相对较强的抗精神病药如奥氮平、喹硫平等;如果有抑郁症状,可在睡前给予具有镇静作用的抗抑郁药,如三唑酮、米氮平等;如患者只有睡眠障碍或焦虑激越,才考虑使用苯二氮䓬类药[1]。

8.1.2.2 痴呆患者BPSD与一般精神疾患的用药区别

目前治疗精神疾患的抗精神病药物分为传统和非典型抗精神病药,此两类药物都广泛应用于精神科临床,其抗精神病的作用相当。与普通精神疾病不同的是,治疗痴呆患者BPSD的基本原则是不仅能控制BPSD症状,且没有或较少的药物副作用及认知功能损害。如氟哌啶醇和硫利达嗪等是治疗痴呆患者精神症状的传统药物,是通过阻断中脑边缘系统的多巴胺D_2受体而达到治疗阳性精神病症状效应的,但同时阻断了黑质-纹状体通路中的D_2受体,引起锥体外系症状(EPS),包括药物介导的帕金森症状[6]。且有证据表明服用传统抗精神病药与认知损害增加有关。非典型抗精神病药物由于其不良反应相对较小,并且患者的服药依从性好及认知功能受损小,有逐步取代传统抗精神病药物之势。

非典型抗精神病药物的药理作用基础是其对5-羟色胺(5-HT)系统和多巴胺(DA)系统的共同作用。不仅对阳性精神症状有效,对阴性症状也有良好的治疗效果;而且能明显减轻其EPS。非典型抗精神病药包括氯氮平、奥氮平、利培酮、奎硫平等。有研究表明氯氮平能有效地控制急性阳性症状,如兴奋、躁动等,适用于难治性精神分裂症。但是由于氯氮平可导致镇静、癫痫等严重副作用,因此限制其常规用于痴呆患者BPSD的治疗。奥氮平对AD患者的BPSD疗效肯定,且有改善认知功能的作用。有报道指出,AD患者服用奥氮平后,MMSE总分明显增加,这就表明患者不仅能改善精神行为症状,同时对认知功能有不同程度的改善,从而延缓痴呆的进程[3]。

痴呆患者BPSD可导致患者生活质量下降和认知功能障碍加重,其在疾病的任一阶段均可发生。然而目前BPSD的发病机制尚未完全明了,且由于老年患者机体代谢率低、对药物的副作用较为敏感,因此在选择非典型抗精神病药物时,需考虑药效和安全性。多途径多靶点的综合治疗手段是治疗痴呆患者BPSD的趋势。

8.1.2.3 痴呆相关致病因素的治疗

痴呆是多种致病因素作用的结果。高血压、糖尿病、心脏病、脑血管疾病、高胆固醇血症、高同型半胱氨酸血症与痴呆的发生均有密切关系。消除或控制痴呆发生的危险因素,对痴呆的发生、发展和治疗是极为重要的。

(1) 高血压

高血压的诊断标准定在收缩压≥140 mmHg和(或)舒张压≥90 mmHg,根据血压水平分为正常、正常高值血压和1、2、3级高血压之外,还应根据危险因素、靶器官受损和合并病进行危险分层。

常用的高血压的药物可选择以下几类:包括钙通道阻滞剂(硝苯地平、氨氯地平、尼莫地平等)、血管紧张素转换酶抑制剂(卡托普利、依那普利、贝那普利等)、血管紧张素受体阻滞剂(氯沙坦、缬沙坦等)、利尿剂(氢氯噻嗪、吲哒帕胺等)和β-受体阻滞剂(普萘洛尔、美托洛尔、阿替洛尔等)5类,以及由上述药物组成的固定配比复方制剂。降压治疗药物应用应遵循以下4项原则,即小剂量开始,优先选择长效制剂,联合应用及个体化。

有关研究表明,降压治疗可减少痴呆发生,延缓衰退速度,可使70岁以下的人痴呆患病率降低8%。

(2) 糖尿病

痴呆与糖尿病也密切相关。糖尿病可导致血管损害,甚至阻断血流,影响脑部供血,从而增加脑血管疾病的发病率,是引发血管性痴呆的重要原因。Ⅱ型糖尿病对AD发生发展起重要作用,糖尿病患者发展为AD的概率是同龄同性健康人的2倍。有研究发现AD患者体内的胰岛素和胰岛素生长因子1、2降低;也有人认为AD可能是另一种形式的糖尿病。

糖尿病的医学营养治疗和运动治疗是控制Ⅱ型糖尿病的基本措施。在饮食和运动不能使血糖控制达标时应及时采用包括口服药及胰岛素在内的药物治疗[4]。常用的口服降糖药可分为促胰岛素分泌剂：磺脲类（格列本脲、格列吡嗪、格列齐特）；格列奈类（瑞格列奈和那格列奈）；二肽基肽酶-4（DPP-4）抑制剂（维格列汀、沙格列汀）和非促胰岛素分泌剂：双胍类（二甲双胍、苯乙双胍、丁二胍）；噻唑烷二酮类（TZDS）（吡格列酮、罗格列酮）；α-糖苷酶抑制剂（阿卡波糖、伏格列波糖）。胰岛素按起效时间长短分为超短效胰岛素（如门冬胰岛素诺和锐、赖脯胰岛素优泌乐）、短效胰岛素（如诺和灵R、胰岛素、甘舒霖R）、中效胰岛素（如诺和灵N、优泌林N）及预混胰岛素（如诺和灵30R、诺和灵50R、诺和锐30等）。

（3）心脏病

心和脑在功能上彼此联系，心脑血管病互相影响，心脏病与痴呆密切相关。目前阿尔茨海默病的明确危险因素包括心肌梗死、心房纤颤、充血性心力衰竭等心脏疾患，如有8%心房纤颤患者发生痴呆；26%慢性心功能衰竭患者出现认知损害；42%冠脉搭桥术后的患者出现认知损害。大脑获得良好的血液和氧气供应，对降低患痴呆的风险极其重要。因此积极预防和治疗心血管疾病对于痴呆的防治是有肯定意义的。

（4）脑血管疾病

脑血管疾病不仅能引起血管性痴呆发生，同时还能增加AD发生风险及发病程度。脑缺血可引起脑白质脱失，导致认知功能减退，40%~70%的AD患者脑白质深部有病变。防治脑血管病的危险因素，积极治疗脑血管疾病可使血管性痴呆及阿尔茨海默病的患病率下降。

（5）高胆固醇血症

高胆固醇血症可增加脑血管病的发病率，引起血管性痴呆。因其可导致动脉硬化，形成动脉斑块，使血管狭窄、血流速度减慢。另外高胆固醇血症可引起老年斑（SP）的形成和神经纤维元缠结（NFT），二者是AD的病理基础。积极治疗，服用他汀类降脂药后痴呆的发生率可降低60%~70%。

高胆固醇血症与不良饮食习惯有很大关系，改善饮食结构、加强运动和控制体重是预防高胆固醇血症的最好办法。若控制无效，可适当配合使用降脂药（辛伐他汀、非诺贝特等），但对于降脂药的肝脏不良反应要有足够的重视。

（6）高同型半胱氨酸血症

高同型半胱氨酸血症是痴呆的危险因素，超过14 mmol/L，AD危险性增加1倍，每增加5 mmol/L，AD的危险性增加40%。血中同型半胱氨酸（HCY）越高认知下降越迅速。

高同型半胱氨酸血症需寻找发病原因，对因治疗。由于营养因素导致的，要补充维生素B_6、B_{12}，尽量多吃新鲜蔬菜，生吃尤佳，并限制甲硫氨酸和动物蛋白的摄入量。对于遗传因素导致的，尚未发现合适的治疗方法。

高血压、糖尿病、心脏病、脑血管疾病、高胆固醇血症、高同型半胱氨酸血症是痴呆发生的危险因素，能增加痴呆的发病率并影响发病程度。有研究表明，老年患者基础疾病越多越容易罹患痴呆,因此积极预防和控制这些疾病,对老年人防治痴呆非常重要。

8.1.2.4 痴呆的非药物治疗

【运动疗法】

运动疗法是通过患者自身的力量或借助器械所进行的主动或被动运动,以治疗患者的功能障碍,提高个人的活动能力,从而改善患者的生活质量。

根据运动强度可将适合痴呆患者的运动项目分为三类:

(1)自身放松运动:太极拳、太极剑、散步等。该类项目对痴呆患者最为适用,可消除疲劳,并防治高血压、神经衰弱等。

(2)器械力量运动:沙袋、哑铃及各种肌力练习器等。该类运动可以训练肌肉力量,增强关节功能。对于运动功能消退的血管性痴呆患者,此类项目可以帮助提高日常生活能力。

(3)户外耐力运动:骑自行车、游泳、慢跑、各种球类运动等。此类项目可提高患者的耐力,改善患者的心肺及代谢功能。

运动疗法需注意,要根据患者病情的严重程度合理选择运动项目,尽量选择低技巧性、低危险性的项目,如行走、健身跑,而骑车、游泳等有很强的技巧要求又有一定的危险性,必须有陪护人员在场。痴呆患者进行运动疗法最主要目的就是为了改善日常生活活动能力,防治病情恶化,所以不要强求力量、耐力的锻炼效果。

【作业疗法】

作业疗法,是不同程度丧失生活自理和过去职业能力的患者,应用有目的的、经过选择的作业活动,以维持和改善患者运动技能。

作业疗法对于痴呆患者,不仅可改善其功能活动,还可通过训练尽可能地保留甚至恢复其决断能力及管理日常生活的能力,进而改善患者脑力活动及认知功能。

痴呆患者功能丧失主要表现在认知功能及日常生活能力方面,所以痴呆患者常用的作业疗法从以下两方面入手:

(1)日常生活活动(activities of daily living,ADL)训练:如穿着衣物、使用餐具进食、个人卫生、洗浴、用厕等。训练患者用新的活动方法或应用辅助器具完成日常生活活动。

1)家务活动训练:由简到繁训练患者处理家务的能力,尽量保留甚至重新掌握各项基本技能,如清洗小件衣物、擦桌子、拖地、整理自己房间、做饭等。

2)职业技巧训练:根据患者患病前的工作情况,训练患者做简单的工作或生产劳动,以调整其心理和精神状态,从而给予痴呆患者积极的环境刺激,提高认知水平。

(2)认知训练(cognitive training):针对患者病情,训练记忆力、理解力、注意力、操作能力及判断力等方面的训练。

1)记忆力训练

①瞬时回忆:跟患者说几个不同且没有关联的词语,说完后立即让患者复述,直到不能复述为止。

②短时回忆：经过一两分钟后，再次令患者回忆并复述刚才听到的词语。

③长时回忆：让患者回忆早中晚餐都吃了什么东西，最近几天家里发生过的事情等。

如果能在日常生活中尽可能多地训练患者的记忆力，效果会更好。可以鼓励患者多与家人和邻居交谈，关心家中事情，经常提醒日期和时间的变化。

2）智力训练：是指人认识、理解客观事物并运用知识、经验解决问题的能力，如逻辑联想能力、分析和综合能力、理解和表达能力及社会适应能力等。

①逻辑联想能力训练：如让患者说出香蕉和苹果的区别、鸡和鸭的相同点和不同点。

②分析和综合能力训练：经常让患者作简单物品的归纳和分类。

③理解和表达能力训练：如给患者讲述一些家庭琐事，讲完后让患者描述一遍，并且可以提一些问题让患者回答。

④社会适应能力训练：经常带患者散步，不要使其处于封闭的生活环境，鼓励与邻居交流。

3）定向力训练：定向力包括时间定向、人物定向和空间定向。训练患者时间定向时，可反复向患者讲述季节、年、月、日，使患者逐渐形成时间观念；人物定向训练则应在与患者接触过程中，经常反复地向患者告知需记忆的人物姓名，并要求患者能记忆；空间定向则为对地点的定向，使患者认识卧房、厕所、厨房的位置，可以经常带患者在家附近散步，使患者对居住环境有大体的了解。

4）注意力训练：根据患者的爱好选择其感兴趣的活动，也可指导患者阅读各种有趣的画报、图书、报纸。

作业疗法应遵循以下原则：

第一，因人而异。训练方法的选择须根据患者病情的严重程度。轻度痴呆患者，认知功能和日常生活能力轻度受损，应鼓励其自己完成日常生活，同时督促其经常参加社会活动，接受新鲜事物和信息；对中重度痴呆患者，实施作业疗法时须有人看护，患者自己能进行的活动，应让其独立完成，尽量保留未受损的功能，若患者不能独立完成时，看护人员应以积极、鼓励的态度对待患者。

第二，由简入繁。训练项目应由简单到复杂。首先要从患者不能独立完成的最简单的动作开始训练，看护人员先示范再让其模仿，训练时要循序渐进，不能催促及表现出不耐烦，直至患者可掌握此项活动。如重度痴呆患者，可先训练其拿勺吃饭。

第三，进行作业疗法时最重要的是保持患者的情绪稳定，切不可因其动作缓慢、学习困难而表现出不耐烦，甚至打骂的情况。

【高压氧疗法】

高压氧疗法是一种内科治疗，它是将患者完全关在压力舱中，使用纯氧加压单人舱或压缩空气加压的多人舱，在大于1.4个大气压下呼吸100%氧气的方法。高压氧疗法是一种辅助治疗手法，单独治疗疾病的情况较少，要根据患者的病情，结合不同的药物，才能取得较好的疗效。

高压氧疗法可改善脑组织缺氧状态，提高氧分压及弥散能力，加速侧支循环的建立以及毛细血管的再生,从而改善脑组织的供血状态,有利于缺氧脑区血液循环的恢复,改善痴呆患者症状。

有文献[5]报道,运用高压氧治疗血管性痴呆患者的疗效观察,治疗组采用大型空气加压舱集体治疗,压缩空气加压,稳压在0.25 MPa,戴面罩吸入100%纯氧,每次30分钟×2次,中间休息10分钟,改用空气吸入,每天1次,10次为1疗程,共4个疗程。采用长谷川痴呆量表和临床记忆量表评分进行功能评定。结果显示治疗组与对照组相比有显著性差异($P<0.01$),该法能有效提高血管性痴呆患者的疗效。

治疗期间患者配合应用血管扩张剂及维生素等药物,以及针灸等疗法,综合治疗具有临床疗效"相加"的作用。用高压氧疗法治疗不要轻易放弃,因为对于痴呆患者的治疗,如果疗程短不易达到治疗效果。只要病情有所改善,脑电图有好转,就应坚持治疗。

【心理治疗】

痴呆的治疗过程是漫长的,除了药物疗法、作业疗法、营养补充外,心理治疗也是一个关键。但由于痴呆患者智能的全面衰退,心理疗法有别于其他治疗方法。患者在接受心理治疗时往往不配合,遇到这种情况时必须更加耐心,鼓励患者,保持心情愉悦,进而能收到意想不到的效果。

抑郁、焦虑、激越、躁狂甚至被迫害妄想是痴呆患者常见的心理问题。照料者可以采取相应的治疗措施。对于阴性表现的患者,如抑郁、焦虑、淡漠等,要适当安排患者参加运动(以散步为宜),患者居室要有足够的照明,要耐心倾听患者的叙述,并加以安慰和鼓励。对于阳性表现的患者,如激越、躁狂等,要避免刺激性的语言,保持室内的安静。

痴呆心理疗法的注意事项:首先,一定要理解患者的一些精神症状和性格变化是由疾病所引起的。应给予痴呆患者足够的宽容和尊重,不能因为患者摔打东西或固执不听话,而对其进行人格侮辱。其次,应注意掌握一定的谈话技巧,用通俗易懂的语言鼓励患者,增强其战胜疾病的信心,以促进疾病的稳定和缓解。另外,对存在被迫害妄想症,尤其有冲动、伤人等行为的患者,家中的危险物品要收好,请专人照看,且要及时地以予精神安慰,避免意外发生。

【语言治疗】

痴呆患者常会出现语言功能减退,组成语言的听、说、读、写4个主要方面的功能单独受损或2个以上功能同时受损。由于病变部位不同,临床表现多样,患者的表达、理解、复述、命名、阅读、书写都可能受到损害。

治疗的最终目的是恢复患者的语言交流能力,提高患者的生活质量,减轻家属照料负担。正确的语言康复治疗有以下原则:

首先,语言的治疗要有高度针对性,对听理解困难的患者,要放慢语速并借助手势或物品更生动地描述;对表达能力差的患者,多进行日常口语对话或哼调练习;对复述困难的患者,要先从简单的词句开始,循序渐进,加强复述功能;读写困难者重点进行读书、看报和书写训练;命名性失语治疗重点放在对物品名称命名的训练上,尽量避免患者形容其功能、外形及其他特点而代替命名;其次,训练过程中切不可操之过急,每天安排任务不要太多,循序渐进,贵在坚持,态度一定要温和。过多过重的语言训练反而使患者有抵触。

8.2 痴呆的预防

8.2.1 痴呆的二级预防

痴呆的预防是指预防认知功能正常或出现轻微障碍的个体转化为痴呆患者,这是基于对自然病程的了解,从而选择恰当的干预时间。我们对于痴呆预防的关键就是要关注其危险因素,识别疾病早期的症状。

8.2.1.1 一级预防

痴呆的一级预防是指预防认知功能正常的个体未来发生认知功能障碍,即对于认知正常人群或高危人群采取措施,包括药物、改变生活习惯,以延缓认知功能障碍症状的发生。针对痴呆发生的危险因素,有些因素(如年龄、性别、基因型)无法改变。一些流行病学研究结果已经证实可以改变的危险因素,包括血管性危险因素(如高血压、吸烟、糖尿病、心房颤动和肥胖等)和头部外伤,这些是可以改变的。而保护因素包括应用抗高血压药、非甾体抗炎药、他汀类药物、激素替代治疗、高等教育、节食、锻炼及参与社会益智活动。目前尚无充分、确切的证据表明认知功能正常个体服用降脂类药物、维生素B_{12}、叶酸、维生素E、维生素C、银杏叶提取物、非甾体抗炎药、雌激素、ω-3多不饱和脂肪酸可以减低或显著减缓认知功能衰退。

8.2.1.2 二级预防

痴呆的二级预防是指预防已经发生轻度认知损害但非痴呆的对象发展成为痴呆患者。在这方面研究最多的是MCI患者。Raschetti等对胆碱酯酶抑制剂(包括多奈哌齐、利斯的明和加兰他敏)治疗MCI的实验进行了系统评估,结果显示治疗组2年、3年的转化率与安慰组无显著差异[6]。还有大样本实验结果显示银杏叶提取物对预防MCI向AD转化为阴性结果[7];而非甾体抗炎药罗非考昔对MCI患者也未能延迟其AD发病[8]。目前还没有肯定的可供推荐的痴呆二级预防方案,反而有证据表明ChEI、维生素E、银杏叶提取物和抗炎药无明显帮助。

8.2.2 营养疗法及预防保健

8.2.2.1 有助于预防和控制痴呆的食物

(1)充足的必需脂肪酸

必需脂肪酸是大脑维持正常功能必不可少的营养物质,因此食物中补充足够的必需脂肪酸是极为重要的。常见的食物有花生、核桃,种子食物、种子油以及深海鱼类的必需脂肪酸含量较多,在膳食中可适量增加。

(2)补充维生素

维生素E、维生素C和β-胡萝卜素具有抗氧化的作用,能够延缓衰老,因此膳食中多补充含量丰富的维生素E、维生素C和β-胡萝卜素的食品,对预防痴呆有一定好处。

富含维生素E的食物种类有水果、蔬菜、坚果、瘦肉、乳类、蛋类及压榨植物油等。维生素E含量较丰富的食物有:水果中的猕猴桃;蔬菜中包括菠菜、卷心菜、莴苣、甘薯、山药;坚果中的杏仁、榛子、胡桃仁;压榨植物油包括芝麻、玉米、橄榄、花生等。

富含维生素C的食物:在所有的蔬菜、水果中,维生素C含量都不少。花菜、青辣椒、芥蓝、菜花、猕猴桃、樱桃、橙子、西红柿等均含有丰富的维生素C。

β-胡萝卜素是自然界中最普遍存在也是最稳定的天然色素。许多天然食物,尤其是颜色越强烈的水果或蔬菜,越是富含β-胡萝卜素。如绿叶蔬菜和黄色的、橘色的水果——胡萝卜、菠菜、生菜、马铃薯、番薯、西兰花、哈密瓜和冬瓜等。

(3) 摄取矿物质

矿物质是人体必需元素,钙、镁、钾是细胞内的主要阳离子,是各种酶类的辅助因子,可维持神经肌肉兴奋性和细胞膜的通透性,对人体的中枢神经系统和大脑皮层的高级神经活动有抑制和调节作用,与痴呆的防治也有密切的关系。此外,它还能维护心肌和防治动脉硬化,从而可以增强脑的血流量,有利于AD的防治。

含镁较高的食物:全麦粉、坚果、豆荚类等。

钙最佳食物来源:牛奶、酸奶、杏仁、海带、虾米、南瓜子、煮熟晾干的豆类、卷心菜等。多做体育运动,多晒太阳,有利于钙的吸收。

镁最佳食物来源:谷类、豆类、绿色蔬菜、杏仁、腰果、葡萄干、花生等。

钾最佳食物来源:水果如香蕉,蔬菜如豆瓣菜、芹菜、小黄瓜、萝卜、蜂蜜等。

要使机体获得足量的矿物质,只需注意在日常饮食中补充海产品、豆类及其制品、乳类及各种蔬菜和水果。矿物质如果摄取过多,容易引起过剩症及中毒。所以一定要注意矿物质的适量摄取。

8.2.2.2 调节饮食生活习惯

长期的生活经验及研究显示,许多食品可损害智力,老年人应当加以避免[9]。

(1) 味精

烹调菜肴时,不要放入过多的味精。摄入过多的味精时,脑组织通过酶的转换使谷氨酸生成γ-氨酪酸,使人体中各种神经功能处于抑制状态,而引起眩晕、头痛、恶心、嗜睡、肌肉痉挛等一系列症状;有人还会出现焦躁、心慌意乱、肌肉无力的症状。

(2) 含铝食品

铝会影响人的大脑细胞的神经系统。有研究称,AD患者脑组织铝含量明显高于正常人,研究发现铝可以导致脑组织神经元纤维缠结和老年斑形成。最好不要长期服用含铝高的食物:少吃或不吃使用含铝食品添加剂制作的粉丝、油饼、油条、糕点、面包及饼干等食物;正确使用铝制品炊具,接触酸、碱、盐后都可使铝元素大量地溶解进入食物中,防止摄入过量;最好不用钢丝球擦或用碱和砂子清洁铝炊具。铝是人体非必要微量元素,具有低毒性。

(3) 含铅食品

常见的含铅食品包括松花蛋、罐头食品、爆米花、爆年糕片、水果皮、罐装食品或饮料等。有研究认为,铅能降低脑内去甲肾上腺素、多巴胺和羟色胺的含量,造成神经质传导阻滞,引起记忆力衰退、痴呆症、智力发育障碍等症,不宜过量食用含铅食物,但铅是否会引起痴呆暂无定论。

(4) 烟

吸烟与血管性痴呆的发生有着密切的关系,其可收缩脑内小动脉,从而加速动脉硬化,影响大脑的血液供应。然而目前尚未发现吸烟对痴呆具有影响。

(5) 酒

少量饮酒对心脑血管是有益的,如少量饮用葡萄酒可促进血液循环。但是大量饮酒使血压突然上升,血管破裂则发生脑出血。而长期过量饮酒可严重损害大脑组织和神经组织,出现神经障碍甚至酒精性痴呆。

另外,腌制的食品、霉变的食物、糖精、人工色素和油炸食品等都应尽量少食用。

参考文献

[1] 贾建平,王荫华,魏翠柏等.中国痴呆与认知障碍诊治指南(五):痴呆治疗.中华医学杂志,2011,91(14):940-945.

[2] 孙怡,杨任民,韩景献.实用中西医结合神经病学.北京:人民卫生出版社,2010:794-816.

[3] 甄文凤,马辛.非典型抗精神病药治疗阿尔茨海默病患者伴发痴呆综合征和精神病性症状的研究进展.国外医学:老年医学分册,2009,30(5):196-202.

[4] 中华医学会糖尿病学分会.中国2型糖尿病防治指南(七)——高血糖的药物治疗.中国社区医师,2012,(01):10-18.

[5] 朱爱平.高压氧治疗血管性痴呆患者的疗效观察.中国临床康复,2004,(31):6828.

[6] Raschetti R, Albanese E, Vanacore N, et al. Cholinesterase inhibitors in mild cognitive impairment: a systematic review of randomized trials.PLoS Med,2007,4(11):1818-1828.

[7] Deksoky ST, Williamson JD, Fitzpatrick AL, et al. Ginkgo biloba for prevention of dementia: a randomized controlled trial. JAMA,2008,300(19):2253-2262.

[8] Thal LJ, Ferris SH, Kirby L, et al. A randomized, double-blind, study of rofecoxib in patients with mild cognitive impairment.Neruopsychopharmacology, 2005,30(6):1204-1215.

[9] 顾克敏,曾秘,刘敏等.阿尔茨海默病的营养治疗.临床护理杂志,2005,(6):68-69.

第九章 中医治疗与预防

9.1 辨证论治

9.1.1 脏腑辨证要点

应辨明虚实与主病之脏腑。本虚者,辨明是气血亏虚,还是阴精衰少,阳气匮乏;标实者,辨明是痰浊或痰火为病,还是瘀血、浊毒、气滞为患。本病多虚实夹杂,应分清主次。同时还应详辨主要受病之脏腑。

9.1.2 主要治法及方药

治疗原则:补虚泻实,即补益气血阴阳虚损,兼行气、化痰、活血、解毒为其治疗大法。而对于虚中挟实者,实邪不去之证,贵在乎调。同时在用药上应重视血肉有情之品的应用,以填精补髓。鉴于肾与脑髓的密切关系,补肾成为治疗虚证痴呆的重要一环;另一方面由于本病多虚中挟实,故祛邪同时又当兼顾正气。此外,移情易性,智力和功能训练与锻炼有助于康复与延缓病情。

分证论治(参照田金洲教授主编的《中国痴呆诊疗指南》):

(1)髓海不足

症状:智能减退,记忆力和计算力明显减退,口齿含糊,词不达意,定向不能,失用,重者失认,头晕耳鸣,懒惰思卧,齿枯发焦,腰酸骨软,步行艰难,舌瘦色淡,苔薄白,脉沉细弱。

治法:补肾益髓,填精养神。

方药:七福饮(明·张景岳《景岳全书》卷五十一)。若尚嫌填补脑髓之力不足,可选加鹿角胶、龟板胶、阿胶、紫河车等血肉有情之品,以填精补髓。本病为渐进性疾病,疗程较长,故也可以本方制蜜丸或膏滋以图缓治,或用河车大造丸大补精髓。

(2)脾肾两虚

症状:表情呆滞,沉默寡言,行动迟缓,记忆减退,失认失算,伴气短懒言,肌肉萎缩,食少纳呆,口涎外溢,腰膝酸软,或四肢不温,腹痛喜按,泄泻,舌质淡白,舌体胖大苔白,或舌红苔少或无苔,脉沉细弱。

治法:补肾健脾,益气生精。

方药:还少丹(宋·洪遵《洪氏集验方》卷一)。若偏于脾肾阳虚为主者,方用金匮肾气丸加减,酌情加入干姜、黄芪、伏龙干、白豆蔻等;若兼脾胃阴虚者,可加用天花粉、玉竹、石斛等滋养脾胃之阴的药物;如兼有肌肉萎缩,气短乏力较甚者,可配伍紫河车、阿胶、川断、杜仲、鸡血藤、首乌、黄芪等。若伴有腰膝酸软,颧红盗汗,耳鸣如蝉,舌瘦质红,少苔,脉弦细数者,是为肝肾阴虚,可用知柏地黄丸滋养肝肾。

(3)痰浊蒙窍

症状:表情呆钝,智力衰退,或哭笑无常,喃喃自语,或终日无语,呆若木鸡,伴不思饮食,脘腹胀痛,痞满不适,口多涎沫,头重如裹,面色㿠白或不泽,舌质淡,苔白腻,脉细滑。

治法:健脾化浊,豁痰开窍。

方药:洗心汤(清·陈士铎《辨证录》卷四)。若头痛如裹、哭笑无常、喃喃自语、口多涎沫者,痰浊壅塞较著,重用陈皮、半夏,配伍胆南星、莱菔子、佩兰、白豆蔻、全瓜蒌、贝母等豁痰理气之品。若兼痰郁久化火,蒙蔽清窍,扰动心神,症见心烦躁动,言语颠倒,歌笑不休,甚至反喜污秽等,宜用涤痰汤涤痰开窍,并加黄芩、黄连、竹沥以增强清化热痰之力。脾气亏虚明显者,可加党参、茯苓、黄芪、白术、山药、麦芽、砂仁等健脾益气之品,以断生痰之源。

(4)瘀血内阻

症状:表情迟钝,言语不利,善忘,易惊恐,或思维异常,行为古怪,伴肌肤甲错,口干不欲饮,双目晦暗,舌质暗或有瘀点瘀斑,舌苔薄白,脉细涩或细弦。

治法:活血化瘀,开窍醒脑。

方药:通窍活血汤(清·王清任《医林改错》卷上)。若久病气血不足,可适当减少破血药物,加党参、黄芪、熟地、当归以补益气血。若瘀血日久血虚明显者,除重用生地、当归外,尚宜配伍鸡血藤、阿胶、鳖甲、制首乌、紫河车等品以补血活血;若瘀血日久,郁而化热者,症见头痛、呕恶、舌红苔黄等,加丹参、丹皮、夏枯草、竹茹等清热凉血、清肝和胃之品。

(5)气血不足

症状:表情呆滞,沉默寡言,记忆减退,失认失算,词不达意,伴头晕目眩,少气懒言,乏力自汗,不思饮食,四肢不温,面色淡白或萎黄,心悸失眠,舌淡而嫩,苔白边有齿痕,脉细弱。

治法:益气养血安神。

方药:归脾汤(明·薛己《正体类要》卷下方)。如伴有不思饮食,大便不畅明显者,可加助脾气、畅气机的焦三仙、枳壳等药,同时可使补气血之药补而不滞,得以流通。

(6)心肝火盛

症状:表情呆钝,智力衰退,遇事善忘,或心中烦怒,甚则狂躁谵语,夜寐不安,溲黄便干,脉数有力;或见胁肋灼痛,急躁易怒,头晕胀痛,面红目赤,口苦口干,舌红或绛,苔黄或黄腻,脉弦数或弦滑。

治法：清心平肝，安神定志。

方药：天麻钩藤饮（胡光慈《杂病证治新义》）。该方适用于以肝阳上亢表现为主者，如以心火盛为主者，则应去钩藤、石决明等清肝之品，加用黄连、莲子心、栀子等清心火之品；如兼急躁易怒者，可加用龙胆、莲子心、丹参、合欢皮等清心肝火之类；如伴肢体麻木或半身不遂者，加用地龙、羌活、桑枝等以疏通经络。此证常多为本虚患者的标实表现，周期较短，而苦寒之品的应用以祛邪为目的，权宜之计，症消即可，不宜久服，以防伤阴[1]。

(7) 毒损脑络

症状：表情呆钝，智力衰退，失认，失用，或面红目赤，口中秽臭，躁狂谵语，或心烦躁动，言语颠倒，头晕目眩，或见语言错乱，哭笑无常，喜笑不休，甚至反喜污秽，不避亲疏，狂躁妄动，打人毁物，力逾常人，舌红或绛或暗，苔黄腻或见秽浊，脉滑数或弦数。

治法：清热排毒，通络透邪。

方药：黄连解毒汤（唐·王焘《外台秘要》卷一）。如为痰浊化热，可加菖蒲、胆星、竹茹、天竺黄等豁痰化痰之品；如有热结便秘之症，可加大黄、芒硝、全瓜蒌等清泻通腑之类；如热毒入营，神智错乱，可加生地、水牛角粉、丹皮、玄参或合用安宫牛黄丸清营解毒开窍。

9.1.3 三焦论治

我们认为老年痴呆是由于随着人体衰老，脏腑气化功能日趋低下，无论上焦心肺、中焦脾胃、下焦肝肾中的任何一个脏（腑）气化功能出现异常，都可最终导致三焦整体气化失常，气血津液升降出入的通道不畅，从而内生风、火、湿、热诸邪及痰、瘀、浊毒等病理产物，而正是脏腑功能低下及其导致的这些病理产物引起老年期痴呆，因此我们提出三焦气化失调是本病的根本病机，其属本虚标实。因此在临床实际诊疗过程中，我们采用三焦辨证与脏腑辨证相结合的形式对老年痴呆进行辨证论治。在"三焦气化失司-痴呆"相关说理论指导下笔者研制出经验组方黄地散，其治疗原则为疏调三焦，行气调血，基本方为：生地黄、黄精、佩兰、砂仁、当归、首乌。该方重用生地黄、黄精为君药，黄精补气养阴，健脾、润肺、益肾，具有补益三焦之功；生地黄养阴生津，具有调理阴阳之效。当归，归心、肝、脾三经，调补三焦精血，是为臣药；制何首乌补益下焦精血，佩兰、砂仁两味具有醒脾之效，健运脾胃，三味均为佐药。同时佩兰、砂仁还可致诸药补而不腻，调畅气机。该组方具有通调三焦、健运脾胃、补益精血之功，使三焦作为气、血、津液、精生化之所泉源不断，使三焦作为气血津液精升降出入的通道畅通，使诸气生化得其所，升降畅达至其位，从而调节三焦的气化功能。

(1) 上焦突出证

症状：除表情呆钝，智力衰退，喃喃自语，举止失常，遇事善忘外，以心肺系症状为主，心中烦怒，夜寐不安，甚则狂躁谵语，哭笑无常，打人毁物，面赤口渴，溲黄便干，舌尖红绛，脉数有力；或心悸咳喘，气短乏力，动则尤甚，胸闷，痰液清稀，身重困倦，面色㿠白，头晕神疲，自汗声怯，舌淡苔白或腻，脉沉弱或沉滑。

方药:黄地散加减。如为心火炽盛,痰闭清窍加用黄连10 g、莲子心10 g、黄芩10 g、栀子10 g、青礞石15 g、沉香5 g、大黄10 g;如为心肺气虚,心神失养加用柏子仁10 g、酸枣仁30 g、茯神15 g、龙眼肉10 g、菖蒲10 g、郁金10 g、远志10 g。

(2)中焦突出证

症状:除表情呆钝,智力衰退,遇事善忘外,以中焦脾胃系症状为主,或脘腹痞闷胀,食后尤甚,便溏,泛恶欲吐,默默不欲饮食,呆若木鸡,口淡不渴,头身困重,舌淡苔白,脉弱;或面色苍白,畏寒肢冷,腰膝或下腹冷痛,久泻久痢,或下利清谷,或小便不利,面浮肢肿,舌淡胖,苔白滑,脉沉细。

方药:黄地散加减。如为脾虚湿盛,胃失和降加用茯苓15 g、山药10 g、厚朴10 g、荷梗10 g、荷叶10 g、白术10 g;如为脾肾阳虚,气血虚弱加用附子5 g、肉桂5 g、淫羊藿10 g、山萸肉15 g、巴戟天15 g、肉苁蓉15 g。

(3)下焦突出证

症状:除表情呆钝,智力衰退,遇事善忘外,以下焦肝肾系症状为主,或头晕目眩,耳鸣健忘,失眠多梦,咽干口燥,腰膝酸软,五心烦热,颧红盗汗,舌红少苔,脉细数;或胸胁或少腹胀闷窜痛,并兼见痞块刺痛拒按,喜太息,情志抑郁或急躁易怒,舌质紫暗或有紫斑,脉弦涩。

方药:黄地散加减。如属肝肾亏虚,脑络失养加用山茱萸15g、巴戟天15 g、肉苁蓉15g、杜仲15 g、核桃仁15 g、知母15 g;如属肝气郁结,气滞血瘀加用柴胡10 g、厚朴10 g、枳壳10 g、川楝子10 g、川芎10 g、赤芍10 g。

9.2 三焦气化失司衰老相关论

9.2.1 三焦气化失司–痴呆相关说

笔者基于30余载中医防治老年病的基础研究和临床实践工作,提出了"三焦气化失司衰老相关论",认为三焦气化失常是衰老的根本机制和众多老年病的关键病机,主张从调理三焦气化的角度延缓衰老和防治老年病,提出"益气调血、扶本培元"的治疗法则,创立了三焦针法(原"益气调血,扶本培元"针法),并将其应用于老年期痴呆等多种老年性疾患的治疗中,取得了良好的疗效。

《内经》记载"气化于人,关乎寿夭",气化作为生命活动的标志贯穿于生命始终,气机与气化二者统一是生命活动的根本。一方面,机体只有通过气的不断升降出入运动,才能吐故纳新,生化不息,维持正常的新陈代谢;另一方面,机体只有通过脏腑气化功能,把纳入体内的水谷和清气转化为精、气、血、津液等自身物质,才能激发和推动各项生理活动,各脏腑之气的升降开阖才能正常协调,经络的流注、气血津液的运行输布才能畅通无阻。同时,只有通过脏腑气化功能,把体内的代谢产物排出体外,使"浊阴出下窍"方能"清阳出上窍",吐故方能纳新,从而维持气机升降出入的正常和阴阳平衡。

率先明确提出"三焦气化"的是明代医家赵献可,但其认识局限于小便的生成和排泄,而"三焦气化"是一个涉及上、中、下三焦,以及心、肝、肺、脾、肾多脏的复杂过程。张锡纯在此基础上进一步发挥,提出人生之气化以三焦部位为总纲,"人之一身,皆气所撑悬也。此气在下焦为元气,在中焦为中气,在上焦为大气"(《医学衷中参西录》)。

笔者将三焦的生理功能归纳为三点:

(1)三焦是气血津液精升降出入的通道。脏腑形骸能获阳气温煦、阴津濡泽,须凭借三焦为其通路,"三焦通则内外左右上下皆通"(《中藏经》)。卫气"循皮肤之中,分肉之间,熏于肓膜,散于胸腹"(《素问·痹论篇》),肺吸入之清气、脾胃腐熟之谷气、肾生化之精气依赖三焦通达五脏六腑、四肢百骸。"饮入于胃,游溢精气,上输于脾,脾气散精,上归于肺,通调水道,下输膀胱,水精四布,五经并行"(《素问·经脉别论篇》),说明津液的敷布亦以三焦为通道。

(2)三焦是气、血、津液、精生化之所。《灵枢·五癃津液别》中记载:"三焦出气,以温肌肉,充皮肤,为其津,其流而不行者为液。"说明三焦是气化进行的场所,它为脏腑功能活动提供必要的空间条件,气血精津得以在此生成和相互转化。宗气积于上焦,营气出于中焦,卫气出于下焦,正所谓"三焦出气"。中焦"泌糟粕,蒸津液,化其精微"(《灵枢·营卫生会》),"受气取汁,变化而赤,是谓血"(《灵枢·决气》),说明中焦是腐熟运化水谷、化生营卫气血之地;"上焦升发,宣五谷味,熏肤充身泽毛,若雾露之溉,是谓气"(《灵枢·决气》),说明上焦是宗气化生和聚积之处;"下焦者,别回肠,注入膀胱而渗入焉"(《灵枢·营卫生会》),说明下焦是排泄水液糟粕之所。另外,肝肾居于下焦,肝主藏血,肾主藏精,肝肾同源,故下焦为精血贮藏之处。不仅如此,先天之精并非取之不尽,用之不竭,也需后天气血化生来补充,此化生之处应为肾,故肾藏精又化精,此精补充输布全身。

(3)五脏通过三焦气化相联系,是生命活动之本。五脏除了以五行所属派生的相生相克关系之外,气化将它们联系在一起以维持人体正常的生命活动。三焦作为气化之总司,总领五脏六腑的功能活动。元气为生命之根本,根于脐下肾间,由肾中先天之精所化,赖元阴滋养濡润,阴平阳秘,始得生生不息。在肝主升发的作用下,肾元之气温煦推动中焦脾胃的运化腐熟功能,并得水谷之气的滋养,出于上焦,与肺系吸入的天阳之气相合。宗气积于胸中,贯于心脉,推动肺的呼吸和心血的运行;又在肺主宣发、肃降的作用下,上至脑髓、四肢百骸,下行归肾,阳得阴济,周而复始。

只有三焦气化功能正常、气血津液升降出入的路径通畅,才能保证人体健康无病。然而伴随着生命的进程,脏腑气化功能日趋低下,无论上焦心肺、中焦脾胃、下焦肝肾中的任何一个脏(腑)气化功能出现异常,都可最终导致三焦整体气化失常,气血津液升降出入的通道不畅,从而内生风、火、湿、热诸邪及痰、瘀、浊毒等病理产物,而正是脏腑功能低下及其导致的这些病理产物引起老年期痴呆等诸多病症,因此三焦气化失常是老年期痴呆的根本机制。

我们观察了450例老年期痴呆患者,发现412例(占91.6%)有上焦心肺的症候,364例(占80.9%)有中焦脾胃的症候,426例(占94.7%)有下焦肝肾的症候,且有两焦症候者346例(占

76.9%),有三焦证候者327例(占72.7%)。这些数据表明,老年痴呆不是某单一因素所导致的单一脏器病变,而是涉及上、中、下三焦多个脏腑。因此,我们认为老年痴呆是由于衰老导致三焦气化失常,气血精津衰败,痰瘀浊毒滋生,阴阳失调,"阳气者,精则养神",清阳不升则神失所养,浊阴不降则神明被扰,病损元神,发为痴呆。所谓老年痴呆从肾论治、从心论治、从肝论治、从胆论治、从腑实论治、从痰论治、从瘀论治、从浊毒论治等诸多观点,都只是对三焦整体气化失常当中某一发病环节的个别侧重。

9.2.2 "三焦针法"的确立与研究

在"三焦气化失司导致痴呆"的理论指导下创立了"益气调血、扶本培元"的治疗法则及三焦针法(原"益气调血,扶本培元"针法)。该针法从调理三焦气化角度防治老年期痴呆,取穴为膻中、中脘、气海、外关、血海、足三里,重在"疏调三焦、行气活血、蠲化痰浊",使道即通,诸气生化得其所,升降畅达至其位,实为"以通为补"之法。膻中意在疏利上焦气化,调补宗气,以行气血;中脘、足三里意在促进中焦气化,益气和中,以生气血,化痰浊;气海意在总调下焦气化,培补、振奋和升发元气,外关通调三焦。膻中、中脘、气海皆在腹部阴经,寓有"从阴引阳"之意。五穴通过调节三焦各部的气机,进而调节三焦各部所属脏腑的气机,既各司其气,又上下贯通,融为一体,协调共济,以保证全身气化功能的通畅条达,加之血海的行血养血,共同维持其"上焦如雾、中焦如沤、下焦如渎"的生理状态,使全身气机流畅,气化守常,共奏益气调血、扶本培元之功,以恢复脑的正常智能状态。临床及基础研究均已证实,该针法对于脑老化有确切疗效。相关研究工作受到国内外专家普遍认可,先后获得国家973计划项目、国家自然科学基金重点项目、天津市社会发展计划项目等多项资助,其研究成果获教育部科技进步一等奖、天津市科技进步二等奖、中华中医药学会科学技术三等奖等多项奖项,并发表相关论文70余篇,其中SCI收录14篇。

9.2.2.1 临床研究

临床研究证实,该针法治疗老年期痴呆具有确切的疗效,可显著改善痴呆患者的认知能力和生活自理能力,长期疗效均优于西药,安全性良好,无副作用,并能改善全身的功能状态,降低医疗成本和社会负担。

(1)对血管性痴呆患者(VD):①与喜德镇47.3%的有效率相比,针刺组有效率达80.0%,显效率50.9%。6个月后随访,针刺有效率维持在74.1%,显效率51.9%,明显优于喜德镇,其智能状态和生活能力显著提高,并且能维持在一个良好的状态。②该针法可显著改善VD患者的记忆力、定向力、计算力;尤其是对定向力的改善具有特别显著的效果,明显优于对照组,但对语言能力的影响不明显。③该针法可显著改善患者的日常生活能力,明显优于喜德镇。④痴呆程度对疗效影响明显。该针法对治疗轻、中度VD疗效显著,对重度VD疗效不显著;病程长短、发病次数和不同证型(肝阳上亢、肾精亏虚、痰浊阻窍、瘀血内阻和热毒内盛)对疗效影响不明显。不同证型对疗效无明显影响,提示与该针法从气论治、调节三焦气化失司有关。

(2)对老年期痴呆患者(AD):①针刺组的有效率为68.89%,安理申的有效率为64.44%,两组无显著差异($P>0.05$)。6个月后随访,针刺组的有效率维持在44.4%,而安理申对照组的有效率维持在26.7%,明显优于安理申($P<0.01$),表明该针法治疗AD的作用维持较久。②该针法可显著改善AD患者的记忆力、定向力,随访时明显优于对照组,对计算力、语言能力无明显影响。③该针法可显著改善患者的日常生活能力,随访时明显优于对照组。

9.2.2.2 基础研究

在取得确切临床疗效的基础上,以目前公认的日本快速老化鼠(Senescence Accelerated Mouse, SAM)为研究对象,展开了一系列基础实验研究[2-7]。

(1)延长寿命研究:通过对动物寿命研究显示,一周针刺两次及针刺15天休息1个月均能显著延长快速老化痴呆鼠SAM P10的寿命,以一周针刺两次为最佳,可延长平均寿命11%,最大寿命24%。

(2)改善记忆:Morris水迷宫等行为学研究表明,该针法可显著改善SAMP8和SAMP10鼠空间记忆的获得和保持以及再学习能力、思维能力和分析判断能力,对痴呆动物的整体认知功能均有改善作用。

(3)促进脑细胞增殖:神经病理学研究表明,针刺可明显减少SAM P8鼠海马神经元的丢失和胶质细胞的异常增殖,维持两者的平衡;促进其脑内新生细胞的增殖和迁移。

(4)调控基因:基因组学研究显示,伴随快速老化,SAMP10前脑、皮层和海马基因表达谱发生了显著的异常变化,且以下调占绝对优势。这些基因可分为12类不同的功能群,涉及应激反应、DNA合成、重组、修复、神经营养因子及受体、凋亡、信号传导、细胞骨架蛋白、突触蛋白、转录调节因子、周期蛋白等。说明脑衰老是多因素共同作用的结果。而针刺可良性调节其表达,部分或全部逆转衰老对基因表达的不良影响,表明针刺是多途径、多层次、多靶点的整体调整作用,其良性调节作用是综合作用的结果。

9.2.2.3 "三焦针法"操作方法

主穴:膻中、中脘、气海、血海(双)、足三里(双)、外关(双)。

针刺方法:选用华佗牌1.5寸针灸针。膻中,针尖向上斜刺0.2~0.5寸,施小幅度高频率捻转补法30秒;中脘,直刺0.5~1.0寸,施小幅度高频率捻转补法30秒;气海,直刺0.8~1.0寸,施小幅度高频率捻转补法30秒;血海,直刺1.0~1.5寸,施大幅度低频率捻转泻法30秒;足三里,直刺0.5~1.0寸,施小幅度高频率捻转补法30秒;外关,直刺0.5~1.0寸,施平补平泻捻转手法30秒。

配穴:肝肾亏虚加复溜、中封(补法);

肝阳上亢加太冲、阳辅(泻法);

脾胃虚弱加阴陵泉、梁门(补法);

痰浊壅盛加丰隆(泻法)、阳陵泉(补法);

心火炽盛加神门、腕骨(平补平泻);

失眠多梦加百会、四神聪(平补平泻)。

9.3 中成药治疗

9.3.1 金思维(GETO)

主要由菟丝子、枸杞子、桑葚、全瓜蒌、竹沥、酒大黄、肉苁蓉等组成,具有化痰补肾,通腑降浊作用。田金洲等[8]观察了轻度认知损害患者75例,随机分为中药观察组30例、阳性对照组30例、安慰剂组15例。采用单盲双模拟对照法,观察组口服金思维丸,阳性对照组口服吡拉西坦片,安慰剂组口服安慰剂,分别在基线点和终末点(服药3个月后)以及随访点(停药1年后)进行神经心理学评价。用简易精神状态检查表(MMSE)和Bristol最新神经心理学成套量表的记忆部分项目评价记忆状态。结果:金思维组3个月后MMSE分值从27.50±1.68提高到28.27±1.70,1年后降至26.90±1.90,但与安慰剂组26.33±1.03比较仍有显著性差异($P<0.05$),与吡拉西坦组比较无显著性意义。1年后,金思维组词语记忆积分从68.73±28.74显著性提高到87.33±29.78,与安慰剂组比较有非常显著性差异($P<0.01$);记忆总分也从78.23±28.98提高到93.53±35.56,明显高于吡拉西坦组($P<0.05$)和安慰剂组($P<0.01$)。

结论:金思维具有改善和延缓轻度认知损害老年患者记忆衰退的作用,且与吡拉西坦疗效近似。

9.3.2 天智颗粒

主要成分为天麻、钩藤、石决明、杜仲、桑寄生、茯神、首乌藤、槐花、栀子、黄芩、川牛膝、益母草。具有平肝潜阳、补益肝肾、益智安神之功效,用于肝阳上亢的中风引起的智能减退,记忆力差,思维迟缓,定向力差,计算力差,理解多误,伴头晕目眩、头痛、烦躁易怒、失眠、口苦咽干、腰膝酸软等,即肝阳上亢的轻、中度血管性痴呆属上述证候者。临床前期药理试验表明,本品可降低实验性血瘀模型大鼠的血浆黏度、全血黏度、还原黏度,可增强缺血再灌注小鼠的记忆获得能力。避暗试验表明本品对东莨菪碱所致大鼠记忆获得障碍有一定的改善作用。跳台试验表明本品对乙醇所致小鼠记忆巩固障碍有一定的改善作用。本品还可降低大鼠心、肝过氧化脂质(LPO)含量,并对血清超氧化物歧化酶(SOD)水平有一定提高作用。朱爱华等[9]采用随机平行双盲双模拟对照试验的研究方法,对120例VD患者按计划分组投药,治疗组70例(口服天智颗粒),对照组50例(口服都可喜),疗程为60天,并在治疗前后分别采用简易精神状态检查表(MMSE)和Blessed行为量表(BBS)对认知功能和行为能力进行评估。结果表明,天智颗粒和都可喜均可以明显改善血管性痴呆患者的各项认知功能和行为能力的积分($P<0.01$),对痴呆的总体疗效和对记忆、认知的作用两药物效果相近($P>0.05$),在行为能力的改善方面,天智颗粒的作用明显优于都可喜($P<0.05$)。

结论:天智颗粒对痴呆有确切的疗效,同时在改善全身功能状况和减轻周边症状方面有明显作用,可以提高患者的生存质量。

9.3.3 银杏叶片

主要成分为银杏叶提取物,具有活血化瘀、通脉疏络的作用,用于血瘀引起的胸痹、中风,症见胸闷、心悸、舌强语塞、半身不遂。谭显靖[10]观察了银杏叶片联合吡拉西坦片对血管性痴呆患者的临床疗效,选择了78例VD患者随机分为两组。治疗组39例,服用银杏叶片和吡拉西坦片;对照组39例,服用吡拉西坦片。两组均进行常规综合治疗,总疗程均为3个月。结果治疗组与对照组的MMSE、长谷川痴呆量表(HDS)检查总有效率对比差异有统计学意义($P<0.05$)。

结论:银杏叶片联合吡拉西坦片治疗血管性痴呆具有良好疗效。

9.3.4 苁蓉总苷胶囊

主要成分为苁蓉总苷,功效为补肾益髓,健脑益智。用于髓海不足证的轻、中度血管性痴呆患者,症见脑血管病后出现的认知功能损伤所表现的智力减退、思维迟钝、健忘、注意力不集中、语言能力和判断力降低、个性改变、日常生活能力的减退、表情呆板、善惊易恐、倦怠思卧、腰膝酸软、脑转耳鸣等。苑斌等[11]评估了苁蓉总苷胶囊对伴有神经精神症状的轻到中度痴呆的影响,采取双盲的方式,入组400例50岁或以上的阿尔茨海默病(AD)或血管性痴呆(VD)患者,随机给予苁蓉总苷胶囊或安慰剂,疗程为22周。结果:SKT测试中苁蓉总苷胶囊治疗组平均提高-3.2分,安慰剂组病情加重平均+1.3分($P<0.01$,双向,ANOVA)。苁蓉总苷胶囊在所有次要测试结果中显示均显著优于安慰剂,包括NPI和日常生活活动量表的测试。结论:试验数据和进一步的证据显示,苁蓉总苷胶囊在治疗痴呆的认知和非认知症状方面疗效好、安全性高。安军明等[12]观察了苁蓉总苷胶囊治疗血管性痴呆(髓海不足证)的疗效,将131例血管性痴呆患者随机分成苁蓉总苷胶囊治疗组99例,喜德镇片对照组32例。通过用药前后安全性指标检测,评价苁蓉总苷胶囊治疗血管性痴呆的安全性,结果苁蓉总苷胶囊在改善血管性痴呆(髓海不足证)患者智能状态、行为能力、日常生活功能水平的疗效与对照药喜德镇片相似,但改善患者的中医证候疗效优于对照药喜德镇片($P<0.05$)。临床研究中未见药物所致的毒副作用及严重不良事件。

结论:苁蓉总苷胶囊是治疗血管性痴呆(髓海不足证)的安全而有效的药物。

9.3.5 复方海蛇胶囊

主要成分为海蛇、海参等,功效为补肾宁心,化痰安神。用于心肾不交兼痰浊的健忘证,症见善忘无记、腰酸腿软、头晕心悸、少寐多梦、纳呆。高平等[13]采用随机、开放试验,将62例患者随机分为治疗组32例和对照组30例,治疗组给予复方海蛇胶囊,对照组给予茴拉西坦,治疗结束后以MMSE、CDR评价,结果显示,治疗组在症状改善上优于对照组($P<0.05$)。

9.3.6 复方活脑素胶囊

主要成分为猪脑、五味子、麦冬、人参、枸杞子、地黄、丹参,功效为补气养血,健脑益智。用于气血亏虚证的健忘患者,症见记忆减退,倦怠乏力,头晕心悸等。郑超英[14]将100例VD患者随机分为治疗组和对照组,治疗组58例服用复方活脑素胶囊,对照组42例服用都可喜,治疗1个月后,评价疗效,治疗组在智能障碍、神经功能缺损方面均有明显改善,中医痴呆证候有较好的改善,疗效优于对照组。

9.3.7 抗脑衰胶囊

主要成分为人参、制何首乌、党参、黄芪、熟地黄、山药、丹参、枸杞子、白芍、远志、茯神、石菖蒲、葛根、酸枣仁、麦冬、龙骨(粉)、香附、菊花、卵磷脂、维生素E、黄芩,具有补肾填精,益气养血,强身健脑的功效。用于因肾精不足,肝气血亏所引起的精神疲惫、失眠多梦、头晕目眩、体乏无力、记忆力减退等症。俞淑文等[15]采用抗脑衰胶囊治疗39例血管性痴呆患者,并对治疗前后患者的智能状态进行对比观察,轻、中度痴呆治疗后MMSE总分及亚项评分均较治疗前有所提高($P<0.05$),不同文化程度患者治疗后MMSE总分及亚项评分亦明显提高($P<0.05$)。

9.4 各家学说

9.4.1 浊毒壅塞说

王氏等[16]在虚、痰、瘀、风、火的基础上提出"浊毒壅塞,玄府郁闭"是血管性痴呆的病理机制,认为老年人脏腑功能渐虚,髓海失却充养,虚气流滞,水津失布,痰瘀内生互结,郁蒸腐化,化生浊毒,结滞脉络,阻闭玄府,精气血津液输布排泄障碍,难以布达,脑失清阳之助,津液之濡,精血之荣,加之风火痰瘀杂于脑髓,使玄府更闭,元神失养,大脑功能全面下降,灵机记性渐失。玄府郁闭贯穿VD病程始终,闭塞甚微决定着病情轻重缓急和预后转归,根据《内经》"疏其血气,令其调达,而致和平"的原则,认为开通玄府,畅达脑部气血运行应为治疗痴呆大法,拟定升降散加人参、首乌、石菖蒲为基本处方。

9.4.2 五脏虚衰说

牛氏等[17]提出老年性痴呆病是以五脏虚衰为内因而引起气血津液郁滞为病理基础的。人至老年,心之气血亏虚,气血津液运行乏力,若离经而行则成瘀成痰,不能将"心主神明"中信息传递于脑,机体的意识、思维活动不能由脑而达到正确的表达,故出现精神恍惚、语无伦次,或目呆神滞,如痴如呆;肝失疏泄,肝气郁滞则易致气血津液壅滞,血不上荣于脑,髓窍失养,神明失用;脾气主升、统体内之血,气血津液郁滞则脾气化生不足,气血之精华不能上走空窍、脑髓失养,血无所摄滞留脑络,久则脑髓枯萎,神明受损;肾精虚衰,气血津液化生乏源,若有郁滞,则灌髓濡脑既乏物质来源,又无运输之通道,脑髓失养日久,则脑之本体阴阳受损。因此治疗时在方法上,第一,要重视气血津液运行状态;第二,要关注各脏腑虚衰情况。治则为行气、活血、理津、消痰而不忘豁郁开滞,补虚而勿忽视脏腑在调解气血津液运行之专长。郁滞致痴呆学说治疗多以清·陈士铎《辨证奇闻》的通郁汤加减为主方,取得了良好的疗效。药方由柴胡、白芍、茯神、人参、熟地、郁金、远志、当归、菖蒲、白芥子、柏子仁、白术组成[18]。

9.4.3 脑络病变说

刘氏等[19]认为脑络病变是老年性痴呆发病的根本,肾气虚、血瘀、痰湿是发病的机制。老年人肾气不足,气虚则推动无力,脏腑功能失调,血液在脉内运行不畅则为瘀血,瘀血阻络则进一步导致络病及各种继发性痰浊瘀血停聚现象,进而脑络瘀阻、络脉受损而脑神失养,出现神智昏聩或痴呆。因此治疗上应以补肾气、化瘀、祛痰湿为主,临床上应用补肾通络汤治疗,组方如下:桑寄生、杜仲、菟丝子、肉苁蓉、怀牛膝、补骨脂、地龙、丹参、桃仁、红花、川芎、赤芍。

9.4.4 神明失用说

林氏等[20]认为痴呆发病的病因病机应从"神病"的角度加以认识,老人脏腑功能衰退,心气不足、心阳不振而神不归宅,痰浊蒙窍,终致神明失用;肾精虚亏,脑失所养则灵机呆钝,因此心肾虚损是老年痴呆的本原所在。由此创立了以调心、补肾为治疗老年痴呆的基本法则。调心当补心益气,振奋心阳佐以化痰开窍;补肾当益肾填精,充补髓海,并以此创立了有效治疗老年痴呆的中药复方调心方、补肾方。调心方由党参、桂枝、石菖蒲、远志等中药组成。补肾方由熟地、枸杞子、山萸肉等组成[21]。

9.4.5 脏腑内伤说

谷氏[22]认为血管性痴呆是由于脏腑内伤,因虚致瘀,痰瘀互结,蕴久生毒,留恋于络所致。本病病因病机特点为:脾肾亏虚为本,风火痰瘀为标,肾气亏虚,髓海不足;脾胃虚弱,湿邪留连;久病入络,痰瘀内结。依据此特点,提出"补肾健脾,活血化痰"的基本治疗法则,并予以辨证辨病,灵活运用。首重补肾,以治病求本;调理脾胃,升清降浊,以巩固后天;泄浊和络,调畅气血,贯穿始终。

张氏[23]认为脾胃虚衰在老年性痴呆发病过程中极为重要。老年人脾胃虚衰,其一易致气血化生无源,"意"失营养,气血不足无力充养肾精,肾精不足,不能充养脑髓,津液不足,无以内渗于骨空而髓减脑消;其二不能为胃行其津液,水湿不运,则聚为痰浊、水饮;其三,因脾主统摄血液,使血液在脉内运行不逸不滞,若脾土一虚,则血液不得脾气之固,逸出脉外,成为离经之血,血液不得脾气之濡,则血少而留瘀;其四,脾具有升清降浊之功,水饮、痰浊、瘀血随气上下,不循常道,闭塞脑窍。因此,脾胃虚衰,必然影响脑的功能,而使情志失衡,神明不清,意智失用而引发痴呆。因此,对于AD的治疗应当以强健脾胃为切要。以脾胃论治痴呆,在历代医家论著中均有体现,宋代严用和在《济生方》中运用归脾汤治疗健忘、少寐、怔忡等症,应用健脾养心以安神之法。清代黄元御在《四圣心源·神精》中将调理脾胃之气作为治疗神志疾病的根本方法。明清时期陈士铎在《辨证录》中专立呆病门,并创洗心汤、转呆丹、还神至圣汤等方剂,其所用诸方均以恢复脾胃枢机为要。

9.4.6 肾精亏虚说

顾氏[24]认为老年痴呆的发病与肾精亏虚密切相关。根据老年痴呆的不同分期,老年痴呆的病机与肾虚精亏关系各有不同。老年痴呆初期的记忆障碍主要是以肾精亏虚为主,使脑髓和神明失养;中期阶段为精虚、痰瘀等实邪乘虚侵犯脑窍,神明逆乱,痰重于瘀;末期痴呆症状达到极限,精虚至极,命门元气衰竭,痰瘀互结,瘀重于痰,阴阳失调加重,最终发展为阴阳离决,精气乃绝,生命活动结束。痴呆以肾精亏虚为本,痰瘀互结为标,治当标本兼顾,予以补肾填精、化痰消瘀开窍为主,治以补肾填精方,主要药物为:何首乌、黄精、生地、熟地、胡桃仁、女贞子、桑葚子、柴胡、郁金、桃仁、丹参、枳实、竹茹。

9.4.7 肺气受损说

魏氏[25]认为肺的生理功能失常在老年性痴呆的发病中占有极重要地位。肺主气,司通调水道,若肺气受损,宗气不足,则不能贯心脉以助血气上达脑而荣神,以致脑失所养;宗气不足,还可使心血运行不畅而形成瘀血;气机升降功能失常,水道不调,则体内易产生一系列的病理产物,如气滞、痰凝等,进而形成血瘀,而"瘀血"和"痰浊",正是引起老年性痴呆的最主要的病理因素。这些病理因素的形成,阻滞经络,气血无法正常充养元神之府,以致脑失所养,神明失用,发生痴呆。另外,肺主肃降失职,与大肠相表里,肺气虚,则大肠传导缓慢,糟粕久留产生浊毒,浊毒上扰清窍,可使智能、记忆受到损害,出现痴呆的表现。因此在治疗中要审证求因,做具体分析。是肺虚为主还是邪实为主,是气虚为主还是阴虚为主,是否兼有腑滞浊留,而相应应用补肺为主,兼以祛邪,或祛邪为主,兼以补肺;补气为主,滋阴为辅,或滋阴为主,补气为辅等方法。如此诸多病情,不一而足,需作具体辨治,并合理运用虚实兼顾,整体调节。其次,需考虑肺与他脏兼病的主次辨证。临床上必须详加辨证,分清标本主次,或治肺兼治他脏,或治他脏兼以治肺,临证不可顾此失彼,有失偏颇,需全面兼顾,整体调节,并有所侧重,突出重点[26]。

9.4.8 养血疏肝说

王氏[27]认为肝在血管性痴呆的预防、治疗及康复阶段均极为重要。肝的疏泄功能影响着"后天之本"脾胃的升清降浊,疏泄异常使脾气无以升,胃气无以降,痰不能化,积聚胸中,盘踞于心外,使神明不清,成为呆病。调肝能充分发挥脾胃游溢精气,灌溉四旁,布散全身的作用,并能化生气血精微,为脑络提供足够的营养,起到益智健脑、预防血管性痴呆发生的作用。血管性痴呆患者多具有明显的认知功能下降和伴发各种精神症状,补肝养血可改善其临床症状。在康复阶段,调肝亦存在重要价值。痴呆患者出现的各种精神症状在漫长的康复阶段,除了有认知功能的障碍,往往有周身乏力、走路不稳、脚底板沉重、行动缓慢、肢体僵直、屈伸不利、手足颤抖、肌肉痉挛等运动协调能力下降的表现,严重影响了患者各项功能的恢复,对本病的康复,以柔肝活筋作为切入点,能改善认知和调节运动两方面的功能,对稳定病情有重要意义。

9.4.9 瘀血内伤说

董氏等[28]认为内伤七情及年老体衰导致瘀血形成,瘀血留滞脑络,阻塞机窍,脑腑之灵机运行不畅,加之瘀血痹阻,脑络不通,肾阴难以上行充髓养脑,以致脑腑失养,神机失用,从而产生老年性痴呆的种种表现。现代研究提示,老年性痴呆的发生与脑的循环障碍及全脑缺血密切相关,并且脑血流障碍、全脑血流量降低的程度与痴呆的严重程度成正比。而血管性痴呆症与瘀血的关系更为密切,是由于脑血管病变如高血压、脑动脉硬化、脑梗死、脑出血等引起脑血液供应障碍,导致脑功能衰退而产生痴呆。因此,痴呆虽总属本虚标实,但以实为主,尤以瘀血为重。气滞、气虚、痰阻、髓亏莫不与瘀血留去休戚相关。瘀血停滞,气机失畅,则疾病由生,故老年性痴呆治法宜活血化瘀、祛邪养正较为妥帖。一些学者[29]拟以化瘀醒脑汤为基本方:赤芍、川芎、当归、桃红、红花、丹参、蒲黄、石菖蒲、郁金,随症加减。

9.4.10 督脉虚弱说

刘氏[30]认为老年性痴呆是以督脉经气虚弱为其本,痰浊、瘀血阻滞为其标,在督脉经气偏衰的情况下,致病因素作用于督脉,导致督脉的经气不利,进而破坏与其联系的经络脏腑的生理功能之协调平衡而致督脉的经气不利,既可影响髓之上汇于脑而致髓海不足,又可使督脉的气血运行不畅而致脑部瘀血形成,从而出现老年性痴呆的病理表现。治以益督通督为要,务使督脉经气调顺。临床用药方面有:鹿角胶、阿胶、鳖甲胶、龟板胶等药物补督脉;鹿角霜、鹿茸、紫河车等温督脉;鹿角片、炙鳖甲等疏督脉;同时配以桃仁、红花等活血通脉、攻逐瘀血;半夏、川贝母等化痰开窍;并少佐冰片、石菖蒲等开窍醒神。从督脉论治老年性痴呆,不但起到了补肾、填髓、益脑之作用,且能壮一身之阳气,恢复日渐减退的经络脏腑的生理功能,并能使心、肝、肾三脏的功能协调。老年性痴呆从督论治,能较快地改善患者的临床症状,提高患者的生存质量。

9.5 针刺疗法

9.5.1 基本治疗[31]

(1)体针治疗

处方:百会 四神聪 太溪 大钟 悬钟 足三里

方义:本病病位在脑,"脑为髓之海"。百会、四神聪均位于巅顶,通过督脉内入络脑,乃局部取穴,以醒脑宁神;肾主骨生髓,补肾即为生髓;太溪、大钟可补肾养髓;悬钟为髓之会,补之亦可补养脑髓,髓海得充,可健脑益智;足三里补益后天、化生气血以助生髓之源。诸穴合用,共奏益肾补髓、健脑醒神之效。

加减:髓海不足者,加肾俞、肝俞、三阴交以补益肝肾,添精益髓;脾肾两虚者加脾俞、膈俞、太白、肾俞以补脾益肾;痰浊蒙窍者加丰隆、中脘以蠲化痰浊;瘀血内阻者加膈俞、血海、水沟以活血化瘀通窍。

操作:各腧穴均常规针刺;四神聪刺向百会穴;百会针后加灸(重灸20分钟以上),使患者感到艾灸热力达到颅内和穴位深层。每天或隔天治疗1次。

(2)头针治疗

取顶中线、额中线、颞前线、颞后线。每次选2~3穴,毫针强刺激;还可配合使用电针,疏密波中强度刺激。

(3)耳针治疗

取心、肝、肾、枕、脑点、神门、肾上腺。每次选用3~5穴,毫针浅刺、轻刺,留针30分钟;也可用王不留行籽贴压。

9.5.2 特色疗法

赖新生[32]采用四神针(百会左右前后各旁开1.5寸)、智三针(本神、神庭)、水沟为主穴,配神门、后溪、足三里、太溪治疗血管性痴呆30例,操作:针刺穴位常规消毒,以28号或30号1.5寸华佗牌不锈钢毫针,四神针、智三针用平刺法,进针0.8~1寸,捻转得气后连接G6805-1型电针治疗仪,连续波,45次/分钟,电流强度以患者能耐受为度。留针45分钟,每隔15分钟行针1次,施以提插捻转手法。每日1次,12次为1疗程,休息3天,再行第2疗程,共需3个疗程。同时设口服西药茴拉西坦对照组30例相比较。结果:针刺组总有效率为86.7%,对照组总有效率为63.3%,针刺组疗效明显优于对照组($P<0.05$)。

孙忠人等[33]以"原络通经针法"治疗VD。取穴:百会、大椎、膻中、关元、神门(心经之原穴)、太溪(肾经之原穴)、飞扬(膀胱经之络穴)、太白(脾经之原穴)、丰隆(胃经之络穴)、风池、本神、曲池、太冲(肝经之原穴)。患者取半卧位,在针刺得气后,留针30分钟,其间每10分钟行针1次。按照"祛瘀通经、补虚泻实"的原则,对上述穴位施以不同补泻手法。偏于虚证:用补法,并对关元、太溪、太白3穴施以雀啄灸法。偏于实证:用泻法,并于每日出针轮流选取大椎、丰隆、曲池3穴中的任1穴,刺络放血。每日治疗1次,每6日休息1次,60日为1疗程。同时还开展了以原络配穴为主、联合都可喜的治疗。对照单纯用都可喜的66例血管性痴呆(VD)患者的观察[34],结果发现:观察组能够提高血管性痴呆患者MMSE、HDS-R的评分,改善ADL评分,临床总有效率为85.3%,与对照组比较其差异有统计学意义($P<0.05$)。证明原络配穴为主、联合都可喜的治疗可改善VD患者的智能水平,恢复生活自理能力,近期疗效优于单纯都可喜的治疗。

杨骏等[35]以辨经刺井配合颞三针治疗血管性痴呆。主穴:百会、四神聪、神庭、本神、颞三针、膻中、中脘、气海、血海、足三里、外关。辨证配穴:肾虚髓减型取肾经、肝经、脾经井穴(涌泉、隐白、大敦)、绝骨;心肝阴虚型取肝经、心经井穴(大敦、少冲);心脾两虚型取心经、脾经、胃经井穴(少冲、隐白、厉兑);痰浊阻窍型取脾经、胃经、胆经井穴(隐白、厉兑、至阴)、丰隆;

气滞血瘀型取胃经、肝经、胆经井穴(隐白、大敦)。操作手法:头穴为平刺,针刺得气后以180~200次/秒的频率捻转2分钟,分别在进针后第10分钟、第20分钟行针2次,共留针30分钟。膻中,针尖向上斜刺0.2~0.5寸,施小幅度高频率捻转补法30秒;中脘,直刺1.5寸,施小幅度高频率捻转补法30秒;气海,直刺0.8~1.0寸,施小幅度高频率捻转补法30秒;血海,直刺1.0~1.5寸,施大幅度低频率捻转泻法30秒;足三里,直刺0.5~1.0寸,施小幅度高频率捻转补法30秒;外关,直刺0.5~1寸,施平补平泻捻转手法30秒;丰隆,直刺0.5~1.2寸,施大幅度低频率捻转泻法30秒;绝骨,直刺0.5~0.8寸,施小幅度高频率捻转补法30秒;相关井穴:浅刺0.1寸,施平补平泻捻转手法30秒;上述穴位均留针30分钟。每日1次,每周针5次,6周为1疗程。在临床试验中,治疗组采用上述针法,对照组口服茴拉西坦,每次100 mg,每日3次,共计6周。结果显示,治疗组较对照组在MMSE评分、BBS评分、ADL评分、中医症候量表积分方面均有统计学意义($P<0.05$)。

欧阳顾等[36]采用补肾益髓法治疗16例老年性痴呆患者,针刺穴取百会或四神聪、肾俞为主穴,太冲、关元、三阴交及足三里为配穴,并在主穴上接电针施以连续波,频率为2~4次/秒,强度以穴位局部肌肉可见抽动及患者感到舒适能耐受为度,留针30分钟,每日1次,针6日停1日。对照组14例,口服尼莫地平,每次20~40 mg,每日3次。两组连续治疗8周后观察疗效,分别采用长谷川量表(HDS)、韦氏记忆量表(WMS)、日常生活能力量表(ADL)及临床疗效总评量表(CGI)进行测评,结果发现针刺组临床总体疗效与尼莫地平组比较无显著差异,提示针刺治疗老年性痴呆临床疗效确切。

9.6 激越的中医辨证施治

痴呆是由于脑功能障碍而产生的获得性、全面性、持续性的智能障碍综合征,除认知功能障碍外,还伴有精神行为等问题,其中激越行为是痴呆最常见的行为问题。激越在中医学中应属于"癫"、"狂"证范畴。

9.6.1 辨证要点

首先区分癫证与狂证:癫证表情淡漠,喜静而恶动,沉默寡言或喃喃自语,语无伦次;狂证情绪高涨,喜动而恶静,呼号骂詈,动辄伤人伤己,不避亲疏。其次辨明病性虚实及受病之脏腑:虚证可见肾精亏虚,气血阴阳不足;实证可见气滞、痰结、郁火、瘀血等。本病多虚实夹杂,癫证多为气郁、痰阻、血瘀,主要累及心脾;狂证多为火郁、痰壅、热瘀,主要累及肝肾,以致水火不济、阴虚火旺。

9.6.2 治疗原则

虚者,应以滋补脾肾,养血滋阴,调理阴阳为主;邪实者则以理气解郁,泻火涤痰,化瘀通窍为主。

9.6.3 证治分类

(1) 痰气郁结证

症状：表情淡漠，沉默痴呆，喃喃自语或语无伦次，秽洁不分，喜怒无常，舌红苔白腻，脉弦滑。

治法：理气解郁，化痰醒神。

代表方：逍遥散（宋·《太平惠民和剂局方》）合涤痰汤（明·方贤《奇效良方》）加减。

处方：柴胡10 g、白芍10 g、当归10 g、茯苓10 g、白术10 g、炙甘草6 g、清半夏10 g、枳实10 g、陈皮10 g、竹茹10 g、胆南星10 g、石菖蒲10 g、生地10 g、生姜6 g。

方解：柴胡、白芍、当归、生地以疏肝养血；茯苓、白术、生姜以健脾和胃益气；枳实以理气解郁；半夏、陈皮、胆南星、竹茹以化痰理气；石菖蒲以解郁醒神。

加减：气滞较重者加厚朴10 g、木香10 g，以行气导滞；肝郁较重者加柴胡至15 g、郁金10 g、香附10 g，以疏肝解郁；痴呆较重者加石菖蒲至20 g、远志10 g，以祛痰开窍；伴有血瘀者加川芎10 g、红花10 g、桃仁10 g，以活血祛瘀。

(2) 痰热瘀结证

症状：性情急躁，狂乱无知，号叫骂詈，不避亲疏，多言不序，妄见妄闻，或登高而歌、弃衣而走，舌暗淡少苔或苔薄黄，脉细涩或弦细。

治法：理气活血，豁痰祛瘀。

代表方：癫狂梦醒汤（清·王清任《医林改错》）加减。

处方：桃仁20 g、柴胡10 g、香附6 g、赤芍10 g、半夏6 g、大腹皮10 g、青皮6 g、陈皮10 g、桑白皮10 g、苏子12 g、甘草15 g、黄连10 g。

方解：桃仁、赤芍以活血化瘀；半夏、陈皮、苏子以豁痰理气；柴胡、香附以疏肝理气；桑白皮、黄连以清热；青皮、大腹皮以调理三焦气机；甘草以缓急建中。

加减：血瘀加重者加丹参10 g、当归10 g、生地10 g、川芎10 g，以凉血活血；痰重者加胆南星10 g、竹茹10 g，以化痰清热；热重者加黄芩10 g、栀子10 g，以泻火热。

(3) 阴虚火旺证

症状：形瘦，寝不能安，烦闷焦躁，音声不稳，时亢时低，妄言妄为，时作时止，口干便难，舌红无苔，或有裂痕，脉细数。

治法：滋阴潜阳，交通心肾。

代表方：二阴煎（明·张介宾《景岳全书》）合交泰丸（明·韩懋《韩氏医通》）加减。

处方：生地10 g、麦冬10 g、酸枣仁15 g、生甘草6 g、玄参10 g、黄芩10 g、黄连10 g、茯苓10 g、阿胶10 g、肉桂15 g。

方解：黄连、肉桂寒热并用以使水火既济；黄芩以清泻心火；麦冬、玄参、阿胶以滋阴养血；酸枣仁以宁心安神；生甘草调和诸药。

加减：阴虚较重者加熟地30 g以滋肾阴；心烦不寐者加生龙骨15 g、生牡蛎15 g以镇心安神;肝郁者加柴胡10 g、生地10 g、白芍10 g以舒肝理血;痰火未去者加半夏10 g、竹茹10 g、远志10 g、石菖蒲10 g以清痰开窍。

9.6.4 针灸治疗

治法:疏调三焦、熄狂止癫。

主穴:膻中、中脘、气海、外关(双)、血海(双)、足三里(双)。

配穴:癫者补阳穴泄阴穴,狂者补阴穴泻阳穴。阳经穴:人中(鬼宫)、风府(鬼枕)、申脉(鬼路)、颊车(鬼床)、承浆(鬼市)、上星(鬼堂)、曲池(鬼臣)。

阴经穴:少商(鬼信)、大陵(鬼心)、隐白(鬼垒)、劳宫(鬼窟)、会阴(鬼藏)、舌下中缝(鬼封)。

针刺操作:膻中针尖向上斜刺0.2~0.5寸,小幅度高频率捻转补法30秒;中脘直刺1.5寸,小幅度高频率捻转补法30秒;气海直刺0.8~1寸,小幅度高频率捻转补法30秒;外关直刺0.5~1寸,平补平泻法;足三里直刺0.5~1寸,小幅度高频率捻转补法30秒;血海直刺1~1.5寸,大幅度低频率捻转泻法30秒;十三鬼穴均用泄法。

方解:膻中通调上焦以补益宗气,行气活血;中脘、足三里通调中焦以生气血,益气和中,化痰浊;气海总调下焦以大补元气;外关通调三焦;血海调血和血;十三鬼穴是针灸大成古方,可酌情应用。

此外,正确的护理干预在治疗激越的过程中起着重要的作用。对患者、看护人员及其家人进行痴呆知识及护理方法的讲解;掌握熟悉并尊重老人的生活习惯,了解其诱发因素,同时给予适时适量的心理支持;鼓励患者家属多与其进行交流、谈心,增加对患者的情感支持;同时科学地进行患者认知、日常及工具性生活能力等的康复训练,达到怡情易性的效果。

9.7 焦虑的中医辨证施治

中医文献中虽无焦虑症的病名,但是与焦虑症有关的记载和论述是相当丰富的。在中医学看来,焦虑症当与七情中"惊"、"恐"密切相关,与中医的"百合病"、"脏躁"、"失眠"、"不寐"、"善忘"、"惊悸"、"心悸"、"怔忡"、"卑慄"、"郁证"等病症也有部分类似,应属于中医"情志病"的范畴。在老年期痴呆患者中出现的概率也较大。

9.7.1 辨证要点

首先辨明受病之脏腑,本病与心、肝、脾、肾、胆密切相关;再次辨明病之虚实,患者年迈,肾虚精亏、后天失养,多为本虚,当辨气血阴阳之不足,邪实则以辨气滞、血瘀、痰浊为主。

9.7.2 治疗原则

虚者,应以滋补心肝脾肾,补气滋阴养血,调理阴阳为主;邪实者则以理气化痰、活血祛瘀为主。

9.7.3 证治分类

(1)肝气郁结证

症状:目眩口苦、胸闷、短气、善太息、两胁胀痛、失眠易惊醒、易紧张激动,舌暗苔黄,脉弦。

治法:疏肝理气,重镇安神。

代表方:柴胡加龙骨牡蛎汤(东汉·张仲景《伤寒论》)加减。

处方:柴胡10 g、黄芩10 g、白芍10 g、茯苓10 g、半夏10 g、人参10 g、生龙骨和生牡蛎各15 g、生姜6 g、大枣5枚。

方解:柴胡、黄芩、白芍以和解少阳、疏肝理气;半夏、生姜以和胃降逆;茯苓以安心神、健脾利湿;人参、大枣以益气养营;生龙骨、生牡蛎以重镇安神。

加减:伴有血瘀者加川芎10 g、当归10 g,以活血祛瘀;伴有痰饮者加陈皮10 g、泽泻10 g、竹茹10 g,以化痰祛湿;两胁肿痛较重者加香附10 g、青皮10 g、元参10 g、川楝子10 g,以理气止痛。

(2)心神失养证

症状:夜不能寐,心烦多梦,胆小怕事,多虑焦躁,心悸气短,惶惶不安,舌淡苔少,脉弦细涩。

治法:养血滋阴,宁心安神。

代表方:炙甘草汤(东汉·张仲景《伤寒论》)加减。

处方:炙甘草15 g、人参10 g、生地黄15 g、阿胶6 g、麦门冬10 g、麻仁10 g、桂枝10 g、大枣10枚。

方解:炙甘草、人参、大枣补益心脾,以资气血生化之源;阿胶、麦冬、麻仁、生地以滋阴养血;桂枝、生姜以温通心阳。

加减:失眠较重者加酸枣仁15 g、合欢花10 g、夜交藤30 g,以宁心安神;伴有痰热者加黄连10 g、半夏10 g、竹茹10 g、石菖蒲10 g,以清热化痰开窍;脾失健运者加茯苓10 g、白术10 g,以健脾祛湿。

(3)痰气郁结证

症状:烦躁,头痛,头晕,腹胀,喉间痰鸣或口吐涎沫而不自知,疲乏,善忘,懒动,怕事易惊,坐立不安,舌淡苔滑腻,脉弦迟。

治法:理气祛湿,化痰安神。

代表方:温胆汤(唐·王焘《外台秘要》)加减。

处方:生姜10 g、半夏10 g、胆南星10 g、陈皮10 g、竹茹10 g、枳实10 g、甘草6 g。

方解:生姜、半夏以降逆和胃;陈皮、胆南星、竹茹以豁痰理气;枳实以行气化痰。

加减:心神不定者加珍珠母15 g、生牡蛎15 g、生龙齿15 g,以重镇安神;脾失健运者加茯苓

10 g、白术10 g,以健脾祛湿;伴有痞满者加厚朴10 g、青皮10 g,以破气除满;两胁肿痛者加柴胡10 g、香附10 g、元参10 g、川楝子10 g,以疏肝理气、止痛。

(4)阴虚火旺证

症状:形瘦盗汗,寝不能安,烦闷多梦,五心烦躁,遇事恐惧,易怒,口干便难,舌红少苔,或有裂痕,脉细数。

治法:滋阴降火,交通心肾。

代表方:六味地黄丸(宋·钱乙《小儿药证直诀》)联合黄连阿胶汤(东汉·张仲景《伤寒论》)加减。

处方:熟地黄15 g、山茱萸10 g、牡丹皮10 g、山药10 g、茯苓10 g、泽泻10 g、黄连10 g、黄芩10 g、白芍10 g、阿胶10 g、生地10 g。

方解:黄连、黄芩以清心安神;生地、白芍、阿胶以滋阴养血;熟地、山药、山茱萸以滋补肝脾肾;泽泻以泄热利湿;丹皮以凉血清热。

加减:水火不济者加交泰丸以交通心肾;心神不宁者加茯苓10 g、酸枣仁10 g,以宁心安神;虚阳浮越者加生牡蛎15 g、生龙齿15 g,以滋阴潜阳;伴有血瘀者加当归10 g、川芎10 g、莪术10 g,以活血祛瘀。

9.7.4 针灸治疗

治法:养血和血、宁心安神。

主穴:血海(双)、神门(双)、内关(双)。

配穴:膻中、中脘、气海、足三里(双)、百会、上星、四神聪、中封(双)。

针刺操作:内关直刺0.5~1寸,平补平泻法;神门直刺0.2~0.5寸,小幅度高频率捻转补法30秒;血海直刺1~1.5寸,大幅度低频率捻转泻法30秒;膻中针尖向上斜刺0.2~0.5寸,小幅度高频率捻转补法30秒;中脘直刺1.5寸,小幅度高频率捻转补法30秒;气海直刺0.8~1寸,小幅度高频率捻转补法30秒;足三里直刺0.5~1寸,小幅度高频率捻转补法30秒;百会、上星、四神聪直刺0.2~0.5寸,平补平泻法;中封直刺0.2~0.5寸,小幅度高频率捻转补法30秒。

方解:内关、神门以清心调气、宁心安神;血海调血和血,养血安神;膻中通调上焦以补益宗气,行气活血;中脘、足三里通调中焦以生气血,益气和中,化痰浊;气海总调下焦以大补元气;百会、上星、四神聪以安神定志;中封以养血柔肝。

9.8 抑郁的中医辨证施治

古代中医文献中没有"抑郁症"这一疾病名称,但从临床表现来看"郁证"、"百合病"、"脏躁"、"梅核气"、"癫证"、"卑惵"、"不寐"、"健忘"、"虚劳"都有与之类似的症状表现,如"脏躁"与"梅核气"都多发于女性,且好发于特定时期(产后,更年期等),故在某些方面可以与"产后抑郁"互为参考,"卑惵"、"不寐"、"健忘"的症状多与"抑郁症"的心理症状群相对应(心境低落、不愿与人交流、失眠健忘、心意不定等),"虚劳"症状多与"抑郁症"的躯体症状群相对应(身体羸瘦、四肢沉滞、行动喘惫、夜梦不安等)。其中,"郁证"与之最为相像,但必须指出的是,"抑郁症"与"郁证"不是完全对应的概念。中医学的"郁证"包含现代医学的"抑郁症",其内容更广泛。

9.8.1 辨证要点

首先辨明受病之脏腑与六郁,郁证主因肝失疏泄、脾失健运、心失所养,一般来说气郁、血郁、火郁主要责之于肝,食郁、湿郁、痰郁主要责之于脾,而心与虚证最为相关。其次辨明虚实,实证病程较短,表现为精神抑郁,两胁胀痛,善太息,脉弦滑;虚证病程较长,表现为精神萎靡、心神不宁、虚烦不寐、脉细数等。

9.8.2 治疗原则

本病的基本治疗原则为理气开郁、调畅气机、怡情易性。实证以活血、祛痰、泻火、化湿为主;虚证以滋养肝肾、养心安神为主。

9.8.3 证治分类

(1)肝气郁结证

症状:精神抑郁,胸胁作胀,痛无定处,或脘痞嗳气,善太息,不思饮食,大便不调,舌苔薄白,脉弦。

治法:疏肝理气,解郁畅中。

代表方:柴胡舒肝散(明·张介宾《景岳全书》)加减。

处方:陈皮15 g、柴胡15 g、川芎10 g、枳壳10 g、白芍10 g、炙甘草6 g、香附10 g。

方解:柴胡、陈皮、枳壳、香附以疏肝解郁、理气畅中;当归、川芎以理气活血;白芍、甘草以柔肝缓急。

加减:气郁较重者加郁金10 g、青皮10 g、苏梗10 g,以行气导滞;胀痛较重者加青皮10 g、元参10 g、川楝子10 g,以理气止痛;心神不宁者加夜交藤15 g、合欢皮15 g,以宁心安神;脾失健运者加茯苓10 g、白术10 g,以健脾祛湿。

(2)痰气郁结证

症状:精神抑郁,胸胁胀满,咽中如有梗物,吞之不下,咳之不出,舌淡苔白腻,脉弦滑。

治法:行气化痰,开郁散结。

代表方:半夏厚朴汤(东汉·张仲景《金匮要略》)加减。

处方:半夏15 g、厚朴15 g、茯苓10 g、生姜10 g、苏梗10 g。

方解:半夏、茯苓、生姜以化痰散结,和胃降逆;厚朴、苏梗以理气宽胸,开郁畅中。

加减:气滞较重者加青皮10 g、枳壳10 g,以破气除满;痰湿较重者加陈皮10 g、竹茹10 g、苍术10 g,以化痰祛湿;痰郁化热者加黄连10 g、黄芩10 g、竹茹10 g,以清热化痰;伴有血瘀者加郁金10 g、丹参10 g、莪术10 g,以活血祛瘀。

(3)心神失养证

症状:精神恍惚,多疑易惊,喜怒无常,心神不宁,悲忧善哭,或手舞足蹈、骂詈嚎叫等,舌淡,脉弦。

治法:甘润缓急,宁心安神。

代表方:甘麦大枣汤(东汉·张仲景《金匮要略》)加减。

处方:甘草15 g、小麦30 g、大枣10枚、西洋参15 g、当归10 g、郁金10 g、合欢花10 g。

方解:甘草以甘润缓急;小麦、西洋参以补益心气;大枣、当归以益脾养血;郁金、合欢花以解郁安神。

加减:血虚者加生地10 g、川芎10 g,以补血活血;心烦不寐者加酸枣仁15 g、夜交藤15 g,以宁心安神;情志郁结者加五磨饮子以调畅情志。

(4)心肾两虚证

症状:情绪不宁,虚烦少寐,多梦健忘,烦躁易怒,头晕心悸,五心烦热,口咽干燥,舌红少津,脉细数。

治法:滋养心肾。

代表方:六味地黄丸(宋·钱乙《小儿药证直诀》)合天王补心丹(《校注妇人良方》)加减。

处方:熟地黄15 g、山茱萸10 g、牡丹皮10 g、山药10 g、茯苓10 g、泽泻10 g、玄参10 g、丹参10 g、远志10 g、当归10 g、五味子10 g、麦冬10 g、天冬10 g、西洋参10 g、柏子仁10 g、酸枣仁10 g、生地黄10 g。

方解:熟地、山药、山茱萸、生地、天冬、麦冬、玄参以滋心肾;西洋参、茯苓、五味子、当归以益气养血;柏子仁、酸枣仁、远志、丹参,以养血安神;丹皮以凉血清热;泽泻以利湿渗浊。

加减:心肾不交者加交泰丸以交通心肾;小便失禁者加芡实10 g、金樱子10 g、海螵蛸10 g,以固肾摄精。

9.8.4 针灸治疗

治法:疏肝理气、滋阴安神。

主穴:太冲(双)、中封(双)、三阴交(双)。

配穴:外关(双)、血海(双)、足三里(双)、风池(双)、完骨(双)、百会、上星、四神聪、神门(双)、膻中、中脘、气海。

针刺操作:太冲,大幅度低频率捻转泻法30秒;中封直刺0.2~0.5寸,小幅度高频率捻转补法30秒;三阴交直刺0.5~1寸;膻中针尖向上斜刺0.2~0.5寸,小幅度高频率捻转补法30秒;中脘直刺1.5寸,小幅度高频率捻转补法30秒;气海直刺0.8~1寸,小幅度高频率捻转补法30秒;外关直刺0.5~1寸,平补平泻法;足三里直刺0.5~1寸,小幅度高频率捻转补法30秒;血海直刺1~1.5寸,大幅度低频率捻转泻法30秒;风池、完骨直刺0.5~0.8寸,小幅度高频率捻转补法30秒;百会、上星、四神聪直刺0.2~0.5寸,平补平泻法;神门直刺0.2~0.5寸,小幅度高频率捻转补法30秒。

方解:太冲疏肝行气以解郁安神;中封养血柔肝;三阴交健脾化湿,交通三阴以养阴安神;膻中通调上焦以补益宗气,行气活血;中脘、足三里通调中焦以生气血,益气和中,化痰浊;气海总调下焦以大补元气;外关通调三焦;血海调血和血;风池、完骨以醒脑开窍;百会、上星、四神聪以安神定志;神门以宁心安神。

9.9 中医对痴呆的预防

目前现代医学尚未对老年期痴呆的病因做出明确解释,治疗也主要集中在改善症状,延缓其发展方面,而未有突破性进展。中医认为,我们应"治未病",这就包括未病先防、既病防变和病后防复三方面。《素问·血气调神大论》记载:"圣人不治已病治未病,不治已乱治未乱。夫病已成后药之,乱已成而后治之,譬犹渴而穿井,斗而铸锥,不亦晚乎。"因此,中医很早就重视对疾病的预防。以下主要从"未病先防"角度提出对老年期痴呆的预防治疗。

9.9.1 艾灸

艾灸作为中医的重要组成部分,无论是在疾病的治疗还是在预防上,都有非常明显的效果。尤其在预防保健上,我国古代文献也早有记载。据《扁鹊心书》中记载:"人于无病时常灸,虽未得长生,亦可保百余年寿矣。"足可见艾灸防病之功效。现代研究也表明艾灸确实有调整脏腑、提高人体免疫力、促进人体新陈代谢、抗癌、延缓衰老等功效。艾灸不仅方法简单,便于操作,而且费用低廉,行之有效。有研究[37]表明,每天灸神阙、关元、肾俞、足三里可有效地改善衰老症状。其中神阙有温补元阳,健运脾胃之效;关元为一身元气所在,为生化之源;肾俞可益肾助阳;足三里为胃经合穴,是养生保健的第一要穴。每天灸时需要对准穴位,距离皮肤1~2 cm,以皮肤有温热感而无痛为度,每穴灸10~15分钟,每天一次,坚持以往,可有效地对抗衰老,对于老年期痴呆的预防和康复有很大的帮助。

9.9.2 耳穴

耳穴与人体的经络关系密切,早在《灵枢·邪气脏腑病形》中就有记载:"十二经脉,三百六十五络,其血气皆上于面而走空窍……其别气走于耳而为听。"

可见耳与人体的关系密切。当人体的内脏或躯体出现疾病时,往往在耳上会出现一些局部的反应点,如压痛、变色、结节等,中医可以利用这些现象作为诊断疾病的参考,同时可以通过刺激耳穴来治疗和预防疾病。有研究表明[38],耳穴的压丸法可以有效地改善衰老症状,提高老年期痴呆患者的记忆力,延缓病程的发展,对于痴呆的康复和预防有着积极的作用。取穴时一般以心、肝、脾、肺、肾、内分泌、额、皮质下、神门为主穴,每周更换耳贴2~3次,患者平日可自行按压,每次1分钟即可。另外,患者若不便到医院就医,也可每日自行按摩,步骤如下:①用掌心前后摩擦耳廓正反两面10余次;②以拇、示指上下摩擦耳轮部10余次;③以拇指和示指向上提拉耳顶端10余次；④以拇指、示指夹捏耳垂部向外下方向揪拉、摩擦耳垂10余次；⑤以示指指腹自三角窝开始摩擦耳甲艇、耳甲腔各10余次。可起到延缓衰老、预防老年痴呆的作用。

9.9.3 按摩

按摩是我国传统的养生保健方法之一，操作者运用手来按摩人体相关的穴位或部位，从而达到预防、保健的目的。通过对身体局部的刺激，来调节人体各部分的功能。透过按摩，并配合导引或气功也可治疗老年期痴呆[39]。患者或患者家属也可每日自行按摩以下穴位：双侧风池、翳风、委中、足三里、涌泉以及百会、印堂、命门。每穴按摩1~2分钟，双侧穴位可同时按摩，每天1~2次。长期坚持，不仅可以预防痴呆，也可起到强身健体之功效。

9.9.4 四多三适度

(1) 多与人交流：中医理论认为"言为心声"，而心主神志，即心统管精神意识、思维活动，因此多进行语言交流可以锻炼老年人智能以及记忆力等认知功能。交流也是评价日常生活能力的指标之一，具有基本日常生活能力才能保证生活质量。而且多交流还可减轻老年人对衰老的恐惧感，尤其是对于一些独居的老人，交流可降低老人的孤独感，排解负面情绪。

(2) 多动手：根据中医学理论，手部有手三阳手三阴经络表里络属，其中手三阴经从胸走手，手三阳经从手走头。十指末端也是手阴阳经交接的部位，而且自手指至肘有五腧穴分布，五腧穴对所属经脉走行部位有远治作用，因此以手指为中心进行各种活动，可以疏通经络，调和脏腑。我们日常生活大部分活动均由双手完成，"脑为元神之府"，大脑支配双手的活动，因此多活动双手对脑有反馈性调节作用。老年人在日常生活中注意锻炼双手，可以双手转太极球，双手手指指尖对掌，使用键盘打字，编制小饰品等。西医理论中有"优势半球"一说，右利手的人适当锻炼左手，可使左右脑都得到充分训练和使用，处于灵活状态，能提高思维的敏捷程度，从而预防老年期痴呆。

(3) 多动唇：作为先后天的根本，脾肾二脏在痴呆的发病中起着重要的作用。中医理论五脏应五体，脾在体为唇，唇周有手阳明大肠经和足阳明胃经走行。任督二脉在唇上下走行。唇周穴位众多，上有水沟、兑端，下有承浆，左右有地仓。脾胃为后天之本，气血生化之源，且居于中焦，是一身气机升降出入的枢纽。因此运动唇部对脾胃经络运行有调节作用，进而调节身体气血的运行。督脉入脑，上行颠顶，因此运动唇部可以调节督脉，进一步起到调节大脑的功能，预防老年痴呆。具体可有以下几种方法：开闭嘴唇法，张大口发"啊"，然后闭嘴，如此一张一合反复，每次连续50次；揉搓唇周法：双手在唇周轻轻揉搓，在唇周穴位处轻轻按压。这种方法还可改善口腔和牙龈的血流。

(4) 多动舌：舌为心之苗，心开窍于舌。而心主神智，因此多活动舌头，可以对老年期痴呆有一定预防作用。可以做一些简单的伸缩舌体动作：舌头伸前，缩进，左右外摆，卷曲。这种方法再配合呼吸运动，效果更佳。

(5) 适当运动:运动既有助于身体素质的提高,又可使血液循环畅通,有利于排除废物。美国伊立诺伊州立大学心理学专家一项对老年人运动的研究表明,有氧运动组老年人的记忆力、决断力和注意力比很少运动组提高15%~20%,同时大脑皮质额叶和颞叶容量得以增大,使神经网络活动变得更有效率,从而认为有氧运动对预防老年性痴呆有肯定益处。

(6) 适度饮食:"民以食为天",对老年痴呆的预防,调理饮食是最便利的方法。首先,在饮食结构上要合理膳食,做到荤素搭配,精粗搭配,主副并重,切忌偏食。其次在餐外"零食"选择上也要有讲究,尽量食用时令水果,带皮水果去皮,避免农药残留,但是对一些有偏性的水果,像火龙果、龙眼、杏,尽量少食用。另外一些干果如核桃,可以健脑;榛子含有多种微量元素和维生素,亦有延缓衰老作用;腰果可健脾补肾;甜杏仁中含有人体必需氨基酸和多种维生素,老年人都可以食用,以预防老年痴呆。最后在饮品选择上,绿茶中含有多种茶多酚和维生素B等物质,有助于预防老年痴呆,但脾胃虚弱者则可适当饮用红茶,以调养脾胃。

(7) 适度调节情志:俗话说"笑一笑,十年少,愁一愁,白了头"。祖国医学也有"五脏主五志"的论断,五志过急,逆乱气机,伤及脏腑。因此老年人保持心态平和,避免情志过分激动。还有一部分老年人感情淡漠,"宠辱不惊",这也是一种病理状态,这类老年人要多参加社区活动、家庭活动,保持一份对生活的热情。

此外,多做手指运动可以增加脑的血流量,做手指运动可以让脑神经细胞的运动变得活跃,从而增加脑的血流量。患者可将自己的拇指、食指、中指、无名指、小指按照一定的规律依次伸出或弯曲,也可通过练习打字或一些乐器来练习手指,增加脑的血流量,提高脑神经细胞的技能,从而达到预防痴呆的目的。敲击脚底板可促进脑的血液循环,每天可用拳头、木槌或脚底板敲击器敲击脚底板,每天2次,每次15分钟左右,以此来刺激中枢神经,促进脑的血液循环,起到预防痴呆的目的。

老年人日常生活坚持做到这些,就可以"正气存内,邪不可干;精神内守,病安从来",疾病也自然会绕道而行,并且健康快乐地享受老年生活!

参考文献

[1] 王永炎.老年性痴呆辨治.中国医药学报,1991,9(2):49-51.

[2] Yu Jian chun, Zhang Xue zhu, Liu Cun zhi, et al. Effect of acupuncture treatment on vascular dementia. Neurol Res.2006. 28(1):97-103.

[3] 褚芹,于建春,韩景献.针刺对快速老化模型鼠SAM P8认知功能的改善作用.中国行为医学科学,2005,14(11):964-965,994.

[4] Yu Jian chun, Liu Cun zhi, Zhang Xue zhu, et al. Acupuncture improved cognitive impairment caused by multi-infarct dementia in rats. Physiol Behav. 2005, 86(4):434-441.

[5] Liu Cun zhi, Yu Jian chun, Zhang Xue zhu, et al. Acupuncture prevents cognitive deficits and oxidative stress in cerebral multi-infarction rats. Neurosci Lett. 2006, 393(1):45-50.

[6] 张月峰,于建春,李谈等."益气调血,扶本培元"针法对快速老化小鼠SAM P8海马和颞叶皮质神经元数

量及形态的影响.上海针灸杂志,2005,124(9):40-43.

[7] Ding Xiao rong, Yu Jian chun, Yu Tao, et al. Acupuncture regulate the aging-related changes in gene profile expression of the hippocampus in senescence-accelerated mouse(SAM P10).Neurosci Lett.2006,399(1-2):11-16.

[8]田金洲,朱爱华,钟剑.金思维治疗社区轻度认知损害老年患者记忆减退症状的1年随访.中国中药杂志,2003,28(10):987-991.

[9]朱爱华,田金洲,钟剑等.天智颗粒治疗老年人血管性痴呆的随机双盲临床对照研究.中国老年学杂志,2005,12(25):1435-1438.

[10]谭显靖.银杏叶片联合吡拉西坦片治疗血管性痴呆的临床疗效观察.海南医学,2011,22(5):38-39.

[11]苑斌,赵卫生,陈娟.苁蓉总苷胶囊治疗痴呆的神经精神症状的随机对照双盲临床试验.中国现代药物应用,2009,3(18):30-33.

[12]安军明,柯铁军.苁蓉总苷胶囊治疗血管性痴呆99例.陕西中医学院学报,2011,34(2):36-37.

[13]高平,文诗广,秦绍森等.复方海蛇胶囊治疗老年性痴呆的临床研究.中国老年学杂志,2005,25(1):100.

[14]郑超英.复方活脑素胶囊治疗血管性痴呆58例.中国中医药信息杂志,2001,8(1):75-76.

[15]俞淑文,李维莲.抗脑衰胶囊治疗血管性痴呆疗效观察.山东医药,2001,41(19):47-48.

[16]杨辰华,王永炎,王新志.血管性痴呆的证候要素与玄府病机.北京中医药大学学报,2006,29(10):665-667.

[17]牛玉红,王亚雄.以郁滞理论治疗老年性痴呆之初探.陕西中医,2003,24(10):911-912.

[18]方鸿,朱振铎.通郁汤治疗老年性痴呆的临床研究.山西中医学院学报,2003,4(3):27-28.

[19]刘永平.从络病论治老年性痴呆.四川中医,2012,30(2):33-34.

[20]王东建.林水淼治疗老年痴呆经验举隅.中医文献杂志,2011,3:41-42.

[21]林水淼.从心、肾论治阿尔茨海默病的临床研究.中国中西医结合杂志,2003,23(8):583-586.

[22]崔新成.谷越涛主任医师治疗血管性痴呆的临床经验.中国中医药现代远程教育,2011,6(11):17-19.

[23]安红梅,胡兵,顾明昌.从虚论治神经精神系统疾病经验.中国中医急症,2006,15(10):1119-1120.

[24]张丽,纪立金.中医脾胃与老年性痴呆发病关系的探讨.福建中医药,2003,38(4):51-53.

[25]魏录翠.从肺的生理功能论肺与老年性痴呆的关系.江苏中医药,2010,42(8):3-4.

[26]魏录翠.从肺论治老年性痴呆的依据及原则.四川中医,2011,29(3)50-51.

[27]王翰.从肝防治血管性痴呆浅探.浙江中医杂志,2010,45(3):168-169.

[28]董洪涛,金渊光.老年性痴呆瘀血阻窍的病因病机探讨.新中医,2003,35(2):3-4.

[29]张桂明.活血化瘀法在老年痴呆康复中的应用.现代康复,1997,1(1):67-68.

[30]刘建保.老年性痴呆当从督论治.河南中医,2000,20(1):24-25.

[31]王启才主编.针灸治疗学.北京:中国中医药出版社,2003.

[32]赖新生.针刺治疗老年性血管性痴呆的疗效观察.中国针灸,1997,(4):201-203.

[33]王东岩,孙忠人,孙远征等.原络通经针法治疗血管性痴呆的临床应用与思考.中医药信息,2003,20(3):31-32.

[34]赵惠,孙忠人,孙远征等.原络配穴为主治疗血管性痴呆疗效观察.中国针灸,2004,24(8):525-527.

[35]李申林,李飞,杨骏等.辨经刺井配合颞三针治疗血管性痴呆.临床研究中医药临床杂志,2010,22(11):977-978.

[36]欧阳颐,李忠仁,穆艳云等.针刺治疗阿尔茨海默病临床疗效对照研究.中国针灸,1999,7:399-401.

[37]刘莹莹,李珍,张红等.艾灸对老年患者抗衰老的临床研究.河北医学,2009,15(4):431-433.

[38]薛定明.耳穴按摩法及其在中老年保健方面的应用.中国针灸学会、香港国际耳穴诊治暨美容保健研讨会论文集[C],2005,23-26.

[39]孟立.点穴导引治疗老年痴呆.按摩与导引,2000,3(93):24.

第十章 痴呆患者的护理与管理

10.1 痴呆患者的四期看护

10.1.1 早期唤醒记忆

患者早期往往表现为"近期多有遗忘,远期尚有保留"。这类患者常给人以记忆力不错的错觉,但在日常生活中,他们却经常会忘记自己刚刚做过的事情,例如,刚刚吃完饭却不记得已经吃过或者吃了什么;买东西忘记付钱或者重复付钱等。对于此期患者,有意识地进行回忆治疗是最为行之有效的措施。此方法是利用痴呆患者的恋旧心理,经常让患者回忆一些往事,特别是其经历的印象深刻的大事,使患者勾起对从前生活的回忆,同时可以用老照片、旧日记等物品帮助和启发患者的远期记忆。平时,应鼓励患者多参加一些力所能及的社交活动,在社交活动中通过言语、动作、图像等刺激,既可以缓解患者的情绪,又可以有效地帮助其增强记忆。对于伴有理解力下降的患者,可以根据患者的喜好,如定时读报、听广播等,使其能够持续了解国内外大事,保持良好的社会关系;也可以让患者背诵古诗词,或者与患者做折纸、玩扑克、下跳棋、猜谜语、智力拼图等小游戏,使患者在娱乐休闲中锻炼和增强记忆,这样既可以刺激患者大脑的思维活动又不会让患者感到乏味。对于伴有定向力下降的患者,护理人员应每天协助患者确认现实中的环境,如日期、时间、季节等,帮助患者记忆和认识目前生活中的真实人物及事件。同时,其所居环境中的物品摆放应整齐、简单、固定,并反复带患者辨认卧室和卫生间等场所,保持和增强患者的记忆。另外,家庭成员的名字及家庭住址要反复说给患者听,并努力帮助患者牢牢记住。痴呆患者智力损害后恢复很慢,要尽可能使用多种方式方法促进患者多用脑、勤用脑,以延缓记忆衰退甚至改善记忆。

10.1.2 中期呵护安全

痴呆患者的遗忘曲线在时间上基本是由近及远的,即先忘却的是近期发生的事情,伴随疾病的进一步发展,患者会逐渐出现对远期发生事情的记忆力下降。当痴呆发展到中期的时候,患者对许多基本生活常识都已经忘却,甚至连自己是谁,家住哪里都不知道,更不用说对亲戚朋友的认识了。而且患者的情绪也因为疾病的进展而变的不稳定。对于此期的患者,首先要为其营造一个舒适安全的生活环境。不要让患者单独外出,以免迷路、走失,若外出,则必须有人陪伴和扶持,外出时应让患者穿着轻便、舒适、合脚的软底鞋,以防摔倒;另外,应给患者随身携带一张写有姓名、地址、联系电话的卡片或布条,如意外走失,便于寻找。家中危险物品要妥善保管,如药品、化学日用品、电源、打火机、绳索、刀剪类等,此类物品应放在安全、不易触碰的地方,防止患者发生意外伤害甚至自杀。对于患者本人的日常生活用品则应摆放于显眼的位置而且尽量不变换位置;对于其服用的药品,则应妥善保管,服药时应送服到口,确保患者将药服下;进食时也需要有人照看,以避免发生呛咳、噎食、误吸等危险情况;睡床要低,以免发生坠床危险,如果没有条件可在睡床边加床栏;不要让患者单独在家,亦不应让患者单独承担家务,以免发生磕碰、摔倒、烫伤等危险情况;厕所应安装坐式马桶,以利于患者如厕;沐浴时要帮助患者调节好水温,而且浴室的门尽量不让里面反锁,要预防意外时可以从外面打开等。

10.1.3 晚期言传身教

患者疾病进展到此期,记忆力进一步下降,日常生活基本不能自理。对于此期患者,为延缓其生活能力衰退速度,保持其肢体关节的活动功能,防止其肌肉发生失用性萎缩等,日常护理中应当尽量指导训练患者实现独立的生活自理。护理者必须要有耐心,不要急于求成。由于患者很难集中注意力,即便是穿衣服这样的小事也可能会花费很长的时间才能完成,所以,作为护理者应给予耐心指导或者帮助,切记不可催促或责难,这样会打击患者自尊心和自信心,甚至令其产生抵触情绪而不愿积极动手,从而导致其各项功能退化的加速。并且,护理时对患者正在进行的事情要多给予语言上的指导和技术上的支持。对于复杂的事情可以将其分解,分层次,按步骤,做一步,教一步,不应一次性给患者灌输太多东西,否则患者可能记不住或者接受不了。对于使用语言予以指导就能完成的事情,要尽量使用语言帮助患者自主完成,这样更有利于患者掌握和学会操作。日常生活中,因为患者理解力下降,可能对于较复杂的语句难以理解,故对患者的建议或要求要明确提出,言简意赅,不拐弯抹角。比如,患者由温暖的室内到寒冷的户外穿的衣服太少,就明确告诉他外面天冷,多穿衣服,而不要用"穿这么点衣服会感冒"来暗示患者。

10.1.4 末期看护抚慰

病程进展到此期,患者已基本完全丧失自理能力。进食、穿衣、控制大小便、与人交流、回避危险等均不能完成,严重者则蜷缩卧床,终日不起。对于此期的患者,护理时一定要全面。定时喂食;定时翻身拍背,防止褥疮;督促大小便,搞好患者个人卫生。同时,要经常与患者进行接触,以便于及时发现患者的诉求。疾病进展至此,多数患者性格变得孤僻,不愿与人交流,如果再让其生活在孤独的环境中,势必会加速病情的进展。所以尽量不要让患者经常独处一室,要尽可能陪在患者身边,给患者讲讲过去的事情或者家庭琐事,说说时下流行的话题等。虽然患者不能理解,但是却可以给其心灵安慰。此外,护理时要增强对患者非语言表达的认识,因为患者在不能以语言表达思想的时候通常会用身体语言予以表达,比如眨眼、凝视、摇头、撅嘴、转体等身体动作。所以,护理者应当像照看婴儿一样去揣摩患者要表达的意思,逐渐达到对患者诉求能够准确理解。

10.2 日常生活管理

10.2.1 含义

日常生活管理是指对痴呆患者的心理、社会及环境管理。从广义上讲,包括与患者及家人建立和保持适当的治疗关系,安全评估和干预,对患者和家属进行疾病知识教育,并建议家庭向相关机构寻求帮助;从狭义来说,是指对某行为、情感或认知的治疗,以提高生存质量和保留其功能水平。

10.2.2 日常护理措施

(1)改善环境

生活环境可明显影响患者生活质量和行为,所以对环境设计应注意以下几点:应有家庭式气氛;装饰上采用数十年前的格调,以保持和唤醒记忆;能充分看到患者;有供患者散步的安全场地,园林设计有植物、香气等,有益于刺激;个人空间方面,可提供更多的隐私;对有徘徊症的患者,需安装隐藏出口,或出口不易被打开;卫生间的设施应安全、方便、易冲洗。

(2)调控行为

用顺势或奖励的方法控制相关行为,如进食时保持环境安静;睡眠颠倒的患者可适当增加日间活动;和有徘徊证的患者一起做一些简单事情;若患者有攻击行为,须排除令其不愉快的事情。

(3)激发认知

通过激发轻症患者的认知记忆,形成与目前记忆能力相适宜的观念。进行适量的智力训练,如适宜的文化培养、游戏、书法等;通过反复带患者辨认卧室、厕所,经常和他聊天、讲故事等方式强化记忆;手把手教其做一些简单家务,以提高自理能力。

(4)愉悦感官

让患者参加各种小组活动来刺激神经系统,如音乐疗法、简单舞蹈动作、体力活动锻炼、触觉及味觉刺激、定期会客等。

(5)沟通情感

用相片或纪念物等激发记忆;鼓励患者参加社会家庭活动,以分散患者不良情绪;了解患者混乱语言行为背后的真实情感和意义,以便更好地与患者交流。

10.2.3 日常护理内容

(1) 洗漱更衣

对于轻度痴呆的患者,其洗漱等基本生活能力尚存,但由于其有记忆力障碍,需督促其按时洗漱。对于较严重的患者,家属应注意洗脸前帮其调好水温,以免因反应迟钝而发生烫伤;漱口前则应帮患者摆好牙具,挤好牙膏,接好水,并指导其操作。对于重度的患者和丧失基本生活能力者,可由家属代做,帮助其洗脸及口腔护理。

更衣时,首先家属应为患者准备大小合体、活动方便、透气性好的衣服,其次应尽量鼓励患者自己去做穿衣、戴帽子、系鞋带之类的基本动作。对于有障碍的患者,则应耐心告诉其如何穿脱,可指导其连续试做;对于能够理解的,则应积极引导和鼓励其跟随进行,可以协助其掌握好穿衣的基本能力,但不可以图快、图省事而替代患者去做。并且,应根据气温变化,及时给患者添减衣服,防止受凉或中暑而引发更多的并发症。需要更换干净衣服时,应把脏衣服直接放到污衣桶里,避免患者可能重复穿上。当患者力不从心时,家属可给予适当的帮助。

(2) 调控饮食

痴呆患者的饮食,一日三餐应定时定量,且尽量保持患者平时的饮食习惯。可根据患者的习惯安排进餐时间,尽量与他人一起进餐,餐具应选用不易破裂的塑料制、不锈钢制的,以免发生意外。应给予患者营养丰富、清淡可口的食品,荤素搭配,食物要温度适中、无刺、无骨、易于消化。多以流质或软食为宜,食团的大小应合适,避免固体和液体同食,防止一起吞下引起误吸。对不知饥饱、抢食者,要适当限制食量,以防止暴饮暴食。若进食时有呛咳现象,则应避免流汁,并告知患者应该缓慢进食,不可催促。若患者有糖尿病、高脂血症等基础病,则执行治疗饮食。对于轻、中度患者,多注意提醒进餐,必要时陪同监督,让其主动进食。对于重度痴呆者和长期卧床的痴呆老人,应协助进食,必要时喂食。且此类患者由于其自理能力的丧失,进食减少,往往可能引起营养不良及水电解质紊乱等问题,因此对此类患者必须在及时治疗的基础上加强饮食护理,给予高蛋白和高维生素类食物。总之,照顾好患者的饮食尤为重要,应指导其注意合理饮食,适当调节饮食量,且适当多吃蛋白质丰富、低脂饮食,延缓脑细胞的衰老。

(3) 日常活动

痴呆患者的日常活动内容往往比较贫乏。护理者应用健康教育和安抚的方法,鼓励患者经常阅读、思考、接受一些新的信息,积极参与日常社会活动,包括脑力和体力活动,如多与人聊天,看电视,听收音机,阅读报刊、杂志,参加兴趣小组,做一些力所能及的家务,并且可以根据患者自身的生活习惯或者兴趣爱好,家属适时地组织相应的活动,使其精神有所寄托,从而达到帮助增强患者记忆力、计算力、手工操作、语言沟通等能力,同时也丰富了患者的日常生活。

(4) 技能训练

根据痴呆患者的具体情况、痴呆的严重程度,对其开展有针对性的功能保持与恢复,通常情况下应包括以下三个方面：①日常生活能力锻炼，包括刷牙、洗脸、整理仪容、如厕、收拾衣物等，应多鼓励患者自己去做，可以延缓其生活基本能力衰退的速度；②体能训练，包括散步、健康操、歌舞、游戏及园艺种菜、种花等，可以增强患者体质、抵御病邪；③智能训练，包括记忆力、认知力、定向力、计算力等方面的训练，例如：看书、读报、下棋、学习新事物并鼓励其与家人交流所学东西，培养较为容易的兴趣爱好，设计简单的数字记忆游戏，回顾往事尤其是重大事件，广泛接触各个方面的人群等等，这些可活跃脑细胞，有助于延缓其病情发展的速度。

(5) 掌握睡眠

老年痴呆患者往往有睡眠障碍，多表现为白天睡觉，晚上吵闹，昼夜颠倒。护理者应对患者的睡眠情况进行基本评估，并找出影响其睡眠的主要因素，有针对性地照顾。通常情况，应尽量让患者白天少睡觉，增加活动，尽可能安排其感兴趣的事，使其保持兴奋。睡前不要让患者饮浓茶、喝咖啡、吸烟等，以免影响睡眠质量，且睡前应避免进行长久的谈话，避免大量饮水。临入睡前帮助其小便，上床前用温水泡脚，并保持睡眠环境安静，光线暗淡，温度适宜，必要时可酌量给予镇静催眠剂来助其入睡。如果患者错认为是日间，不应与其争吵，可以安静地陪患者坐聊一会儿，再劝导其入睡。

(6) 通畅二便

首先，老年人因胃肠蠕动功能下降经常会出现便秘的症状，对此应让患者多吃蔬果、多喝水、多运动，鼓励患者进行有规律的锻炼，并养成定时排便的习惯，如超过三天无大便，可适当地给予大便软化剂或者轻泻剂。其次，很多老年人亦因为身体功能下降，有尿频、尿急或尿潴留等小便异常的现象，针对尿频、尿急的患者可以适当地控制不要过多饮水，尤其是夜间入睡前，同时此类患者的着装应该容易穿脱，例如穿松紧带裤子，以方便患者；针对发生尿潴留的患者，则在排除躯体其他疾病之后，可以试试诱导排尿，如听水管流水声、下腹部放热水袋、按摩膀胱等，同时给予语言暗示鼓励，如无效则建议就诊于医院，采取导尿的方式。针对大小便失禁的患者，应努力训练其定时大小便，且要及时更换尿湿的被褥和衣物。

(7) 外出慎行

痴呆患者出行必须严加看护，尤其是到其不熟悉或者不认识的环境时。让患者穿轻便、舒适、合脚的软底鞋，出门有人陪伴和扶持，以防跌倒及骨折；对容易走失的较严重患者，设计一个卡片让患者随身携带，卡片上注明姓名、家庭地址、联系电话、联系人等，一旦走失，让他人可及时与家人取得联系，防止发生意外。

(8) 家庭安全

在家里，应注意观察患者的言行，收好室内可行自伤的药品和物品。药物要妥善保管，防止患者误食，且每次服药时应看好患者，保证患者吃完药后才可离开；对拒服药物的患者，要耐心解释或者留待劝服。应避免患者单独接触或使用能对其造成伤害的物品，如刀剪、开水、煤气等；避免让患者穿滑底鞋，并保持家里地面干燥，防止跌伤；重度痴呆的患者应安排专人全天陪护；情绪不稳定者用保护带暂时约束或加床栏保护，防止坠床或跌倒等意外发生。

(9) 安全驾车

与其他操作技能相比,虽然痴呆患者的驾驶技能保留时间相对较长,特别是从事与驾驶相关的职业,但是由于患者反应迟钝、记忆力下降、定向力障碍,所以应先仔细评估患者所保留的驾驶能力,若其能力有下降,则应避免让患者驾车。平时要保管好车钥匙,患者独自在车上时,要摘下钥匙,以防其开车外出,出现安全问题和走失。

(10) 就医诊病

当患者出现记忆力下降、定向障碍、计算力下降等痴呆的临床表现时,应引起患者自己及家属的重视,并陪同到医院就诊,以利于早期诊断。就诊前,患者与家属应做好看病的准备,理清患者病情的主次情况,如果是复诊,则应该把上次就诊后的治疗情况及效果作一番归纳,以便于向医生叙述;就诊时,患者或家属应详细、正确地将自己或患者的病情主动告诉医生,包括此刻最主要的症状及伴发症状、既往的病史等等。需特别强调,在医生询问患者或进行测试时,家属应做"木头人",不抢答、不提醒,当医生询问完患者后,再做进一步更详尽的补充。

(11) 旅游度假

逢节假日时,建议家属可陪同行动方便的患者外出度假、休闲,使其精神和身体能够得到一次彻底放松的机会。出门前应根据患者的年龄和体力,合理选择度假的地点和项目。出门前,需做好充分的准备,例如选择好合适的交通方式;了解目的地近期的天气情况,准备好所需的衣物。针对痴呆老人,尤其要注意做好防寒、防冻工作;应随身携带患者需要服用的药物及外出常备药物,如感冒药、晕车药、肠胃药等。度假过程中,切忌饱一顿、饥一顿和暴食暴饮,不要太多地改变自己的饮食习惯,注意荤素搭配、多吃水果。最好保证吃热的熟食,而生冷食品、卤味食品则要少吃。另外,针对各地的"名吃",可以品尝,但注意不要吃过量;同时还要注意饮食卫生,预防肠道感染,防止发生旅途腹泻。在游玩过程中,首先应注意安全问题,其次要量力而行,如果出现头晕、乏力、胸闷和心悸等不适症状,则应立刻休息,必要时到医院治疗;不要过于劳累,最好定时起床和休息,特别是晚上不要玩得太迟。度假中若感觉疲惫,则需要让患者注意休息,以便恢复体力和心力。

(12) 拜访患者

家属应该多支持鼓励亲朋好友探视痴呆患者老人,让患者产生被需要、被关心的感觉。与患者交流时,采取面对面的方式,在交谈过程中,应始终保持目光亲切,态度温和,并注意患者的眼神、面部表情、姿势与手势等。要耐心鼓励其表达意思,不能责怪、耻笑和不耐烦,讲话要慢、清楚、温和,以增进患者的安全感及语言表达的信心,必要时多重复几次或者给予进一步解释,直到患者完全听懂,并鼓励患者多说话,对患者的每一点进步要予以肯定与赞扬。

10.3 精神行为管理

痴呆患者的症状表现各种各样,在对患者的护理上,要针对不同的情况,采取不同的相应措施,以有效地改善患者的生活质量。

(1) 烦躁不宁

引起患者烦躁的原因很多,包括身体不舒服,为患者洗澡等涉及其个人隐私的操作、环境因素以及与人交流困难等。首先应找出令患者烦躁的原因,并立即给予解决和排除。然后尝试轻声与患者进行交流,耐心地进行疏导,并对引起患者烦躁的原因给出合理的解释;然后可以通过与患者一起做其感兴趣的事,比如同患者观看其喜爱的电视节目,与患者做其喜欢的游戏等各种方法转移患者注意力,使患者情绪得到稳定。平时要鼓励患者多参加社会活动,亲近大自然,多做自己喜欢的事情,转移其注意力,放松心情。出现"日落现象"的患者,可以让患者白天多晒太阳,傍晚来临时要早点开灯,使光线的变化不至于太大。白天也可以让患者多活动,以消耗体力,晚上便不会太烦躁。此外某些药物可能导致患者烦躁不安,遇到此种情况要咨询医生,不可擅自加减药物。

(2) 幻觉、妄想

这类患者出现幻觉时,会看到、听到、闻到或者感觉到实际根本就不存在的东西。当患者出现幻觉、妄想时,不要与其争辩,不要与他们争执事情的真假,可先顺从患者当时的错误感觉,然后设法分散其对幻觉和妄想的事物的注意力,将患者注意力慢慢转移到真实的事物上,待患者注意力转移到真实事物上之后再耐心解释。对受到惊吓的患者,要尝试给他们安慰,温柔的话语或轻握患者的手,会让患者有安全和信赖感,让患者感觉舒服。严重者还需及时就诊于精神科医生,可在医生的指导下,短期应用镇静药物控制,同时应尝试与患者沟通并分析找出令患者产生幻觉和妄想的诱因并做好记录,防止再次发生。此外房子里不要有镜子、电视机等一切能给反光的东西。不要让患者长时间地接受视听刺激,以免产生幻觉。

(3) 攻击行为

部分严重的痴呆患者有时会产生攻击行为,谩骂或者伤害他人。照护者平时就应多注意观察能够引起其攻击行为的诱因,并努力避免及解除。注意患者的情绪变化而不是攻击行为本身。护理者不可因患者的攻击行为而动怒,因为痴呆患者本身的自控能力差,攻击行为常因自己的要求或目的达不到时发生,而且攻击行为往往不是针对护理者的。护理者要积极应对,态度缓和,除非情况非常严重,否则应当避免使用武力来控制或限制患者。日常生活中要多了解患者过去的生活习惯和喜好,尽量满足患者的需要。鼓励患者多参加一些轻松的活动,避免长时间情绪紧张。此外对引起患者攻击行为的诱因要做好记录,防止攻击行为再次发生。

(4) 重复行为

患者有时会一遍遍地重复一件事,重复一句话或者一个动作,这种情况下的大多数患者,其很可能是寻找一种舒适感、熟悉感或安全感。这些对患者本身可能没有什么伤害,但是会给照顾者带来不少压力。先找出令患者产生重复行为的原因,并予以解决和解除。认真细心地做好解释疏导工作,并对引起患者重复行为的原因做好记录,以防再发。注意患者的情绪而不是专注于患者的重复行为本身。理解患者的感受,不要对患者的重复行为表现强烈的反应。想办法改变患者的重复行为或行动。如果患者反复地用手搓桌子,可以给患者一块抹布,让他帮忙擦桌子。对于患者反复询问的问题,要不厌其烦地告知其答案。

(5)依赖行为

由于记忆力、定向力、视空间等各方面能力的下降,痴呆患者的依赖行为是比较常见的。改善患者依赖行为最重要的是重建患者自信心。鼓励患者独立完成某项自己力所能及的任务,或参加一些简单的无竞争性又适合自身速度的活动,以激发患者自信心。还可以根据患者的特点将某项任务分成几个步骤进行训练,由简到繁,采取奖励、指导、帮助或模仿等措施,一个动作每天训练3~5次,持续3~5天,最终达到独立或协助下完成某项任务。由于痴呆患者理解力、定向力等方面的衰退,患者很可能在做自己熟悉的事情时遇到困难而产生挫折感,进而退缩回避,此时一定要给予患者鼓励,并提供必要的指导或帮助,帮助其建立自信心,切不可有嘲笑、鄙视等情绪流露。

(6)善忘多疑

多疑对痴呆患者而言是一种病态思维,记忆力下降和意识的混乱会使患者以一种新的、不寻常的方式来理解事物,对周围的人变得猜疑是其常见的行为症状之一。如患者因遗忘常怀疑别人偷他的东西,自己乱藏,然后自己又忘记,这时首先要取得患者的信任,不要冒犯患者,要以诚恳的态度与患者交流,倾听患者遇到的麻烦,然后安慰患者,不要试图劝服患者或与患者争吵。让患者表达自己的思想,并予以肯定。对患者的疑问要简单作答,冗长的解释反而会使患者更加迷糊。对患者疑惑的事情可以验证的一定要与患者一起去验证,以排除患者内心的疑惑。此外可以让患者帮忙做家务或者让患者做其喜欢的事情,转移其注意力。对丢失的东西要做好备份,如果患者经常猜忌有人偷了他的钱包,可以多买几个一样的钱包,当患者找不到时拿其他代替,以消除疑惑。

(7)徘徊不宁

痴呆患者的徘徊行为往往是无意识的,只是一味地来回乱走,有些时候似乎不知疲倦,走到腰酸腿肿也不介意。首先找出令患者徘徊的原因,并予以解决和排除尤为重要,然后与患者进行沟通,细心、耐心地做好解释和疏导工作,并对引起患者徘徊的原因做好记录,以防再次发生。此外要鼓励患者独立完成日常活动,不能独立完成的要提供足够的言语指导和技术支持,帮助患者建立自信心。对患者经常去的场所要设立明确的指示标志,而且标志物应为患者最为熟悉的东西。同时为了保证患者的安全,患者外出时一定要有人陪伴,并且给患者随身携带写有患者姓名、地址、联系电话的卡片或布条,以便于患者走失后能够尽快找回。

(8)睡眠障碍

失眠是很多老年人的常见症状之一,而对于痴呆患者发生夜晚不睡甚至吵闹的失眠症状则更为常见,对患者自己造成了不良影响,亦扰乱了家属的正常生活、工作。针对这样的患者,应找出令患者失眠的原因,并予以解决和解除。平日应制定详细的作息时间表,养成合理的生活规律,白天避免睡觉时间过长,并适当增加日间活动时间,尽可能安排患者感兴趣的事,使患者保持兴奋,晚饭要吃一些易消化的食物,但要减少液体的摄入量。睡觉前让患者做一些漫步放松活动约半小时,然后用温水泡脚,排尿,睡前卧室内要先通风,保持室内温度适宜,环境安静、舒适,灯光柔和暗淡,必要时可给予口服安眠药。对于出现夜游症的患者,可以关闭房门并上锁来限制某些房间,有条件的可以安装门感应器等设备,以便患者夜游时提醒家人。

(9)激动不已

激动行为可由多种药物相互作用产生副作用而引起,或者是由周围环境的改变而引起,如居住环境的改变,护理人员的变更,患者臆想的威胁等等。作为护理者,首先要耐心倾听,以缓和的语气与患者进行交流,理解患者,并努力找出令患者产生激动行为的原因,并予以解决和排除。让患者进行一些轻松的活动,如听音乐,外出散步等,以达到转移患者注意力,消除激动行为的目的。此外护理者当经常反省自己的行为是否激怒了患者,日常护理中更不要忽略、批评、限制、为难或羞辱患者,给患者营造一个舒适安静的环境,避免噪声、强光等,以防诱发患者激动行为。对引起患者不良情绪的原因做好记录,以防再发。

(10)淡漠不经

痴呆患者的淡漠往往会导致患者退出社会活动,生活及社会的技能便过早丧失,终日默默不语,所以家属应重视此类的行为症状,并努力帮助其应对。家属与照料者应多与患者交流,以患者能完成的活动为起点进行锻炼,对早期痴呆患者要鼓励参加简单的劳动、户外活动和社交活动,以振奋精神,增强体质,但要防止迷路或发生意外。房间光线要充足,室内物品的摆放应该按照患者喜欢的方式,并摆放患者喜欢的物品,如时钟、照片、盆景等,向患者说一些开心的事儿,与患者多交流,建立信赖的关系,鼓励患者所做的事情,使患者建立自信心。鼓励患者多参加社交活动,多拜访好友,多与好友交流,多亲近大自然,转移注意力,使其心情舒畅。

(11)抑郁寡欢

痴呆患者容易产生抑郁的情绪,严重者甚至会产生轻生的念头而想自杀,所以有抑郁症状的患者需密切观察和注意。照护者应积极找出令患者产生抑郁情绪的原因,并予以解决和解除。多与患者交流,交流时注意技巧,要言语恰当,循循善诱,理解患者的内心感受,与患者建立友好的关系。鼓励患者做一些力所能及的事情,或者在他人帮助下成功地做一些事情,帮助患者建立自信心,改善自卑和无用的心理状态。鼓励患者多参加一些社交活动,可以多去拜访一些好友,与好友谈心。多去户外散步,亲近一下大自然,感受一下新鲜的空气。了解患者的爱好和兴趣,投其所好,比如放映一些患者喜欢的电影,陪患者做一些其感兴趣的游戏等,让患者的注意力慢慢地转移到自己喜好的事情上面,以此来调节患者抑郁的情绪。

附　录

附录一　临床常见痴呆类型影像学表现

阿尔茨海默病

典型MRI表现：大脑皮质广泛萎缩，脑沟增宽、加深，脑室系统相应扩大。颞、顶叶以及海马的萎缩最为明显，双侧颞、顶叶萎缩常不对称，其中海马萎缩具有诊断价值。

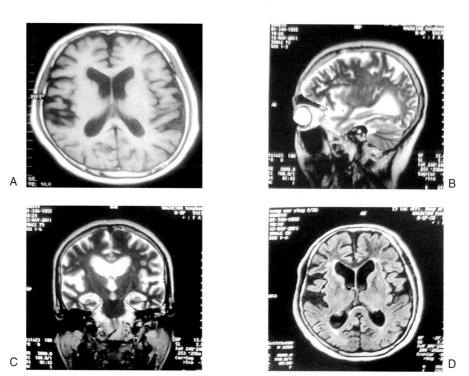

附图1　患者，女，56岁，MMSE 16分，ADL 40分

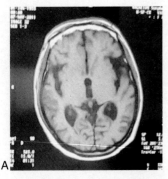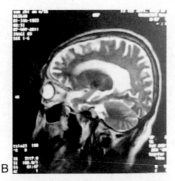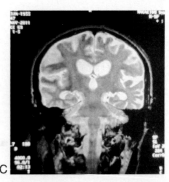

附图2　患者,男,55岁,MMSE 5分,ADL 52分

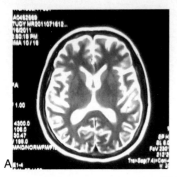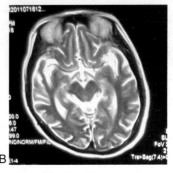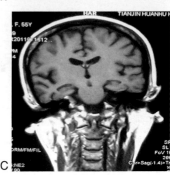

附图3　患者,女,53岁,MMSE 11分,ADL 39分

血管性痴呆

常见MRI表现:①脑白质疏松;②分水岭梗死;③多病灶脑梗死;④关键部位脑梗死。

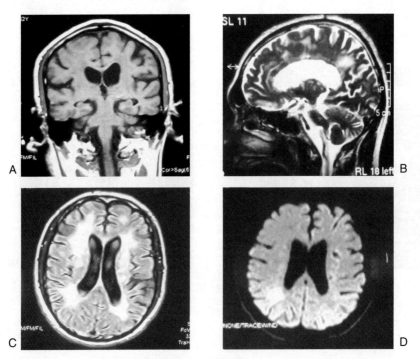

附图4　患者,男,63岁,MMSE 11分,ADL 57分

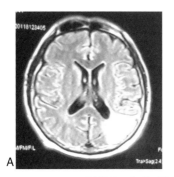 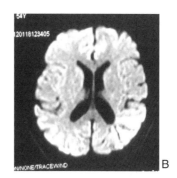

附图5　患者,男,54岁,MMSE 7分,ADL 55分

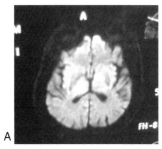 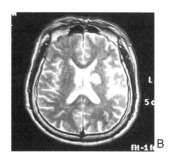

附图6　患者,男,69岁,MMSE 19分,ADL 41分

额颞叶痴呆

典型MRI表现:主要局限于额叶和(或)颞叶萎缩,颞叶前份萎缩,即使到了疾病晚期也很少累及颞叶的后2/3。

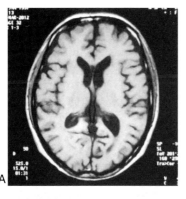 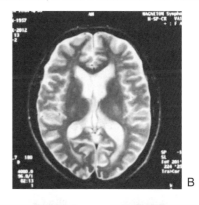

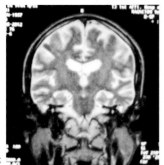 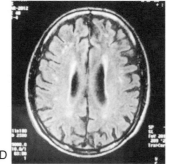 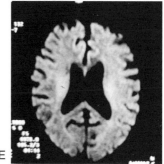

附图7　患者,男,55岁,因患者不配合无法完成MMSE检查评分,ADL 53分

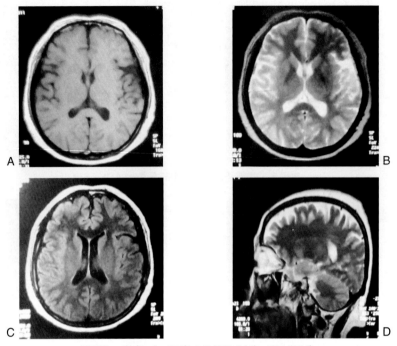

附图8 患者,女,63岁,MMSE 24分,ADL 36分

橄榄脑桥小脑萎缩

典型MRI表现:脑桥、延髓和小脑进行性萎缩,T2WI上可见脑桥十字形异常高信号,即"十字征"。

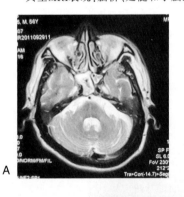 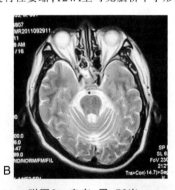 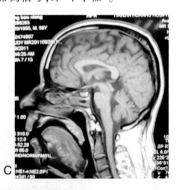

附图9 患者,男,56岁

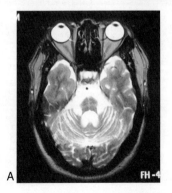 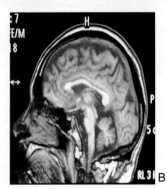

附图10 患者,男,51岁

酒精中毒性痴呆

MR：T1相未见脑实质明显异常，无皮质萎缩，无脑室扩大（如图A所示）。T2相可见额叶、颞叶皮质高信号（如图B所示），矢状位可见额叶、颞叶和顶叶皮质高信号，枕叶未受累（如图C所示）。Flair相可见额叶，尤以内侧额叶、岛叶和颞叶皮质高信号，未见脑白质脱髓鞘改变（如图D所示）。弥散相可见内侧额叶、岛叶和颞叶皮质高信号（如图E所示）。

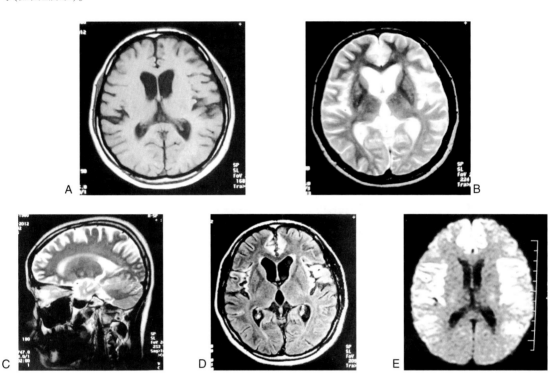

附图11　患者，女，29岁，进行MMSE检查评分时患者不配合。

附录二　临床中西医结合诊疗典型病例

病例1

患者,男,56岁,初中学历。初诊时间:2011年10月27日。

家属代诉2年前发现其记忆力下降,找不到刚刚放过的东西,时间、地点定向力差,走失过一次,表情呆滞,沉默寡言,日常生活能力下降,不能自己穿衣。纳差,寐欠安,腰膝酸软,二便尚调。舌红,苔少,脉沉弱。

既往体健,否认家族遗传病史。

【查体】

BP:120/90 mmHg,HR:76次/分,律齐,心肺听诊(-)。腹部平坦,无压痛、反跳痛,生理反射存在,病理反射未引出。

【辅助检查】

2011年10月25日于某医院查脑MRI示：脑萎缩，海马约Ⅲ°萎缩。血同型半胱氨酸:17.28↑。MMSE:5分;ADL:55分。

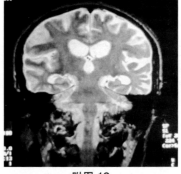

附图 12

【西医诊断】

1.阿尔茨海默病

2.高半胱氨酸血症

【中医诊断】

痴呆(脾肾两虚)

【治则】

通调三焦,益气调血,扶本培元

【治疗】

1.针刺治疗:采用"三焦针法",配穴:双侧阴陵泉、梁门、复溜。

2.中药以"黄地散"为主方,随症加减。

3.在中药、针刺基础上,予以西药美金刚及叶酸、维生素B_6。

【随访】

治疗3个月后,2012年1月30日测得MMSE:8分;ADL:42分。针刺过程中发现患者精神好转,眼神灵活,可与人沟通。记忆力、日常生活能力有所好转,定向力较前有所改善,能在居住地附近活动后自己回家。

治疗6个月后,2012年5月10日测得MMSE:7分;ADL:40分。患者精神好转,情绪乐观,喜与人沟通。日常生活能力有所好转,基本可以自己独立穿衣。

治疗9个月后,2012年8月9日测得MMSE:7分;ADL:41分,症状较前无明显变化。患者家属对疗效较满意。现继续在门诊综合治疗,病情无明显变化。

病例2

患者,男,55岁,初中学历。初诊时间:2011年2月28日。

主诉:记忆力减退半年余。患者半月前无明显诱因开始出现双眼睑上抬费力,睁眼困难,嗜睡,语言困难等症,即于某医院就诊。颅脑MRI示:双侧基底节区及左侧半卵圆中心区,右侧小脑半球腔隙性梗死。颞、顶、枕叶广泛性脑梗死,脱髓鞘改变。诊断为脑梗死。经治疗后(具体用药不详),眼部及嗜睡症状好转,生活不能自理,吃饭、室内走动等日常生活均需要家人照料。为求中西医结合治疗,遂就诊于我院。现患者神清,精神萎靡,面色无华,语言不利,情绪急躁易怒,认字困难,记忆力、计算力、定向力差。纳可,寐安,二便调,舌质黯红,苔黄腻,脉沉细。

既往高血压病史20年,未规律服用降压药物。

【查体】

双上肢肌力Ⅲ级,双下肢肌力Ⅱ级;双巴氏征(+)。

【辅助检查】

MMSE:13分(定向力4分、记忆力3分、注意力和计算力0分、回忆能力1分、语言能力5分);HIS:9分;ADL:61分;CDT:0分。

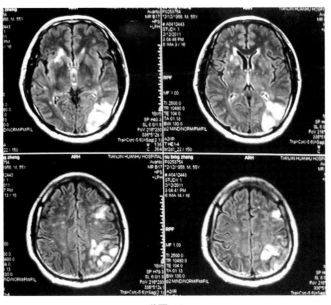

附图13

【西医诊断】

1.脑梗死后遗症

2.血管性痴呆(重度)

【中医诊断】

痴呆(肝肾不足,气虚血瘀)

【治则】

通调三焦,益气调血,扶本培元

【治疗】

1.针刺治疗:采用"三焦针法"+"醒脑开窍"针法。

2.中药以"黄地散"为主方,随症加减。

3.在中药、针刺基础上,继续给予西药美金刚。

【随访】

治疗3个月后,2011年5月19日测得MMSE:18分;ADL:54分;CDT:1分。患者精神好转,能配合医生回答问题,语言流利,记忆力、定向力,明显好转,注意力有所提高,计算力较差。家属代述患者精神明显好转,性情趋于平稳,语言由少转多。腰膝较前有力,酸痛感减轻。

治疗6个月后,2011年8月18日测得MMSE:21分;ADL:41分;CDT:1分。患者精神好转,语言流利,情绪平稳,反应较前敏捷,记忆力、定向力、计算力都有明显改善,能做一些简单工作。

治疗9个月后,2011年11月17日测得MMSE:27分,ADL:22分;CDT:4分。患者精神好转,情绪乐观,健谈。自述针刺后头脑清醒,身体灵活,自理能力完全恢复,能主动出门购物,能做简单家务及部分较重家务,愿意继续配合治疗。家属代述患者反应能力较前敏捷,能够生活自理,主动承担家务劳动,能在居住地附近活动、单独购物和管理钱财,达到临床治愈。

病例3

患者,女,56岁,初中学历。初诊时间:2011年5月16日。

家属代述患者5年前无明显诱因出现穿衣困难,穿反、不会系纽扣,伴记忆力、计算力、定向力及语言能力下降,症状渐进性加重,偶有迷路现象发生,影响日常生活,发病期间辗转于天津各大医院,诊断为"阿尔茨海默病",予多奈哌齐、美金刚治疗。为求中西医结合治疗遂就诊于我院门诊。现患者神清,略显呆滞,不知道就诊时季节及日期。近期记忆力下降。计算力差,甚至不能做简单计算。语言能力下降,沉默不语或语言出错而不知。腰膝酸软、夜间常有汗出。纳可,寐安,二便调。舌淡红,少苔,脉细数。

既往体健,否认家族遗传病史。

【查体】

BP:110/90mmHg,HR:72次/分,律齐,心肺听诊(−)。腹部平坦,无压痛、反跳痛,生理反射存在,病理反射未引出。

【辅助检查】

MRI示:海马Ⅲ°萎缩,额颞顶叶萎缩。MMSE评分:14分;ADL评分:40分。

【西医诊断】

阿尔茨海默病

【中医诊断】

痴呆(肝肾阴虚)

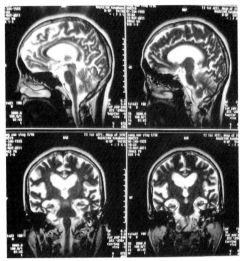

附图 14

【治疗】

1.针刺治疗:采用"三焦针法",配穴:复溜、中封。

2.中药以"黄地散"为主方,随症加减。

3.在中药、针刺基础上,继续给予西药美金刚、多奈哌齐。

【随访】

治疗3个月后,2011年8月15日家属代述患者定向力有所提高,能准确判断时间及地点,精神好转,语言能力提高,语言出错但能自知,计算力仍差。MMSE:16分;ADL:25分。

治疗6个月后,2011年11月17日家属述患者精神好转,喜言谈,定向准确,计算能力有所提高,生活基本能够自理,能够主动帮助家人处理简单家务。MMSE:21分;ADL:25分。

治疗9个月后,2012年2月16日患者精神好转,情绪乐观,定向准确,计算能力提高,穿衣基本无障碍,生活能够自理,能做简单家务,并有一次独立外出乘坐公交车经历。MMSE:24分;ADL:23分。

病例4

患者,男,67岁,小学文化程度。初诊时间:2012年3月19日。

家属代诉患者2个月前患脑梗死,经当地医院住院治疗后,病情好转,后出现语言欠利,神清淡漠,沉默少语,反应迟钝,记忆力下降,认识家门,偶不识其亲属,近事、远事均遗忘(不能记起早晨吃什么饭),计算力差,不可独自在小区活动。纳可,寐差,小便可,大便干2~3日一行。舌暗红,苔白微腻,脉弦滑。

既往史:2010年脑梗死病史,未留明显后遗症。否认高血压,糖尿病,冠心病史。

【查体】

BP:125/80 mmHg,HR:64次/分,律齐,心肺听诊(-)。腹部平坦,无压痛、反跳痛,生理反射存在,病理反射未引出。

【辅助检查】

2012年2月20日颅脑MR:基底节区、左侧额叶、顶叶、枕叶梗死灶,脑白质脱髓鞘改变,脑萎缩。MMSE:12分;ADL:47分。

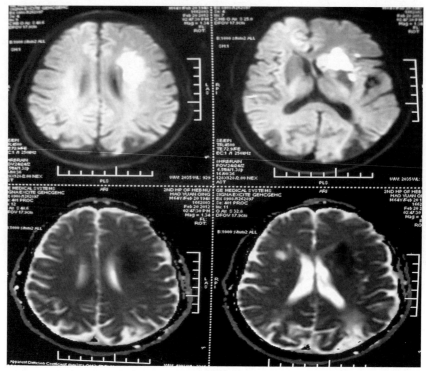

附图 15

【西医诊断】

血管性痴呆

【中医诊断】

痴呆（瘀血阻滞兼痰浊蒙窍）

【治疗】

1.针刺治疗：采用"三焦针法"。配穴：点刺金津、玉液，前廉泉（提插捻转补法）、内大迎（雀啄手法，使针感向舌尖放射）、阳陵泉、丰隆、膈俞、血海。

2.中药以"黄地散"为主方，随症加减。

3.在中药、针刺基础上，予以西药美金刚。

【随访】

治疗3个月后，2012年6月18日家属诉患者记忆力较前有所改善，可以记住自己吃药的时间及种类，反应亦较前灵敏，情绪改善较明显，喜欢与人主动交流，能准确说出家人的名字，吃完饭后主动收拾桌子。测MMSE：21分，ADL：38分。

治疗6个月后，2012年9月20日患者记忆力较前大为改善，情绪平稳，言语清晰，与人交流如常人，能帮家人做一些简单家务，可在小区内独自活动。测MMSE：25分，ADL：28分。

附录三 临床常用相关测评量表

附表1 简易智能量表(MMSE)/167	附表8 社会活动功能调查表/197
附表2 蒙特利尔认知评估量表(MoCA)/169	附表9 神经精神症状问卷/198
附表3 画钟测验/173	附表10 汉密尔顿抑郁量表/199
附表4 韦氏成人智力量表/174	附表11 康奈尔痴呆抑郁量表/200
附表5 阿尔茨海默病评估量表——认知分表(ADAS-cog)/175	附表12 CIBIC-Plus量表(ADCS-CGIC版本)/201
	附表13 临床痴呆评定量表/203
附表6 严重障碍量表/185	附表14 总体衰退量表/205
附表7 日常生活能力量表/196	附表15 血管性痴呆中医辨证量表/206

附表1 简易智能量表(MMSE)

评价项目	正确	错误	得分
1.现在我要问您一些问题来检查您的记忆力和计算力,多数都很简单			
(1)请说出今年的年份?	1	0	
(2)现在是什么季节?	1	0	
(3)现在是几月份?	1	0	
(4)今天是几号?	1	0	
(5)今天是星期几?	1	0	
(6)这是什么城市(城市名)?	1	0	
(7)这是什么区(城区名)?	1	0	
(8)这是什么医院(或胡同,医院名或胡同名)?	1	0	
(9)这是第几层楼?	1	0	
(10)这是什么地方(地址、门牌号)?	1	0	
2.现在我告诉您三种东西的名称,我说完后请您重复一遍。请您记住这三种东西,过一会儿我还要问您(请仔细说清楚,每样东西一秒钟)。(告诉)这三种东西是:"树"、"钟"、"汽车"。请您重复。			
树	1	0	
钟	1	0	
汽车	1	0	
3.现在请您算一算,从100中减去7,然后从所得的数算下去,请您将每减一个7后的答案告诉我,直到我说"停"为止。			
100减7等于93	1	0	
93减7等于86	1	0	
86减7等于79	1	0	
79减7等于72	1	0	
72减7等于65	1	0	

(待续)

附表1(续)

评价项目	正确	错误	得分
4.现在请您说出刚才我让您记住的是哪三种东西？			
树	1	0	
钟	1	0	
汽车	1	0	
5.(检查者出示自己的手表)			
请问这是什么？	1	0	
(检查者出示自己的铅笔)			
请问这是什么？	1	0	
6.请您跟我说"四十四只石狮子"	1	0	
7.(检查者给受试者一张卡片,上面写着"请闭上您的眼睛")			
请您念一念这句话,并按上面的意思去做。	1	0	
8.我给您一张纸,请您按我说的去做。现在开始:			
用右手拿着这张纸	1	0	
用两只手把它对折起来	1	0	
放在您的左腿上	1	0	
9.请您给我写一个完整的句子	1	0	
10.(出示图案)请您照着这个样子把它画下来	1	0	

总分：_____

注意事项：文盲(未受教育)组17分,小学(受教育年限≤6年)组20分,中学或以上(受教育年限>6年)组24分。分界值以下为有认知功能缺陷,以上为正常。

①关于第1项中的第8个问题,患者如果非本地人,可以改成问他熟悉的城市。

②关于第2项的问题,评定者一定要连续说出三种东西。

③关于第8项中的问题,需要连续说出三个动作指令,然后看患者能不能续贯完成。对于偏瘫患者,指令可以是健侧手。

④关于第9项中的问题,向患者强调句子一定要完整。对于患者说出的句子,一定主语、谓语、宾语齐全才能得分。

⑤关于第10项中的问题,患者所画出的图形一定要有正确的空间关系才能得分。

⑥每一个空不正确扣一分,满分30分。

观察医师签名：　　　　　　　　　　　　　　　　　　　　　　　　日期：　年　月　日

附表2 蒙特利尔认知评估量表(MoCA)

姓名：_____　　年龄：_____　　教育年限：_____
性别：_____　　日期：_____

视空间/执行功能	画钟(11点10分)(3分)	得分
戊 甲 终点 ⑤ 乙 ② ① 起点 丁 ④ ③ 丙 [ ]	复制立方体 [ ] [ ] [ ] [ ] 　　轮廓　数字　指针	__/5

命名		
[ ]　　　　　　[ ]　　　　　　[ ]		__/3

记忆	阅读名词清单，必须重复阅读。读2次，在5分钟后回忆一次		脸面	天鹅绒	教堂	雏菊	红色	没有分数
		第1次						
		第2次						

注意力	现在我阅读一组数字(1个/秒)　顺背[ ] 2 1 5 8 4 　　　　　　　　　　　　　　　倒背[ ] 7 4 2	__/2
	现在我阅读一组字母。每当读到A时请用手敲打一下。错2个或更多得0分。 　　　　[ ] F B A C M N A A J K L B A F A K D E A A A J A M O F A A B	__/1
	现在请您从100减7，然后从所得的数目再减去[ ]93 [ ]86 [ ]79 [ ]72 [ ]65 7，共计算五次。连减：4或5个正确得3分，2或3个正确得2分，1个正确得1分，0个正确得0分。	__/3
语音	现在我说一句话，请清楚地重复一遍，这句话是： "我只知道今天李明是帮过忙的人。"[ ] "当狗在房间里的时候，猫总是藏在沙发下。"[ ]	__/2
	流畅性/固定开头词语"请您尽量多地说出以"发"字开头的词语或俗语。如"发财"，我给您1分钟时间，您说得越多越好，越快越好，尽量不要重复。"　[ ] ____ (N≥11个词)	__/1

(待续)

附表2(续)

抽象能力	请说出它们的相似性。		例如:香蕉—橘子[ ]		火车—自行车[ ]		手表—尺	/2
	没有提示	面孔 [ ]	天鹅绒 [ ]	教堂 [ ]	雏菊 [ ]	红色 [ ]	只在没有提示的情况下给分	/5
选项	类别提示							
	多选提示							
定向力	[ ]星期	[ ]月份		[ ]年	[ ]日	[ ]地方	[ ]城市	/6
	正常≥26/30				总分 教育年限≤12年加1分			/30

使用与评分指导手册

蒙特利尔认知评估量表(MoCA)是一个用来对轻度认知功能异常进行快速筛查的评定工具。它评定了许多不同的认知领域,包括:注意与集中、执行功能、记忆、语言、视空间技能、抽象思维、计算和定向力。完成MoCA检查大约需要10分钟。本量表总分30分,英文原版的测试结果提示划界分≥26分。

1.交替连线测验

指导语:"我们有时会用'123……'或者汉语的'甲乙丙……'来表示顺序。请您按照从数字到汉字并逐渐升高的顺序画一条连线。从这里开始[指向数字(1)],从1连向甲,再连向2,并一直连下去,到这里结束[指向汉字(戊)]"。

评分:当患者完全按照"1–甲–2–乙–3–丙–4–丁–5–戊"的顺序进行连线且没有任何交叉线时给1分。当患者出现任何错误而没有立刻自我纠正时,给0分。

2.视空间技能(立方体)

指导语(检查者指着立方体):"请您照着这幅图,在下面的空白处再画一遍,并尽可能精确"。

评分:完全符合下列标准时,给1分:

- 图形为三维结构
- 所有的线都存在
- 无多余的线
- 相对的边基本平行,长度基本一致(长方体或棱柱体也算正确)

上述标准中,只要违反其中任何一条,即为0分。

3.视空间技能(钟表)

指导语:"请您在此处画一个钟表,填上所有的数字并指示出11点10分"。

评分:符合下列三个标准时,分别给1分:

- 轮廓(1分):表面必须是个圆,允许有轻微的缺陷(如,圆没有闭合)
- 数字(1分):所有的数字必须完整且无多余的数字;数字顺序必须正确且在所属的象限内;可以是罗马数字;数字可以放在圆圈之外。
- 指针(1分):必须有两个指针且一起指向正确的时间;时针必须明显短于分针;指针的中心交点必须在表内且接近于钟表的中心。

上述各项目的标准中,如果违反其中任何一条,则该项目不给分。

4.命名

指导语:自左向右指着图片问患者:"请您告诉我这个动物的名字"。

评分:每答对一个给1分。正确回答是:①狮子;②犀牛;③骆驼或单峰骆驼。

5.记忆

指导语:检查者以每秒钟1个词的速度读出5个词,并向患者说明:"这是一个记忆力测验。在下面的时间里我会给您读几个词,您要注意听,一定要记住。当我读完后,把您记住的词告诉我。回答时想到哪个就说哪个,不必按照我读的顺序"。把患者回答正确的词在第一次的空栏中标出。当患者回答出所有的词,或者再也回忆不起来时,把这5个词再读一遍,并向患者说明:"我把这些词再读一遍,努力去记并把您记住的词告诉我,包括您在第一次已经说过的词"。把患者回答正确的词在第二次的空栏中标出。

第二次结束后,告诉患者一会儿还要让他回忆这些词:"在检查结束后,我会让您把这些词再回忆一次"。

评分:这两次回忆不记分。

6.注意

①数字顺背广度:指导语:"下面我说一些数字,您仔细听,当我说完时您就跟着照样背出来"。按照每秒钟1个数字的速度读出这5个数字。

数字倒背广度:指导语:"下面我再说一些数字,您仔细听,但是当我说完时您必须按照原数倒着背出来"。按照每秒钟1个数字的速度读出这5个数字。

评分:复述准确,每一个数列分别给1分(注:倒背的正确回答是2-4-7)。

②警觉性:指导语:检查者以每秒钟1个的速度读出数字串,并向患者说明:"现在我朗读一组字母,每当我读到A时请用手敲打一下。其他的字母不要敲打"。测试员以1个/秒的速度朗读字母序列。

评分:如果完全正确或只有一次错误则给1分,否则不给分(错误是指当读A的时候漏敲,或读其他字母时误敲)。

③连续减7:指导语:"现在请您做一道计算题,从100中减去一个7,而后从得数中再减去一个7,一直往下减,直到我让您停下为止"。如果需要,可以再向患者讲一遍。

评分:本条目总分3分。全部错误记0分,一个正确给1分,两到三个正确给2分,四到五个正确给3分。从100开始计算正确的减数,每一个减数都单独评定,也就是说,如果患者减错了一次,而从这一个减数开始后续的减7都正确,则后续的正确减数要给分。例如,如果患者的回答是93-85-78-71-64,85是错误的,而其他的结果都正确,因此给3分。

7.句子复述

指导语:"现在我要对您说一句话,我说完后请您把我说的话尽可能原原本本地重复出来(暂停一会儿):我只知道今天李明是帮过忙的人"。患者回答完毕后,"现在我再说另一句话,我说完后请您也把它尽可能原原本本地重复出来(暂停一会儿):当狗在房间里的时候,猫总是藏在沙发下"。

评分:复述正确,每句话分别给1分。复述必须准确。注意复述时出现的省略(如,省略了"只","总是")以及替换/增加(如"我只知道今天李明……"说成"我只知道李明今天……";或"房间"说成"房子"等)。

8.词语流畅性

指导语:"请您尽量多地说出以'发'字开头的词语或俗语,如'发财'。时间是1分钟,您说得越多越好,越快越好,尽量不要重复。"

评分:在1分钟内说出11个或者更多的词语则记1分。同时在空白处记下患者的回答内容。

9.抽象

让患者解释每一对词语在什么方面相类似,或者说它们有什么共性。指导语从例词开始。

指导语:"请您说说橘子和香蕉在什么方面相类似?"。如果患者回答的是一种具体特征(如,都有皮,或都能吃等),那么只能再提示一次:"请再换一种说法,它们在什么方面相类似?"如果患者仍未给出准确回答(水果),则说:"您说的没错,也可以说他们都是水果。"但不要给出其他任何解释或说明。

在练习结束后,说:"您再说说火车和自行车在什么方面相类似?"当患者回答完毕后,再进行下一组词:"您再说说手表和尺子在什么方面相类似?"不要给出其他任何说明或启发。

评分:只对后两组词的回答进行评分。回答正确,每组词分别给1分。只有下列的回答被视为正确:

火车和自行车:运输工具;交通工具;旅行用的。

手表和尺子:测量仪器;测量用的。

下列回答不能给分:

火车和自行车:都有轮子。

手表和尺子:都有数字。

10.延迟回忆

指导语:"刚才我给您读了几个词让您记住,请您再尽量回忆一下,告诉我这些词都有什么?"对未经提示而回忆正确的词,在下面的空栏中打钩(√)作标记。

评分:在未经提示下自由回忆正确的词,每词给1分。可选项目:

在延迟自由回忆之后,对于未能回忆起来的词,通过语义分类线索鼓励患者尽可能地回忆。经分类提示或多选提示回忆正确者,在相应的空栏中打钩(√)作标记。先进行分类提示,如果仍不能回忆起来,再进行多选提示。例如:"下列词语中哪一个是刚才记过的:鼻子,面孔,手掌?"

各词的分类提示和(或)多选提示如下:

分类提示	多选提示
面孔:身体的一部	鼻子、面孔、手掌
天鹅绒:一种纺织品	棉布、的确良、天鹅绒
教堂:一座建筑	教堂、学校、医院
菊花:一种花	玫瑰、菊花、牡丹
红色:一种颜色	红色、蓝色、绿色

评分:线索回忆不记分。线索回忆只用于临床目的,为检查者分析患者的记忆障碍类型提供进一步的信息。对于提取障碍导致的记忆缺陷,线索可提高回忆成绩;如果是编码障碍,则线索无助于提高回忆成绩。

11.定向

指导语:"告诉我今天是什么日期"。如果患者回答不完整,则可以分别提示患者:"告诉我现在是[哪年,哪月,今天确切日期,星期几]"。然后再问:"告诉我这是什么地方,它在哪个城市?"

评分:每正确回答一项给1分。患者必须回答精确的日期和地点(医院、诊所、办公室的名称)。日期上多一天或少一天都算错误,不给分。

总分:把右侧栏目中各项得分相加即为总分,满分30分。量表设计者的英文原版应用结果表明,如果受教育年限≤12年则加1分,最高分为30分。≥26分属于正常。

附表3 画钟测验

操作方法：

请患者画一个钟面并把数字标在正确的位置上。画好后，请他把指针标于8点20分的位置。

得分：_____

评分标准：(1)画一封闭的圆，1分；
　　　　　(2)数字位置正确，1分；
　　　　　(3)12个数字无遗漏，1分；
　　　　　(4)分时针位置正确，1分。

附表4　韦氏成人智力量表

	测验内容	测验题目	检查的认知功能	评分方法
言语量表	知识	29项，由一些常识组成，如"一月中何日月亮最圆"等	一般常识的积累，知识和兴趣范围，长时记忆	每一正确答案1分
	领悟	14项，由一些常识、法规、社会习俗、谚语等问题组成。如"独木不成林"比喻什么	反应和解决问题，接收信息的能力	根据回答的正确程度，每项记2分、1分或0分，第1、2项记2分或0分
	算术	14项，由一些数字题组成，用心算完成	注意力，组织能力，数的操作能力	每一正确答案1分，11-14如提前完成并正确，另加分
	相似性	13项，找出两个物体或名词的共同性。如斧头和锯子有什么相同	抽象思维能力、概括能力	根据回答的正确程度每项记2分、1分或0分
	数字广度	22项，听到主试者念出的数字后照样背出来，分顺背和倒背2式	注意力，即刻听觉记忆	每一正确答案1分
	词汇	40项，解释一些词或给一些词下定义	言语理解和表达能力、语义性记忆	根据回答的正确程度每项记2分、1分或0分
操作量表	数字-符号	1-9个数字，每个数字对应一个符号，要求给测试表上无序排列的数字配上相应的符号	注意力，执行能力，运动功能，操作速度	每一正确答案1分，倒转符号记0.5分
	图画填充	21项图画，每个都缺失一个重要部分，要求说出缺失什么并指出缺失部分	反应和解决问题，接收信息能力，执行能力，操作速度，视觉辨别，认识能力	每一正确答案1分
	木块图	10项，用红、白两色形状相同的一些积木按图案拼制	空间关系辨认能力、视觉结构分析和综合能力、视觉运动协调能力、操作速度	根据图案的难易程度和完成时间记分
	图片排列	8套散乱无序的图片，要求受试者将其分别排成有意义的序列	逻辑联想，部分与整体关系，灵活性	根据难易程度和完成时间记分
	图形拼凑	4项，将一些物体样片拼成一完整图案，如拼成一匹马，一女孩等	想象力，手眼协调，空间结构，操作速度	在时限内正确完成的各图的接点数

附表5　阿尔茨海默病评估量表——认知分表（ADAS-cog）

指导语：1~7项请研究者向患者提问，8~12项请研究者根据患者之前的表现作评定。

评测项目	评测内容	记分	得分
1.单词回忆	回忆常用的单词	0~10	
2.命名	给提交的12个物体和一只手上的手指命名	0~5	
3.指令	理解和完成1~5步命令	0~5	
4.结构性练习	临摹4个几何图形	0~5	
5.意向性练习	完成熟悉但复杂的次序活动的能力	0~5	
6.定向	时间和地点定向力的评价	0~8	
7.单词辨认	从前面已经给出的字词中辨别出新的字词	0~12	
8.回忆测验指令	记忆任务中的指令	0~5	
9.口语能力	患者说话交流能力的评价	0~5	
10.找词困难	患者语言表达能力的评价	0~5	
11.语言理解力	患者口头语言理解的能力	0~5	
12.注意力	患者检查过程中注意力	0~5	
总分			

1.单词回忆测验

单词回忆测验	评分标准	得分
现在我给您出示一些单词，每个单词出示2秒钟（如患者为文盲，请读给患者听）。请您尽可能记住，念完后请您回忆这些单词，并告诉我您能记住的那些单词。患者回忆正确的单词，请研究者在该单词的"是"方框打√；不能回忆出来的，则在其"否"方框里打√。（具体见单词回忆测验附表）	每次测试计数未能回忆出来的单词数，得分为三次测试中未能回忆单词数的平均数。	

1.1 单词回忆测验附表第1套

测试1		测试2		测试3	
	是否能回忆		是否能回忆		是否能回忆
油菜		杆子		岸	
胳膊		信件		信件	
岸		油菜		胳膊	
信件		领导		仓库	
领导		胳膊		杆子	
仓库		岸		票	
杆子		草		引擎	
票		仓库		草	
草		票		油菜	
引擎		引擎		领导	
未能回忆单词数		未能回忆单词数		未能回忆单词数	

1.2 单词回忆测验附表第 2 套

测试 1	是否能回忆	测试 2	是否能回忆	测试 3	是否能回忆
家庭		皮肤		铁路	
硬币		儿童		儿童	
铁路		家庭		硬币	
儿童		军队		旗子	
军队		硬币		皮肤	
旗子		铁路		图书馆	
皮肤		麦子		海洋	
图书馆		旗子		麦子	
麦子		图书馆		家庭	
海洋		海洋		军队	
未能回忆单词数		未能回忆单词数		未能回忆单词数	

1.3 单词回忆测验附表第 3 套

测试 1	是否能回忆	测试 2	是否能回忆	测试 3	是否能回忆
桌子		珍珠		电话	
尘土		公路		皮鞋	
公路		电话		犀牛	
表格		仙鹤		尘土	
电话		皮鞋		表格	
白云		尘土		仙鹤	
仙鹤		表格		白云	
珍珠		桌子		公路	
犀牛		白云		珍珠	
皮鞋		犀牛		桌子	
未能回忆单词数		未能回忆单词数		未能回忆单词数	

2.命名

命名	评分标准	得分
我给您看些物品及利用您的手指,请您说出它的名称。这叫什么？	评分记回答不正确名称数(具体见命名测验附表) 0 分= 0~2 件物品命名不正确 1 分= 3~5 件物品命名不正确 2 分= 6~8 件物品不正确 3 分= 9~11 件物品不正确 4 分= 12~14 件物品不正确 5 分= 15~17 件物品不正确	

2.1 命名测验附表

物品名称	物品相关线索（提示语）	是否正确	物品名称	物品相关线索（提示语）	是否正确
花	生长在花园里的	对　错	剪刀	裁纸用的	对　错
椅子	用来坐的	对　错	梳子	用来整理头发的	对　错
哨子	吹气时能发出声音的	对　错	钱包	放钞票用的	对　错
铅笔	用来写字的	对　错	口琴	一种乐器	对　错
拨浪鼓	婴儿玩的	对　错	听诊器	医生用来检查你的心脏的	对　错
假面具	隐藏你的脸的东西	对　错	夹具	夹食物用的	对　错
拇指		对　错	食指		对　错
中指		对　错	无名指		对　错
小指		对　错			

3.指令

指令		评分标准	得分
下面请您做几个动作,请您按我的指令去做。		评分记录不正确操作步骤数。	
握拳	对　错	1 分=1 项指令错误,4 项指令正确	
指指屋顶,然后指指地板	对　错	2 分=2 项指令错误,3 项指令正确	
将铅笔放在卡片上面,然后再拿回来	对　错	3 分=3 项指令错误,2 项指令正确	
将手表放在铅笔的另一边并且将卡片翻过来	对　错	4 分=4 项指令错误,1 项指令正确	
用一只手的两个手指拍每个肩膀两次,并且眨眨眼睛	对　错	5 分=5 项指令均错误	

4.结构性练习

结构性练习	评分标准	得分
这张纸上有几个图(见下页4个图),请您试着在这页纸的其他地方再画一幅,尽可能画得一样 评分注意:第(1)幅图:必须是闭合曲线且有圆的概念才给分;第(2)、(3)幅图:必须有十字框的交叉才给分;第(4)幅图:必须有立体感才给分。	0分=4幅图全部正确 1分=1幅错误 2分=2幅错误 3分=3幅错误 4分=4幅均错误 5分=未作图,或在图上描,或只有部分图形,或用文字代替图形	
(1) 〇		
(2) ✚		
(3) ◆		
(4) ▭		

5.意向性练习

意向性练习	评分标准	得分
现在请您假装给朋友寄一封信。请您先把这张纸折叠起来,将信纸装进信封,并在信封上写上地址,然后告诉我邮票贴在哪	记录不正确步骤数 0分=全部正确 1分=1步错误 2分=2步错误 3分=3步错误 4分=4步错误 5分=5步均错误	
叠信纸　　　　　　　　对　错	将信纸装进信封　　　对　错	
封好信封　　　　　　　对　错	写好信封的地址　　　对　错	
说出贴邮票的地方　　　对　错		

6.定向力

定向力	评分标准	得分	
问患者以下的问题	评分记录错误项目的总数		
1. 你叫什么名字？	全名	对	错
2. 现在是几月？	月	对	错
3. 今天是几号？	天±1 天	对	错
4. 现在是哪年？	年	对	错
5. 今天是星期几？	星期	对	错
6. 现在是什么季节？	季节(季节变换前 1 周/后 2 周)	对	错
7. 这个地方叫什么名字？	地点(部分命名也可以接受)	对	错
8. 现在几点了？(要求行量表评估的房间无钟表,患者不允许看钟表)	今天的时间(误差在 1 小时以内)	对	错

7.单词辨认测试

单词辨认测试	评分标准	得分
三次试验平均错误分数 (1)现在我给您出示一些单词(即目标单词),请您念一遍这些单词并尽可能记住它们 (2)现在我给您看另一套单词(第一试至第三试),其中一些是刚才给您看过的,一些是您没看过的,请您告诉我哪些是我刚才让您看过的,哪些不是(具体见单词辨认测试附表)	表中加粗且有阴影背景的单词为"目标单词"。患者回答正确,则在相应单词的"是"方框画√,回答错误,则在"否"方框画×,记录回答错误的目标单词数,即计数目标单词中选择"否"的个数。得分为三次测试回答错误的目标单词数的平均数	

7.1 单词辨认测试附表第 1 套

目标词：杂志　巫师　货车　豹子　海　火车　硬币　协会　木板　锚　珠宝　基金

	第一试			第二试			第三试		
护士	是	否	杂志	是	否	销售	是	否
杂志	是	否	销售	是	否	船	是	否
巫师	是	否	巫师	是	否	地图	是	否
货车	是	否	货车	是	否	杂志	是	否
豹子	是	否	船	是	否	巫师	是	否
销售	是	否	豹子	是	否	货车	是	否
海	是	否	地图	是	否	斧子	是	否
火车	是	否	海	是	否	胡萝卜	是	否
硬币	是	否	斧子	是	否	豹子	是	否
船	是	否	火车	是	否	海	是	否
协会	是	否	硬币	是	否	火车	是	否
地图	是	否	协会	是	否	牛奶	是	否
斧子	是	否	木板	是	否	硬币	是	否
木板	是	否	胡萝卜	是	否	容积	是	否
胡萝卜	是	否	牛奶	是	否	协会	是	否
牛奶	是	否	锚	是	否	木板	是	否
容积	是	否	容积	是	否	锚	是	否
森林	是	否	珠宝	是	否	森林	是	否
锚	是	否	森林	是	否	珠宝	是	否
珠宝	是	否	猫	是	否	边缘	是	否
猫	是	否	边缘	是	否	基金	是	否
基金	是	否	蛋糕	是	否	蛋糕	是	否
边缘	是	否	护士	是	否	护士	是	否
蛋糕	是	否	基金	是	否	猫	是	否
答错的目标单词数			答错的目标单词数			答错的目标单词数		

7.2 单词辨认测试附表第 2 套

目标词: 寂静　女儿　前额　老虎　黎明　乞丐　回声　村庄　角落　勇气　容器　物体

第一试			第二试			第三试		
寂静	是	否	气泡	是	否	猴子	是	否
肘	是	否	角落	是	否	寂静	是	否
女儿	是	否	珠宝	是	否	岛屿	是	否
粉末	是	否	淋浴器	是	否	季节	是	否
运河	是	否	前额	是	否	人民	是	否
前额	是	否	村庄	是	否	针	是	否
老虎	是	否	寂静	是	否	回声	是	否
黎明	是	否	老虎	是	否	牛	是	否
龙	是	否	会议	是	否	角落	是	否
卧室	是	否	容器	是	否	王国	是	否
姐姐	是	否	汽车	是	否	老虎	是	否
乞丐	是	否	洋葱	是	否	物体	是	否
回声	是	否	乞丐	是	否	乞丐	是	否
侄子	是	否	报警	是	否	喷泉	是	否
义务	是	否	回声	是	否	村庄	是	否
村庄	是	否	勇气	是	否	黎明	是	否
角落	是	否	女儿	是	否	猎人	是	否
橄榄树	是	否	物体	是	否	前额	是	否
音乐	是	否	器官	是	否	投手	是	否
勇气	是	否	饮料	是	否	容器	是	否
容器	是	否	水盆	是	否	女儿	是	否
丝带	是	否	夹克	是	否	勇气	是	否
物体	是	否	黎明	是	否	贝壳	是	否
项链	是	否	市长	是	否	百合	是	否
答错的目标单词数			答错的目标单词数			答错的目标单词数		

7.3 单词辨认测试附表第 3 套

目标词: 农民 草原 丈夫 推车 伙伴 女士 马鞍 牧场 罗盘 篮子 羽毛 盔甲								
第一试			第二试			第三试		
父母	是	否	农民	是	否	父母	是	否
农民	是	否	父母	是	否	扬声器	是	否
扬声器	是	否	草原	是	否	农民	是	否
步枪	是	否	丈夫	是	否	草原	是	否
悄悄话	是	否	推车	是	否	步枪	是	否
草原	是	否	扬声器	是	否	丈夫	是	否
丈夫	是	否	伙伴	是	否	推车	是	否
雕刻	是	否	步枪	是	否	悄悄话	是	否
推车	是	否	女士	是	否	雕刻	是	否
伙伴	是	否	马鞍	是	否	伙伴	是	否
歌剧	是	否	悄悄话	是	否	女士	是	否
公主	是	否	雕刻	是	否	马鞍	是	否
女士	是	否	牧场	是	否	歌剧	是	否
马鞍	是	否	歌剧	是	否	公主	是	否
牧场	是	否	罗盘	是	否	牧场	是	否
罗盘	是	否	公主	是	否	罗盘	是	否
午餐	是	否	午餐	是	否	午餐	是	否
航行	是	否	篮子	是	否	航行	是	否
比赛	是	否	航行	是	否	篮子	是	否
篮子	是	否	羽毛	是	否	羽毛	是	否
羽毛	是	否	比赛	是	否	比赛	是	否
盔甲	是	否	盔甲	是	否	按钮	是	否
按钮	是	否	按钮	是	否	盔甲	是	否
果园	是	否	果园	是	否	果园	是	否
答错的目标单词数			答错的目标单词数			答错的目标单词数		

8.回忆测验指令

回忆测验指令	评分标准	得分
评定受试者能记住辨认任务中的要求的能力。根据"单词辨认测试"中受试者忘记指令的次数进行测评	0分=无 1分=很轻,忘记1次 2分=轻度,必须提醒2次 3分=中度,必须提醒3或4次 4分=中重度,必须提醒5或6次 5分=重度,必须提醒7次或7次以上	

9.口头语言表达能力

口头语言表达能力	评分标准	得分
针对测试过程受试者语言表现,总体评价语言理解能力,即:言语清晰性以及言语是否存在可理解性困难和表达受限	0分=无 1分=很轻 2分=轻度 3分=中度,被试者在25%~50%的时间内存在言语可理解性困难 4分=中重度,被试者在50%以上的时间内存在言语可理解性困难 5分=重度,说一两个词即中断,或说话虽流利,但内容空洞,或缄默	

10.找词困难

找词困难	评分标准	得分
针对测试过程受试者语言表现,评定受试者是否有找词困难。不包括手指和物体命名的评定	0分=无 1分=很轻,出现一两次,不具临床意义 2分=轻度,明显的赘述或用同义词替代 3分=中度,偶尔缺词,且无替代词 4分=中重度,频繁缺词,且无替代词 5分=重度,几乎完全缺乏有内容的单词,或言语听起来空洞,或说1~2个单词即中断	

11.语言理解能力

语言理解能力	评分标准	得分
针对测试过程受试者语言表现,评定受试者评定言语理解能力	0分=无,理解正常 1分=很轻,有1次理解错误的情况 2分=轻度,有3~5次理解错误的情况 3分=中度,需要多次重复和改述 4分=中重度,仅偶尔正确回答,只回答是或否 5分=重度,患者极少对问题做出恰当反应,而且并非由语言贫乏所致	

12.注意力

注意力	评分标准	得分
针对测试过程受试者表现，评定有无注意力分散，如"被无关刺激分散注意力；由于思绪不畅或受试者沉湎于自己的思维中而需要再次告知正在进行的任务的情况等"	0分=无，理解正常 1分=很轻，有1次注意力不集中 2分=轻度，有2~3次注意力不集中 3分=中度，有4~5次注意力不集中 4分=中重度，访谈过程中很多时候注意力不集中和(或)经常注意力涣散 5分=重度，极其难以集中注意力和注意力极其容易转移，无法完成任务	

研究者姓名：

评估日期：

附表6　严重障碍量表

社会交际

1.(SI)

a)接近受试者并做出要和对方握手的表示,同时口中说"您好,我叫_____"

　　□2　自发与测试者握手

　　□1　起立,有与测试者握手的倾向,但未接触到测试者的手

b)向一间办公室或桌子做手势并伸出一只手臂,同时说"我希望您回答我一些问题,再说"跟我(到办公室里)来或到这边来"

　　如果受试者没有反应,可以搀扶受试者的手臂,再说"跟我来"

　　如果受试者不能行走,说"我希望您回答我一些问题,您能坐下/回去/过来吗？"

　　如果受试者没有反应,可以搀扶受试者的手臂,并说"请坐下/回去/过来"

　　□2　按照指令自动向相应的方向移动或者自动地坐下/回去/过去

　　□1　在测试者以搀扶示意后才做动作

c)伸出手臂并指示一张椅子,同时说"请坐这儿"

　　如果没有反应,可搀扶受试者的手臂并指示其坐在椅子上,说"坐这儿"

　　如果患者当时坐在轮椅内,还可以说"请到这张桌子旁边坐"

　　如果没有反应,可以将你的手温柔地放在受试者的肩膀上,并说"请把桌子拉到您的旁边"

　　如果还没反应,可以再用手拍拍那张桌子,并重复上述指令

　　□2　自动坐在椅子上或者自动将自己的轮椅转到桌子旁,或者自动把桌子推到椅子旁

　　□1　在测试者以搀扶示意后才行动

记忆力

2.(M)

说"我叫_____"(只说名或姓,可包括身份称谓,如卡尔或史密斯先生或太太)

重复名字说"我希望您能记住我的名字,因为我待会儿还要问您",(暂停)再说

"我叫什么名字？"然后,不论答案正确与否都说"是的,我的名字是_____"。

　　□2　自动说出正确答案

　　□1　所说答案比较接近正确答案(如以朱莉代替朱蒂)

定向力

3.(O)

说"您叫什么名字？"

如果受试者只说出自己的姓或名,则再问其未说出的部分:如"约翰什么？"

　　□2　说出全名,其间可提醒一次

　　□1　只能说出姓或名,或原用名

(待续)

附表6(续)

语言

4.(L)

a)说"请在这里写下您的名字"

□2　自动写下正确的名字(可以允许签名中存在某些简写甚至缩写,特别是当受试者按照其平时的习惯来签名时)

□1　部分正确,如签名中只有姓或名,或者为受试者的原用名

b)如果受试者在回答4a题时已得到2分,则跳过此题,并给予满分(2分)。

在黑色的纸上打印受试者的姓名,并说:"您能将这些抄写下来吗?"

□2　自动正确抄写(打印体姓名或签名)或4a题回答正确

□1　部分正确

定向力

5.(O)

说"现在是几月份?"

如果受试者无反应,则给予提示说:"现在是____月、____月还是____月呢?"

所给的备选月份应分别是6个月前、当前和下个月的月份

□2　自动说出正确答案。

□1　在给出多选提示后才说出正确答案

语言能力

6.(L)

说"告诉我一年中有哪几个月"

如果受试者没有反应,则提示说"一年以一月、二月和三月开始,然后是____月?"

□2　自动说出正确答案

□1　在提示后说出正确答案,或者仅漏掉1或2个月份(可以给受试者2次提示)

定向力

7.(O)

说"这座城市叫什么名字?"

如果受试者没有反应,则提示说"这是_____,_____,或_____(城市名)吗?"

提示时给出正确答案的城市名和两个其他的城市名作为备选答案

□2　自动说出正确答案

□1　在给出多选提示后说出正确答案

语言能力

8.(L)

a)说"您如何称呼您平时用来喝咖啡的东西?"

如果受试者没有反应,则提示说"您用来喝咖啡的瓷器/物件/陶器叫什么?"

□2　答"杯子"或"茶杯"

(待续)

附表 6(续)

　　□1　说出某些与正确答案相关的词汇,如"玻璃杯"或"咖啡壶",或在提示下说出正确答案

　　□0　说出某些与正确答案不相关的词汇,如"盘子"

b)说"您如何称呼平时你用来盛汤的东西?"

如果受试者没有反应,则提示说"您用来喝汤的银质物品/铜质物品/器具叫什么?"

　　□2　勺子

　　□1　说出某些与正确答案相关的词汇,如"汤碗",或在提示下说出正确答案

　　□0　说出某些与正确答案不相关的词汇,如"小刀"

9.(L)

a)向患者呈现写有"把您的手给我"的卡片,确保患者的注意力已集中于这张卡片上,说"请阅读这张卡片上的字并按照文字的要求做相应的动作"

如果受试者没有反应,则通过重复上述指令的方法给予提示,同时向受试者伸出测试者自己的手,张开手掌

如果受试者仍无反应,则大声阅读卡片上的内容

　　□2　受试者自动给出自己的手

　　□1　受试者做出较接近题目要求的动作,如,抬高自己的手等;或者在提示后做出正确的动作

　　□0　当测试者不得不自己阅读卡片上的内容时

b)说"现在给我您的另一只手"

如果受试者没有反应,可重复上述指令,由测试者做手势张开自己的手

　　□2　受试者自动给出自己的另一只手

　　□1　受试者做出较接近题目要求的动作,如,抬高自己的手但是却没有将手移向测试者;或者仍将与上题中相同的手交给测试者;或者在提示后做出正确的动作

c)再次向受试者呈现写有"把您的手给我"的卡片并说"这上面说的是什么?"

如果受试者没有反应,可提示说"大声念出这张卡片上的内容",再拿走卡片

　　□2　自动阅读卡片上的内容

　　□1　部分正确,如,读错了卡片上的内容或者只读出卡片中句子的一部分,或者在提示后做出正确的反应

记忆力

10.(M)

说"对不起,刚才您说的是什么?"

如果受试者没有反应,可提示说"你说了什么?"

　　□2　受试者自动正确地重复出在自己9c中说过的话

　　□1　部分正确地重复出自己先前的话。即:只重复出句子的一部分或在提示后正确重复出刚才的话

语言能力

11.(L)

"现在说这个"

(待续)

附表6(续)

a)说"人们花钱"

☐2 正确重复

☐1 部分正确地重复,或者用该词汇说出评论性的语句,如"钱永远是不够的"

b)"婴儿"

☐2 正确重复

☐1 部分正确地重复,或者用该词汇说出评论性的语句,如"我喜爱婴儿"

注意力

12.(ATT)

说"现在说这个"

"2" ☐ "5" ☐ "87" ☐ "41" ☐

"582" ☐ "694" ☐ "6439" ☐ "7286" ☐ "42731" ☐ "75836" ☐

如果受试者没能正确地重复出两个相同位数的数字,则停止此项测试

☐2 正确重复出含有3个、4个或5个数字的数字串

☐1 正确重复出含有1个或2个数字的数字串

语言能力

13.(L)

说"告诉我所有您喜欢吃的东西"和(或)"告诉我所有您喜欢在早饭/晚饭/午饭时做/吃的东西",在1分钟内记录

☐2 说出4样或更多的东西

☐1 说出1样、2样或3样东西

记忆力

14.(M)

说"您还记得我的名字吗?"

说"(是的),我的名字是_____"

测试这道题时采用与前面所说的完全相同的名字或称谓

☐2 自动说出正确的答案

☐1 说出接近正确的答案,如将"凯伦"说成"卡罗",或将"史密斯先生/太太"说成"史密特先生/太太"等。

语言能力

15.(L)

向受试者展示茶杯的照片,并说"这是什么?"

☐2 "茶杯"

☐1 说出与之接近的词汇,如"杯子"或"玻璃杯"

(待续)

附表 6(续)

应用能力

16.(PR)

说"告诉我您是怎样使用这样东西的"

☐2 向测试者清楚地示范该物品的使用方法

☐1 做出接近正确的表示,如受试者将手抬了起来,却没有明确地使之凑近受试者自己的嘴

语言能力

17.(L)

如果受试者在第15个问题中得了2分,则此题可给2分,但前提是必须完成此题,以便于以后测试其回忆能力

说"拿住这样东西"(把杯子给受试者)"(再问)这是什么?"

☐2 自动说出正确的答案,或者患者已经正确地回答了第15个问题

☐1 说出接近正确的答案

应用能力

18.(PR)

让受试者拿住杯子,同时说"再向我演示您是如何使用这样东西的"

☐2 向测试者清楚地示范该物品的使用方法

☐1 做出接近正确的表示,如受试者将茶杯举了起来,却没有明确地使之凑近受试者自己的嘴

语言能力

19.(L)

如果受试者在第15题或第17题回答正确,则可跳过此题,并给予满分(1分)

说"这是一顶帽子还是一个茶杯?"

☐1 "杯子",或受试者已经正确地回答了第15题或第17题

☐0 "帽子"

说"我希望您记住这只茶杯"(拿起茶杯)"请尽量记忆,因为我将要在几分钟后向你提出与此有关的问题"(此题没有可得2分的答案)

20.(L)

向受试者展示勺子的照片,说"这是什么?"

☐2 "勺子"

☐1 说出与之接近的答案,如"银器/铜器"

应用能力

21.(PR)

说"告诉我您是怎样使用这样东西的"

☐2 向测试者清楚地示范该物品的使用方法

☐1 做出接近正确的表示,如受试者将勺子举到自己的嘴边,却不把嘴凑上去

(待续)

附表6(续)

语言能力

22.(L)

如果受试者在第20题中已经得到了2分,则此题可给2分,但前提是必须完成此题,以便于以后测试其回忆能力。说"拿住这样东西"(把勺子给受试者),(再问)"这是什么？"

☐2　自动说出正确的答案,或者患者已经正确地回答了第20个问题

☐1　说出接近正确的答案,如"银器/铜器"

应用能力

23.(PR)

让受试者拿住勺子,同时说"再向我演示您是如何使用这样东西的"

☐2　向测试者清楚地演示该物品的使用方法

☐1　做出接近正确的表示,如受试者将勺子举起来,却没有将其凑近自己的嘴

语言能力

24.(L)

如果受试者在第22题或第20题回答正确,则可跳过此题,并给予满分(1分)

说"这是一只靴子还是一个勺子？"

☐1　"勺子",或受试者已经正确地回答了第20题或第22题

☐0　"靴子"

(此题没有可得2分的答案)

再次向受试者展示茶杯和勺子,并说"我希望您记住这把勺子"(拿起勺子),"还有这个茶杯"(拿起茶杯),因为我将要在几分钟后向你提出与此有关的问题",仔细看一下并尽量记住

记忆力

25.(M)

把茶杯放在白板上,同时按照下面的顺序再放上两样其他的东西:

检查者的左侧	中央	检查者的右侧
塑料容器	盘子	茶杯

说"这里面哪个(项目/物品/东西)是我刚才请您记住的？"

把勺子放在白板上,同时按照下面的顺序再放上两样其他的东西:

检查者的左侧	中央	检查者的右侧
勺子	铲子	叉子

说"这里面哪个(项目/物品/东西)也是我刚才请您记住的？"

☐2　说出"茶杯"和"勺子"

☐1　要么说出了"茶杯",要么说出了"勺子"

再次向受试者展示茶杯和勺子,并说"我希望您记住这把勺子"(拿起勺子),"还有这个茶杯"(拿起茶杯),因为我将要在几分钟后向您提出与此有关的问题",仔细看一下并尽量记住

(待续)

附表 6(续)

语言能力

26.(L)

向受试者展示一个蓝色的木块说"这是什么颜色的?"

如果受试者没有反应,则可提示说"这是蓝色的还是红色的?"

☐2 自动说出正确的答案

☐1 受试者说出一种接近正确的颜色(如紫色、海蓝色等),或者受试者从给定的选择答案中选出了正确的颜色

视空间能力

27.(VS)

把蓝色、绿色和红色的木块按照下面的顺序分别放在白板上:

<u>检查者的左侧   中央   检查者的右侧</u>

　　蓝色　　　绿色　　　红色

拿着一个蓝色木块在受试者面前来回移动,以引导受试者看这个木块,说"哪个木块(手指着白板或轻拍桌子)和我手里的颜色相同?"

如果受试者没有反应,则可提示说"这是我的蓝色木块,出示您的蓝色木块。"(手指着测试者手里的蓝色木块和白板上的木块)

如果受试者的回答不正确或者没有反应,则拿起蓝色的木块,说:"是这个,就是这个木块"

☐2 自动说出正确的答案

☐1 在提示后说出正确的答案

☐0 由检查者说出正确的木块

记忆力

28.(M)

改变木块摆放顺序如下:

<u>检查者的左侧   中央   检查者的右侧</u>

　　绿色　　　蓝色　　　红色

说"把那个木块还给我——也就是您刚才给我的同一个木块(我给您看过的)"

如果受试者没有反应,则可提示说"哪一个是您刚才给过我的木块(也就是我给您看过的木块)?是这一块吗?是这块吗,还是那一块。(手指着白板)"

如果受试者的回答不正确或者没有反应,则拿起蓝色的木块,说:"是这个,就是这个木块"

☐2 自动说出正确的答案

☐1 在提示后说出正确的答案

☐0 由检查者说出正确的木块

视空间能力

29.(VS)

说"现在给我一个不同的木块,要不同于刚才我给您看的那个木块"

(待续)

附表6(续)

如果受试者没有反应,则提示说"这是一个蓝色的木块"(拿起蓝色的木块),"再给我一个不同颜色的木块"

□2 自动做出正确的反应

□1 在提示后做出正确的反应

语言能力

30.(L)

a)向受试者展示红色的木块说"这个木块是什么颜色的?"

如果受试者没有反应,则提示说"这是蓝色的还是红色的?"

□2 自动说出正确的答案

□1 受试者说出与正确答案相近的颜色(如粉色或橘黄色),或者受试者从给定的选择答案中选出了正确的答案

b)向受试者展示绿色的木块说"这个木块是什么颜色的?"

如果受试者没有反应,则提示说"这是蓝色的还是绿色的?"

□2 自动说出正确的答案

□1 受试者说出与正确答案相近的颜色(如橄榄色或柠檬色),或者受试者从给定的选择答案中选出了正确的答案

c)向受试者展示黑色的方形木块说"这是什么形状的?"

如果受试者没有反应,则提示说"这是方形的还是圆形的?"

□2 自动说出正确的答案

□1 在提示后才说出正确的答案

视空间能力

31.(VS)

把黑色的各种形状的木块按照下面的顺序分别放在白板上:

检查者的左侧	中央	检查者的右侧
三角形	圆形	方形

拿起一个形状类似的黑色方形木块,把该木块在受试者面前来回移动,以引导受试者注视这个木块说"这些木块中哪一块的形状与这个木块相同(说时以手势示意白板或者用手轻轻拍打桌面)"

如果受试者没有反应,则可提示说"这是一个方形的木块,请你也向我展示一个方形的木块"(可辅以清楚的手势示意)

如果受试者仍然没有反应或者没有拿起正确的木块,则说:"是这个,这就是方形的木块"

□2 自动说出正确的答案

□1 在提示后才说出正确的答案

□0 回答不正确或者由检查者自己拿起了正确的木块

记忆力

32.(M)

按照下面的顺序重新摆放白板上的木块:

(待续)

附表 6(续)

检查者的左侧	中央	检查者的右侧
圆形	方形	三角形

说"把那个木块还给我——和您刚才给我的木块相同(也就是我给您看过的那个木块)"。

如果受试者没有反应,则可提示说"哪一个是您刚才给过我的木块(也就是我给您看过的木块)？是这一块吗？是这块吗,还是那一块？(手指着白板上的木块)"

如果受试者仍然没有反应或者没有拿起正确的木块,则说"是这个,就是这个木块"

☐2　自动说出正确的答案

☐1　在提示后才说出正确的答案

☐0　回答不正确或者由检查者自己拿起了正确的木块

视空间能力

33.(VS)

说"现在递给我一个不同形状的木块,要和我刚才给您的木块形状不同"

如果受试者没有反应,则提示说"这是一个方形的木块"(拿起方形的木块),再给我一个形状不同的木块"

☐2　自动说出正确的答案

☐1　在提示后才说出正确的答案

语言能力

34.(L)

a)向受试者展示一个圆形的木块说"这是什么形状的？"

如果受试者没有反应,则提示说"这是方形的还是圆形的？"

☐2　自动说出正确的答案(答"圆形"或"环形"都可以)

☐1　在提示后才说出正确的答案

b)向受试者展示一个三角形的木块说"这是什么形状的？"

如果受试者没有反应,则提示说"这是方形的还是三角形的？"

☐2　自动说出正确的答案

☐1　在提示后才说出正确的答案,或者答道"锥形"

结构能力

35.(C)

a)说"画一个圆圈"

如果受试者没有反应,可为其先画一个圆圈作为示范,并说"照着这个画"

☐2　自动画出环形、椭圆形或卵圆形的图案(允许因小的疏忽而画得形状不规范)

☐1　受试者画出接近正确的图案。如,一个至少含有半圆的形状,或者在测试者的提示下画出正确的图案,或者在测试者画出的圆圈上描画

☐0　直线,点,等等

b)说"画一个正方形"

如果受试者没有反应,可为其先画一个正方形作为示范,并说"照着这个画"

(待续)

附表6(续)

☐2 受试者画出正方形、四边形或者长方形(允许因小的疏忽而画得形状不规范)

☐1 受试者画出接近正确的图案。如,图形的一角没有闭合,但是若闭合就可构成一个正方形(但不能是三角形),或者在测试者的提示下画出正确的图案,或者在测试者画出的正方形上描画

☐0 直线,点,等等

注意力

36.(ATT)

说"我要拍打这个桌子,请计数我拍打桌子的次数。现在开始,仔细听!"

拍三下桌子,每次拍打时间应比1秒钟稍短些,同时口中数着"1-2-3",说"现在请您数数我拍桌子的次数,请您一直跟着数下去,不要中断",拍5下桌子,本题只能提示一次

☐2 受试者无需提示即可自己数出测试者的5次拍击桌面

☐1 在测试者的提醒下,受试者数出5次

☐0 受试者在测试者提醒1次以上的情况下才数出5次,或者根本没有数出5次

37.(ATT)

勾起你的手指,以引起受试者的注意

说"看着我的手指,我竖起了3个手指",测试者竖起第一、第二和第三个手指

然后,扳起大拇指,说"现在,我竖起了一个手指"

然后,扳起大拇指和无名指说"现在,请您数数我的手指"____"(对),是 两个手指"

然后,只竖起大拇指,如果受试者没有自发地数测试者的手指,测试者就要说

"我希望您来数数我的手指,就这样一直数下去,不要停"

在整个测试过程中,测试者只能提醒受试者一次。按照下面的顺序扳起相应的手指:

大拇指和无名指	大拇指	大拇指、食指和中指	无名指	所有上述4个手指
☐	☐	☐	☐	☐

☐2 如果受试者在测试者5次展示自己的手指时都能正确地数出来,且不中途停顿

☐1 如果受试者在测试者5次展示自己的手指时都能正确地数出来,但中途曾停顿过1次且受到了测试者的1次提醒

☐0 如果数得不对或者受试者需要接受1次以上的提醒才能继续下去,完成计数

记忆力

38.(M)

把茶杯放在白板上,同时按照下面的顺序再放上两样其他的东西:

检查者的左侧	中央	检查者的右侧
量杯	茶杯	碗

说"这里面哪个(项目/物品/东西)是我刚才请您记住的?

拿掉所有的三样东西,把勺子放在白板上,同时按下面的顺序放上两样其他的东西:

检查者的左侧	中央	检查者的右侧
小刀	量勺	勺子

(待续)

附表6(续)

说"这里面哪样东西也是我刚才请您记住的？请指出来"

- ☐2 说出"茶杯"和"勺子"
- ☐1 要么说出了"茶杯"，要么说出了"勺子"

到此为止，正式的"面对面"测试已经结束了，而测试者应该告诉受试者，他们可以准备离开了

对名字的定向力

39.(ON)

在受试者走回候诊室的过程中或在其准备离开的过程中，测试者站在受试者的正后方，并呼唤他/她的名字

- ☐2 自发地做出正常反应，即，受试者转过身来
- ☐1 有一定的反应(受试者做出语音的或非语音的反应，但其似乎对声音传来的方向不甚确定)
- ☐0 没有反应

语言能力

40.(L)

如果受试者对第39题有反应，则测试者可吸引受试者与自己对话，说"你觉得怎么样？"

如果受试者只回答一个字或词(如"好"、"不错")，则鼓励其再做更多的反应

说"您这个周末有什么计划？""今天有人会来拜访您吗？"

或者当受试者对第39题没有反应时，测试者即可在受试者离开前的任何时间向其询问上述(那些)问题

- ☐2 受试者连贯而恰当地回答了测试者所提出的1个或更多个问题，所回答的内容必须为完整的句子
- ☐1 受试者对测试者的问题给予恰当的回答，但所答内容并非完整的句子。如"好"，或只有2~3个词，如"我还不错"，或"对，我还行"

评分标准：评分=各项分数总和

附表 7　日常生活能力量表

项目	评分			
吃饭	1	2	3	4
穿脱衣服	1	2	3	4
洗漱	1	2	3	4
上下床、坐下或站起	1	2	3	4
室内走动	1	2	3	4
上厕所	1	2	3	4
上下楼梯	1	2	3	4
洗澡	1	2	3	4
自己搭乘公共汽车(知道乘哪一路车,并能独自去)	1	2	3	4
在住地附近活动	1	2	3	4
自己做饭	1	2	3	4
吃药(能记住按时服药,并能服用正确的药)	1	2	3	4
一般轻家务(扫地,擦桌)	1	2	3	4
较重家务(擦地擦窗,搬东西等)	1	2	3	4
洗自己的衣服	1	2	3	4
剪脚趾甲	1	2	3	4
购物	1	2	3	4
使用电话	1	2	3	4
管理个人钱财(指自己能买东西、找零钱、算钱等)	1	2	3	4
独自在家(能独自在家待一天)	1	2	3	4
总分				

指导语:根据智能水平对受试者的以下功能进行评定,如"您能做饭吗？您自己能独立把饭做好吗？如果别人帮助您,您能做饭吗？"

评分标准为 4 级,1 分=自己完全可以做;2 分=有些困难,自己尚能完成;3 分=需要帮助;4 分=根本没法做。

附表 8 社会活动功能调查表

项目	评分			
票证使用(如交通卡、存折、老年证或其他证件等)	0	1	2	3
票据支付(如各种账单)	0	1	2	3
自行购物(独自到商店买衣服、杂货和家庭用品)	0	1	2	3
技巧性活动(需要一定技巧的运动或业余爱好,如下棋或打扑克等)	0	1	2	3
简单家务(如烧水、泡茶、关炉灶)	0	1	2	3
准备饭菜(饭菜搭配合理)	0	1	2	3
新鲜事物了解(能够了解最近发生的事)	0	1	2	3
注意和理解(理解和讨论电视剧、报纸、书刊等)	0	1	2	3
记得约定(记住约会时间、家庭节日、就医时间、吃药等)	0	1	2	3
独自外出(能够拜访邻居,自己乘公共汽车等)	0	1	2	3
总分				

评分标准:0分:表现正常;或没有做过这种事情,但如果必须要做的话,看情况是可以完成的;1分:有些困难但还是可以完成;或没有做过这种事情,但如果必须要做的话,看情况是有些困难,但可以完成的;2分:需要帮助;3分:完全不能完成。

附表9 神经精神症状问卷

症状	有无	频率	严重程度	频率×严重程度	使照料者苦恼程度
妄想:(错误的观念如:认为别人偷他/她的东西?怀疑有人害他?)					
幻觉:(视幻觉或听幻觉?看到或听到不存在的东西或声音?和实际不存在的人说话?)					
激越/攻击性:(拒绝别人的帮助?难以驾驭?固执?向别人大喊大叫?打骂别人?)					
抑郁/心境恶劣:(说或表现出伤心或情绪低落?哭泣?)					
焦虑:(与照料者分开后不安?精神紧张的表现如呼吸急促、叹气、不能放松或感觉紧张?对将来的事情担心?)					
欣快:(过于高兴、感觉过于良好?对别人并不觉得有趣的事情感到幽默并开怀大笑?与情景场合不符的欢乐?)					
情感淡漠:(对以前感兴趣的活动失去兴趣?对别人的活动和计划漠不关心?自发活动比以前少?)					
脱抑制:(行为突兀,如与陌生人讲话,自来熟?说话不顾及别人的感受?说一些粗话或谈论性?而以前他/她不会说这些)					
易激惹/情绪不稳:(不耐烦或疯狂的举动?对延误无法忍受?对计划中的活动不能耐心等待?突然暴怒?)					
异常运动行为:(反复进行无意义的活动,如围着房屋转圈、摆弄纽扣、用绳子包扎捆绑等?无目的的活动,多动?)					
睡眠/夜间行为:(晚上把别人弄醒?早晨很早起床?白天频繁打盹?)					
食欲和进食障碍:(体重增加?体重减轻?喜欢食物的口味发生变化?)					
总分					

评分标准:频率为4级评定(1~4分):1分=偶尔,少于每周一次;2分=经常,大约每周一次;3分=频繁,每周几次但少于每天1次;4分=十分频繁,每天一次或更多或者持续。

严重程度为3级评定(1~3分):1分=轻度,可以觉察但不明显;2分=中度,明显但不十分突出;3分=重度,非常突出的变化。

照料者的苦恼程度为6级评定(0~5分):0分=不苦恼;1分=极轻度的苦恼,照料者无需采取措施应对;2分=轻度苦恼,照料者很容易应对;3分=中度苦恼,照料者难以自行应付;4分=重度苦恼,照料者难以应付;5分=极度苦恼,照料者无法应付。

附表10 汉密尔顿抑郁量表

圈出最合适患者情况的分数											
1.抑郁情绪	0	1	2	3	4	2.罪恶感	0	1	2	3	4
3.自杀	0	1	2	3	4	4.入睡困难	0	1	2		
5.睡眠不深	0	1	2			6.早醒	0	1	2		
7.工作和兴趣	0	1	2	3	4	8.迟缓	0	1	2	3	4
9.激越	0	1	2	3	4	10.精神性焦虑	0	1	2	3	4
11.躯体性焦虑	0	1	2	3	4	12.胃肠道症状	0	1	2		
13.全身症状	0	1	2			14.性症状	0	1	2		
15.疑病	0	1	2	3	4	16.体重减轻	0	1	2		
17.自知力	0	1	2	3	4	得分					

(1)抑郁情绪:1=只有问道时才诉述;2=在访谈时自然诉述;3=不用语言也可以从表情、姿势、声音或欲哭中流露出来;4=患者的自发语言或非语言表达(表情动作)几乎完全表现为这种情绪。

(2)罪恶感:1=责备自己,感到自己连累别人;2=认为自己有罪,或反复思考以往的过失或错误;3=认为目前的疾病是对自己错误的惩罚或有罪恶妄想;4=罪恶妄想伴随指责或威胁性幻觉。

(3)自杀:1=觉得活着无意义;2=希望自己已经死了,或常想到与死有关的事;3=消极(自杀)观念;4=有自杀行为。

(4)入睡困难(初段失眠):1=主诉有入睡困难,上床半小时后仍不能入睡(要注意患者入睡时间);2=主诉每晚均有入睡困难。

(5)入睡不深(中段失眠):1=睡眠浅,多噩梦;2=半夜(晚上12点之前)曾醒来(不包括上厕所)。

(6)早醒(末段失眠):1=有早醒,比平时早醒1小时,但能重新入睡(应排除平时的习惯);2=早醒后无法重新入睡。

(7)工作和兴趣:1=提问时才诉述;2=自发地直接或间接表达对活动工作或学习失去兴趣,如感到无精打采,犹豫不决,不能坚持或需要强迫自己去工作或活动;3=活动时间减少或效率下降,住院患者每天参加病房劳动或娱乐不足3小时;4=因目前的疾病而停止工作,住院者不参加任何活动或没有他人帮助便不能完成病房的日常事务(注意不要因为住院而均打4分)

(8)迟缓(指思想和语言缓慢,注意力难以集中,主动性减退):1=精神检查中发现轻度迟滞;2=精神检查中发现明显迟滞;3=精神检查进行困难;4=完全不能回答问题。

(9)激越:1=检查时有心神不安;2=明显精神不定或小动作多;3=不能静坐,检查中曾起立;4=搓手。

(10)精神性焦虑:1=问及时诉述;2=自发的表达;3=表情和言谈流露出明显忧虑;4=明显惊恐。

(11)躯体性焦虑(指焦虑的躯体性症状,包括口干、腹泻、腹胀、呃逆、腹绞痛、心悸、心痛、过渡换气和叹气、尿频和出汗):1=轻度;2=中度,有肯定的上述症状;3=重度,上述症状严重,影响生活或需要处理;4=严重影响生活或活动。

(12)胃肠道症状:1=食欲减退,但无需他人鼓励即可自行进食;2=进食需要他人催促或请求或需要应用泻药或助消化药。

(13)全身症状:1=四肢背部或颈部沉重感,背痛、头痛、肌肉痛,全身乏力或疲倦;2=症状明显。

(14)性症状(指性欲减退,月经紊乱等):1=轻度;2=重度;3=不能肯定,或该项对受试者不合适(不计入总分)。

(15)疑病:1=对身体过分关注;2=反复思虑健康问题;3=有疑病妄想;4=有幻觉的疑病妄想。

(16)体重减轻:按照病史评定:1=患者诉说可能有体重减轻;2=有肯定的体重减轻。按照体重记录评定:1=1周内体重减轻超过0.5kg;2=1周内体重减轻超过1 kg。

(17)自知力:0=知道自己有病,表现为忧虑;1=知道自己有病,但归诸于伙食过差、环境问题、工作太忙、病毒感染或需要休息;2=完全否认有病。

附表11 康奈尔痴呆抑郁量表

测评内容		记分		
	0	1	2	9
与情绪有关的表现				
1.焦虑(焦急的表情,忧虑,担心)				
2.悲伤(悲伤的表情,悲伤的声音,哭泣)				
3.对愉快事件无反应				
4.易激动(易怒,性子急)				
行为障碍				
5.激越(坐立不安,搓手,拉头发)				
6.迟缓(行动缓慢,言语缓慢,反应迟钝)				
7.多种躯体症状(若只有胃肠道症状记0分)				
8.兴趣缺乏(很少参加一般活动,只对急性变化记分,如一个月之内)				
躯体表现				
9.食欲减退(饮食比平时少)				
10.体重减轻(若1个月内体重减轻超过5磅记2分)				
11.精力减退(易疲劳,不能耐受活动,只对急性变化记分,如一个月之内)				
周期性功能				
12.白天情绪变化大(早晨症状重)				
13.难以入睡(比平常入睡晚)				
14.入睡后易醒				
15.早醒(早晨比平时醒得早)				
观念障碍				
16.自杀(感觉生活没有意义,有自杀愿望或企图)				
17.不自信(自责,缺乏自尊,挫败感)				
18.悲观(对事物发展缺乏信心)				
19.心境近乎妄想(幻想贫困,疾病,损失)				

评分标准:0=无,1=轻度或间歇,2=严重。1磅=0.4536 kg。

附表 12　CIBIC-Plus 量表（ADCS-CGIC 版本）

测试领域	测试目的	评分 (0分, 1~7分)
病史	与患者对记忆的担心有关的简要病史，如家族史，记录导致患者发现记忆变化的情形或事件	患者
		知情者
观察/评估	外观 访谈中的行为 反应的延迟	患者
		知情者
心理/认知状态		
注意力/注意集中	保持和集中注意力的能力，注意力分散的情况	患者
		知情者
定向	时间感——遵守约定的情况，对时间框架的估计 位置感——空间定位，地理定位	患者
		知情者
记忆	回忆——新近发生事件的细节、重要的数字 学习能力的新变化，如重复、错误放置、遗漏 约定，阅读	患者
		知情者
语言/说话能力	流畅性 表达语言 接受语言 言语错乱，找词困难 舌尖现象 语言踌躇 命名 重复 理解	患者
		知情者
实践	装配和使用机械的能力 使用工具、设备和用品的能力	患者
		知情者
判断/解决问题/观察问题	在需要判断、探究原因时的表现 难以做出决定，决定经常出错，难以纠正	患者
		知情者
行为		
思想内容 幻觉/妄想/错觉	组织 恰当性 偏执性观念	患者
		知情者
行为/心境	情绪化/不稳定 不能控制 动机 鼓动性/精力旺盛/淡漠 激越 易激惹 挫折感 抑郁 焦虑 退缩	患者
		知情者

（待续）

附表12(续)

测试领域	测试目的	评分 (0分, 1~7分)
睡眠/食欲	睡眠异常 失眠(类型？) 嗜睡/睡眠减少 食欲/体重改变 昼夜节律改变	患者
		知情者
神经/精神运动	总体活动能力增加/下降 体位/步态 运动异常 罕见运动行为 日常模式	患者
		知情者
功能		
基础与复杂的功能执行能力	主动性 打扮 穿着,挑选衣服 准备食物 购物 家务杂事 财务控制 驾驶习惯 爱好 操作仪器设备	患者
		知情者
社会功能	参加、积极参与还是避免: 与社会的交流 社区活动 独立性 社会自信心 适应能力	患者
		知情者

评分标准:1分为明显改善,2分为中等改善,3分为小量改善,4分为无变化,5分为小量恶化,6分为中等恶化,7分为明显恶化。

附表13 临床痴呆评定量表

	健康 CDR=0	可疑痴呆 CDR=0.5	轻度痴呆 CDR=1	中度痴呆 CDR=2	重度痴呆 CDR=3
记忆力	无记忆力缺损或只有轻微不恒定的健忘	轻微、持续的健忘；对事情能部分回忆；"良性"健忘	中度记忆缺损；对近事遗忘突出；缺损对日常生活活动有妨碍	严重记忆缺损；仅能记着过去非常熟悉的事情；对新发生的事情则很快遗忘	严重记忆力丧失；仅存片断的记忆
定向力	完全正常	除在时间关系定向上有轻微困难外，定向力完全正常	在时间关系定向上有中度困难；对检查场所能作出定向；对其他的地理位置可能有定向	在时间关系上严重困难，通常不能对时间作出定向；常有地点失定向	仅有人物定向
判断和解决问题的能力	能很好地解决日常、商业和经济问题，能对过去的行为和业绩作出良好的判断	仅在解决问题、辨别事物间的相似点和差异点方面有轻微的损害	在处理问题和判断问题上有中度困难；对社会和社会交往的判断力通常保存	在处理问题、辨别事物的相似点和差异点方面有严重损害；对社会和社会交往的判断力通常有损害	不能作出判断，或不能解决问题
社会事物	在工作、购物、一般事务、经济事务、帮助他人和与社会团体社交方面，具有通常水平的独立活动能力	在这些活动方面有损害的话，仅是可疑的或轻微的损害	虽然仍可以从事部分活动，但不能独立进行这些活动；在不经意的检查中看起来表现正常	很明显地不能独立进行室外活动；但看起来能够参加家庭以外的活动	不能独立进行室外活动，看起来病得很重，也不可能参加家庭以外的活动
家庭生活业余爱好	家庭生活，业余爱好、智力均保持良好	家庭生活，业余爱好、智力活动仅有轻微的损害	家庭生活有轻度而肯定的损害，较困难的家务事被放弃；较复杂的业余爱好和活动被放弃	仅能做简单的家务事；兴趣减少且非常有限，做的也不好	在自己卧室多，不能进行有意义的家庭活动
个人照料	完全自理		需要监督	在穿衣、个人卫生以及保持个人仪表方面需要帮助	个人照料需要更多帮助；通常不能控制大小便

评分方法：

1.记忆(M)为主要项目，其他5项为次要项目。

2.当M=0.5，CDR≠0，只能=0.5或1。

3.CDR=M(记忆分)

1)当至少3个次要项目与记忆分数相同时；

2)当1个或2个次要项目分数=M，不多于2个次要项目分数在M的任一侧时；

3)当3个次要项目分数在记忆分的一侧，另2个次要项目分数在记忆分的另一侧时；

4)当M=0.5，至少3个次要项目均为0时，CDR=0.5；

5)当M=0，只有1个次要项目≥0.5时，CDR=0；

4.CDR≠M(记忆分)

1)当 3 个或多个次要项目分数大于或小于 M 时,CDR=大多数次要项目分数;

2)当 M=0.5,至少 3 个次要项目分≥1 时,CDR=1;

3)当 M=0,2 个或多个次要项目≥0.5 时,CDR=0.5;

4)当 M=1 时,CDR≠0,此时如果其他大多数次要项目=0,CDR=0.5。

就近联合原则:当不符合以上原则时,CDR 等于与 M 最接近的次要项目的分数(例:M 和一个次要项目的分数=3,2 个次要项目的分数=2,1 个次要项目的分数=1,CDR=2)。

附表 14　总体衰退量表

第一级：无认知功能减退	无主观叙述记忆不好,临床检查无记忆缺陷的证据	是	否
第二级：非常轻微的认知功能减退	自己抱怨记忆不好,通常表现为以下几个方面:①忘记熟悉的东西放在什么地方;②忘记熟人的名字,但临床检查无记忆缺陷的客观证据。就业和社交场合无客观的功能缺陷,对症状的关心恰当	是	否
第三级：轻度认知功能减退	最早而明确的认知缺陷。存在下述两项或两项以上的表现:①患者到不熟悉的地方迷路;②同事注意到患者的工作能力相对减退;③家人发现患者回忆词汇的名字困难;④阅读一篇文章或一本书后记住的东西甚少;⑤记忆新认识的人名能力减退;⑥可能遗失贵重物品或放错地方;⑦临床检查有注意力减退的证据 只有深入检查才有可能获得记忆减退的客观证据。可有所从事的工作和社交能力的减退 患者开始出现否认,伴有轻、中度焦虑症状	是	否
第四级：中度认知功能减退	明显的认知缺陷表现在以下几个方面:①对目前和最近的事件知识减少;②对个人经历的记忆缺陷;③从做连续减法可以发现注意力不能集中;④旅行、管理钱财等的能力减退。但常无以下三方面的损害:①时间和人物定向;②识别熟人和熟悉的面孔;③到熟悉的地方旅行的能力。不能完成复杂的工作;心理防御机制中的否认显得突出,情感平淡,回避竞争	是	否
第五级：重度认知功能减退	患者的生活需要照顾,检查时半天不能回忆与以前生活密切相关的事情。例如,地址、使用了多年的电话号码、亲属的名字(如孙子的名字)、本人毕业的高中或大学的名称或地点定向障碍。受过教育的人,做 40 连续减 4 或 20 连续减 2 也有困难。在此阶段,患者尚保留一些与自己或他人有关的重要事件的知识。知道自己的名字,通常也知道配偶和独生子女的名字。进食及大小便无需帮助,但不少的患者不知道挑选合适的衣服穿	是	否
第六级：严重认知功能减退	忘记配偶的名字、最近的经历和事件大部分忘记。保留一些过去经历的知识,但为数甚少。通常不能认识周围环境、不知道年份、季节等。做 10 以内的加减法可能有困难。日常生活需要照顾,可有大小便失禁,外出需要帮助,偶尔能到熟悉地方去。日夜节律紊乱。几乎总能记起自己的名字。常常能区分周围的熟人与生人。出现人格和情绪改变,这些变化颇不稳定,包括:①妄想性行为,如责备自己配偶是骗子,与想象中的人物谈话,可与镜子中的自我谈话;②强迫症状,如:可能不断重复简单的清洗动作;③焦虑症状,激越,甚至出现以往从未有过的暴力行为;④认知性意志减退,如:因不能长久保持一种想法以决定有的行为,致使意志能力丧失	是	否
第七级：极严重认知功能减退	丧失言语功能。常常不能说话,只有咕哝声。小便失禁,饮食及大、小便需要帮助料理。丧失基本的精神性运动技能,如:不能走路,大脑似乎再也不能指挥躯体。常出现广泛的皮层性神经系统症状和体征	是	否

附表 15　血管性痴呆中医辨证量表

虚证	
肾精亏虚	气血亏虚
记忆 □近事遗忘(2) □远事遗忘(3)	记忆 □近事遗忘(2) □远事遗忘(3)
腰腿 □腰酸(3) □腰酸腿软(4) □腰脊酸痛(5)	体态声音 □神疲乏力或少气懒言(2) □语声低怯或咳声无力(3) □倦怠嗜卧(4)
耳 □耳鸣如蝉(2) □耳聋(3) □耳轮枯萎(4)	汗 □自汗(4)
盗汗 □有(1)	二便 □大便溏或初硬后溏(2) □小便自遗(3) □二便自遗(4)
齿发 □发脱(2) □齿动(3) □齿脱(4)	心悸 □轻微活动即心悸(2) □安静时常心悸(3)
尿及性 □性功能减退(2) □阳痿(3) □尿后余沥(5) □夜尿频多(6)	面唇 □面唇不华(2) □面唇苍白(3)
舌质 □舌淡(1) □舌尖红(2) □舌瘦而红干(3) □舌瘦而红干多裂纹(4)	爪甲 □苍白(1) □苍白变形(2)
舌苔 □苔薄白少苔(1) □无苔(2)	舌质舌体 □舌质淡(3) □舌淡胖(5) □舌淡胖边有齿痕或舌淡舌体萎缩(6)
脉象 □细弱(1)	脉象 □沉细或迟缓或脉虚(1)
合计	合计

(待续)

附表 15(续)

实证				
痰浊阻窍	瘀血阻络	肝阳上亢	火热内盛	腑滞浊留
记忆 □近事遗忘(2) □远事遗忘(3)	记忆 □近事遗忘(2) □远事遗忘(3)	记忆 □近事遗忘(2) □远事遗忘(3)	记忆 □近事遗忘(2) □远事遗忘(3)	记忆 □近事遗忘(2) □远事遗忘(3)
神情 □表情淡漠或少言寡语(2) □神情呆滞或反应迟钝或嗜睡(3)	疼痛 □痛处不移(4) □痛如针刺(6)	神情 □性情急躁(3) □烦躁不安(5) □急躁易怒(7)	神情 □心烦(2) □心烦不眠(3) □夜间谵妄(4)	大便 □干结(2) □不爽(2) □2日或3日未解(3) □4日或5日未解(5) □6日或以上未解(7)
痰 □口多黏涎(2) □咯痰或呕吐痰涎(3) □痰多而黏(4) □鼻鼾痰鸣(5)	爪甲 □色暗(3) □青紫(5)	面 □面部微红(1) □面部潮红(2)	面目 □面红目赤(2)	排便时间 □延长≥15分钟(5)
头 □头昏(1) □头昏重(2)	面色 □脸下青黑(2) □口唇紫暗(4) □口唇紫暗且面色晦暗(6)	头 □头晕(3) □头晕目眩(6)	呼吸 □声高气粗或气促(2) □呼吸气臭或口臭(3)	腹 □腑满(2) □腹胀(3) □腹胀且痛(4)
体态 □体态臃肿(5)	舌质 □舌下脉络瘀张青紫(3) □舌紫暗(4) □有瘀点(5) □有瘀斑(6) □青紫(7)	耳 □耳鸣如潮(2) □耳鸣如雷(3)	发热 □有(1)	食欲 □食欲减退(3) □食量减半(5)
舌苔 □腻或水滑(6) □厚腻或腻浊(7)	脉象 □沉弦细(1) □沉弦迟(2) □涩或结代(3)	目 □目干涩(1) □目胀(2)	口 □口唇干红或口苦(2) □渴喜冷饮(4) □口舌生疮或痔疮肿痛(6)	舌苔 □厚腻(4) □黄厚腻(5)
舌体 □胖大(3) □胖大多齿痕(4)	附加分 □高黏滞血症(5)	口 □口苦咽干(2)	尿 □尿黄(1) □尿短赤热(2)	脉象 □滑(1)
脉象 □滑或濡(1)		肢体 □筋惕肉跳(2)	舌质 □舌红(3) □舌红绛(4)	
		舌质 □舌红(1)	舌苔 □薄黄(2) □黄厚(3) □灰黑干燥(4)	
		舌苔 □苔黄(1)	脉象 □数大有力或弦数或滑数(1)	
		脉象 □弦滑或细数(1)		
合计	合计	合计	合计	合计

附录四　治疗痴呆的常用药物

改善认知方面用药/208
1.胆碱酯酶抑制剂/208
2.N-甲基-D-天冬氨酸(NMDA)受体拮抗剂/209
3.脑代谢增强剂/210
精神类药物/210
1.抗精神病药/210
2.抗抑郁药/213
3.抗焦虑及镇静催眠药/215
降糖药/218
1.促胰岛素分泌剂 218
2.胰岛素增敏剂/219
3.α 葡萄糖苷酶抑制剂/221
4.胰岛素及胰岛素类似物/221
降压药/222
1.利尿剂/222
2.钙拮抗剂/223
3.β 受体阻滞剂/223
4.血管紧张素转换酶抑制剂(ACEI)/224

5.血管紧张素Ⅱ受体抑制剂(ARB)/224
痴呆常用维生素/225
1.复合维生素 B 片/225
2.叶酸片(维生素 M)/225
3.维生素 C 片/225
4.维生素 E/226
5.维生素 B_{12}/226
降脂类药物/226
1.降低胆固醇和低密度脂蛋白药物/226
2.降低甘油三酯(TG)和极低密度脂蛋白(VLDL)的药物/228
3.烟酸类/229
4.其他类/229
抗帕金森病药物/230
1.拟多巴胺类/230
2.抗胆碱药/233
3.复方制剂/233

改善认知方面用药

1.胆碱酯酶抑制剂

通过抑制乙酰胆碱酯酶对乙酰胆碱的降解,激活中枢胆碱能系统,从而减轻胆碱能传递受损导致的神经元变性,提高神经传递,改善患者症状。

(1)多奈哌齐

【商品名】安理申

【规格】片剂:5 mg、10 mg

【适应证】适用于轻、中度阿尔茨海默病的治疗。

【用法】成年、老年患者:初始治疗量为每日1次,每次5 mg。服用1个月后可增至每日1次,每次10 mg。应在晚上睡觉前口服。

【副作用】最常见的副作用主要是胃肠道反应,如恶心、呕吐、腹泻、便秘;另外还有头痛、眩晕、疲倦、肌肉痉挛、睡眠障碍等。

(2)利斯的明(Rivastigmine)

【商品名】卡巴拉汀

【规格】片剂:1.5 mg、3 mg、4.5 mg

【适应证】适用于轻度至中度认知障碍的阿尔茨海默病的治疗,也适用于血管性痴呆的治疗。

【用法】起始剂量为1.5 mg,每日2次;4周后剂量增至3 mg,每日2次;服用4周后对此剂量耐受良好,可逐渐增加剂量至4.5 mg,每日2次。

【副作用】常见的副作用是恶心、呕吐、腹泻、食欲不振、头晕、头痛。

(3)加兰他敏(Galantamine)

【商品名】奇尔能,金康灵力,易优利宁

【规格】片剂:5 mg

【适应证】适用于良性记忆障碍,提高患者指向记忆、联想学习、图像回忆、无意义图形再认及人像回忆等能力。对痴呆患者和脑器质性病变引起的记忆障碍也有改善作用。

【用法】饭后1小时口服。开始时1次5 mg(1片),1日4次;3天后可改为1次10 mg(2片),1日4次或遵医嘱。

【副作用】常见有疲劳、头晕眼花、头痛、发抖、失眠、梦幻、呕吐、腹痛、腹泻、心动过缓、心律不齐。罕见有张力亢进、感觉异常、失语症和运动功能亢进等。

(4)石杉碱甲(Huperzine A)

【商品名】忆诺,哈伯因,益思达,双益平

【规格】片剂:0.05 mg

【适应证】本品适用于良性记忆障碍、脑血管疾病、脑创伤、器质性精神障碍。

【用法】口服2~4片/次,2次/d,最多不超过9片/d,或遵医嘱。

【副作用】剂量过大时可引起头晕、恶心、胃肠道不适、乏力、出汗、腹痛、视力模糊等反应,一般可自行消失。反应明显时在减量或停药后可使反应缓解、消失。

2.N-甲基-D-天冬氨酸(NMDA)受体拮抗剂

对海马突触传递的长时程增强(LTP)的影响可能是导致学习和记忆缺失的重要神经机制,而NMDA受体对于LTP的调节至关重要,因此NMDA受体的变化对于学习和记忆有着重要的影响,NMDA受体的过度表达会使细胞内钙离子增加,导致神经细胞死亡。NMDA受体拮抗剂可以非竞争性地阻断NMDA受体,降低NMDA受体的过度表达,防止细胞死亡,从而改善患者的学习记忆能力。

盐酸美金刚(Memantine)

【商品名】易倍申

【规格】片剂:10 mg

【适应证】中重度至重度阿尔茨海默型痴呆患者。

【用法】治疗第1周的剂量为每日5 mg(1/2片,晨服),第2周每日10 mg(每次1/2片,每日2次),第3周每日15 mg(早上服1片,下午服1/2片),第4周开始以后服用推荐的维持剂量每日20 mg(每次1片,每日2次)。美金刚片剂可空腹服用,也可随食物同服。

【副作用】本品的常见副作用有幻觉、意识混沌、头晕、头痛和疲倦。少见的副作用有焦虑、肌张力增高、呕吐、膀胱炎和性欲增加等。

3.脑代谢增强剂

通过提高脑对氧、葡萄糖、氨基酸等物质的利用,增加大脑的血流量和能量代谢,改善和减轻脑组织由于缺血缺氧所造成的神经功能障碍,促进脑功能的恢复,改善患者的临床症状。

(1)二氢麦角碱(Dihydroergotoxine)

【商品名】喜德镇

【规格】片剂:1 mg

【适应证】主要用于改善与老化相关的精神退化的症状和体征,急慢性脑血管病后遗症的功能、智力减退的症状,轻中度血管性痴呆。

【用法】口服。1次1~2 mg(1~2片),1日3~6 mg(3~6片);饭前服,疗程遵医嘱。

【副作用】常见的副作用有头晕、头疼、心动过缓,偶可发生鼻塞、短暂的恶心和胃不适等。

(2)奥拉西坦(Oxiracetam)

【商品名】健朗星,欧来宁

【规格】胶囊:0.4 g

【适应证】适用于轻中度血管性痴呆、老年性痴呆以及脑外伤等症引起的记忆与智能障碍。

【用法】口服,每次2粒(800 mg),每日2~3次,或遵医嘱。

【副作用】少数患者出现精神兴奋和睡眠异常,个别患者出现恶心和胃部不适。

(3)茴拉西坦(Aniracetam)

【商品名】圣和凯宁,益灵舒

【规格】胶囊:0.1 g

【适应证】用于中、老年记忆力减退和脑血管病后的记忆力减退。

【用法】口服,1次0.2 g(2粒),每日3次,疗程1~2个月,或遵医嘱。

【副作用】可见口干、食欲减退、便秘、头昏、嗜睡,停药后消失。偶有兴奋、躁动和全身皮疹的报道。

精神类药物

1.抗精神病药

抗精神病作用机制主要是阻断中脑-边缘系统和中脑-皮层系统多巴胺受体以及阻断5-HT受体。按药理作用可分为典型抗精神病药物和非典型抗精神病药物两大类。

典型抗精神病药物,又称传统抗精神病药物,该类药物主要作用可能与其阻滞神经突触后多巴胺D2受体有关,产生治疗作用。因此,此类药物在发挥疗效的同时,均不同程度地引起锥体外系的副作用。另外,还有其他许多受体阻断作用,如α-肾上腺素能受体、胆碱能受体、组胺受体等。临床应用时不良反应比较多。

非典型抗精神病药物,又称非传统抗精神病药物,它主要作用于D2、D4受体和5-HT_2受体,也作用于α-肾上腺素能和毒蕈碱受体;能够治疗精神分裂症等精神病的阳性症状和阴性症状,改善认知功能。临床应用时不良反应比较少,较少引起锥体外系等运动障碍,尤其是迟发性运动障碍。

①氯丙嗪

【商品名】冬眠灵

【规格】片剂:5 mg,12.5 mg,25 mg,50 mg;注射剂:10 mg(1ml)、25 mg(1 ml)

【适应证】对兴奋躁动、幻觉妄想、思维障碍及行为紊乱等阳性症状有较好的疗效。用于精神分裂症、躁狂症或其他精神病性障碍。亦可止呕,但对晕动性呕吐无效。

【用法】口服:12.5~50 mg,每日3次;肌内注射:25~50 mg;静脉滴注:必要时50~100 mg+25%葡萄糖(GS)20 ml,极量为600 mg/d。

【副作用】口干、上腹不适、食欲缺乏、乏力及嗜睡较常见;可引起体位性低血压、心悸或心电图改变;可出现锥体外系反应,如震颤、僵直、流涎、运动迟缓、静坐不能、急性肌张力障碍等。

②羟哌氯丙嗪

【商品名】奋乃静

【规格】片剂:2 mg、4 mg;注射剂:5 mg(1 ml)

【适应证】控制各种精神症状,如幻觉、妄想、焦虑、紧张、激动等;能稳定情绪,增进主动接触和改善睡眠。

【用法】起始剂量:2~4 mg,口服,每日3次,以后每隔1~2日增加6 mg,逐渐增至常用治疗剂量20~60 mg/d,维持剂量为10~20 mg/d。

【副作用】震颤、僵直、流涎、运动迟缓、静坐不能、急性肌张力障碍等;长期大量服药可引起迟发型运动障碍;可出现口干、视物模糊、乏力、头昏、便秘等;少见有体位性低血压,粒细胞减少症,中毒性肝损害,变应性皮疹及恶性综合征。

③氟哌啶醇

【商品名】氟哌啶醇片

【规格】片剂:2 mg;注射剂:5 mg(1 ml)

【适应证】用于急、慢性各型精神分裂症、躁狂症、抽动-秽语综合征。控制兴奋躁动、敌对情绪和攻击行为的效果较好。

【用法】口服:2 mg,每日3次;肌内注射:5 mg,每日2~3次,如无效可将剂量加倍。

【副作用】锥体外系反应较重且常见,急性肌张力障碍在儿童和青少年更易发生,出现明显的扭转痉挛,吞咽困难,静坐不能及类帕金森病;可出现口干、视物模糊、乏力、便秘、出汗等;如长期大量使用可出现迟发性运动障碍。

④舒必利

【规格】片剂:100 mg

【适应证】用于精神分裂症单纯型、偏执型、紧张型,以及慢性精神分裂症的孤僻、退缩、淡漠症状;对抑郁症状有一定疗效;此外还可止呕。

【用法】口服,治疗精神分裂症,开始剂量为每次100 mg,每日2~3次,逐渐增至治疗量600~1200 mg/d,维持剂量为200~600 mg/d。止呕,每次100~200 mg,每日2~3次。

【副作用】常见有失眠、早醒、头痛、烦躁、乏力、食欲不振等;可出现口干、视物模糊、心动过速、排尿困难与便秘等抗胆碱能不良反应;如剂量大于600 mg/d时可出现锥体外系反应,如震颤、僵直、流涎、运动迟缓、静坐不能、急性肌张力障碍等。

⑤氟哌噻吨美利曲辛片

【商品名】黛力新

【规格】片剂:每片含氟哌噻吨0.5 mg和美利曲辛10 mg

【适应证】轻、中度抑郁和焦虑。神经衰弱、心因性抑郁,抑郁性神经官能症,隐匿性抑郁,心身疾病伴焦虑和情感淡漠,更年期抑郁,嗜酒及药瘾者的焦躁不安及抑郁。

【用法】成人:通常每日2片,早晨及中午各1片;严重病例早晨的剂量可加至2片。每日最大用量为4片。老年患者:早晨服1片即可。维持量:通常每日1片,早晨口服。对失眠或严重不安的病例,建议减少服药量或在急性期加服轻度镇静剂。

【副作用】主要为腹痛、恶心、呕吐等胃肠道反应,常发生于大剂量用药时,程度大多轻微,停药后可自行消失。变态反应极少,主要为药疹。

⑥氯氮平

【商品名】氯氮平片

【规格】片剂:25 mg

【适应证】本品不仅对精神病阳性症状有效,对阴性症状也有一定效果。适用于急性与慢性精神分裂症的各个亚型,对幻觉妄想型、青春型效果好;也可以减轻与精神分裂症有关的情感症状(如:抑郁、负罪感、焦虑);也用于治疗躁狂症或其他精神病性障碍的兴奋躁动和幻觉妄想。

【用法】口服从小剂量开始,首次剂量为每次25 mg,每日2~3次,逐渐缓慢增加至常用治疗量每日200~400 mg,高量可达每日600 mg。维持量为每日100~200 mg。

【副作用】常见有头晕、无力、嗜睡、多汗、流涎、恶心、呕吐、口干、便秘、体位性低血压、心动过速;食欲增加和体重增加;可引起心电图异常改变;可引起脑电图改变或癫痫发作;可引起血糖增高;严重不良反应为粒细胞缺乏症及继发性感染。

⑦利培酮

【商品名】维思通

【规格】片剂:1 mg、2 mg

【适应证】为新型广谱抗精神病药,用于治疗急性和慢性精神分裂症以及其他各种精神病性状态的明显阳性症状(如:幻觉、妄想、思维紊乱、敌视、怀疑等)和明显阴性症状(如:反应迟钝、情绪淡漠及社交淡漠、少语等)。也可减轻与精神分裂症有关的情感症状(如:抑郁、负罪感、焦虑)。

【用法】初始剂量0.5 mg,每日2次;维持剂量一般为1~2 mg,每日2次。

【副作用】常见有失眠、焦虑、头痛、头晕、口干、恶心、消化不良、便秘、鼻炎、皮疹等。

⑧富马酸喹硫平

【商品名】思瑞康

【规格】片剂:25 mg、100 mg

【适应证】适用于治疗精神分裂症及双相情感障碍的躁狂发作。

【用法】口服,每日2次,治疗初期的日总剂量为:第1日50 mg,第2日100 mg,第3日200 mg,第四日300 mg。从第四日以后,将剂量逐渐增加到有效剂量范围,一般为300~450 mg/d。可根据患者的临床反应和耐受性将剂量调整为150~750 mg/d。本品慎用于老年患者,尤其在开始用药时。老年患者的起始剂量应为25 mg/d。随后以25~50 mg/d的幅度增至有效剂量,但有效剂量可能较一般年轻患者低。

【副作用】常见的不良反应为困倦、头晕、口干、轻度无力、便秘、心动过速、直立性低血压以及消化不良等。

⑨奥氮平

【商品名】再普乐、悉敏

【规格】片剂:5 mg

【适应证】广谱精神病药,适用于精神分裂症及其他有严重阳性症状或阴性症状的精神病的急性期和维持期的治疗,也可缓解精神分裂症及相关疾病的继发性情感症状。

【用法】建议起始剂量为10 mg/d,每日1次,但对于大于65岁的老年人,如有临床指征,应考虑使用较低的起始剂量5 mg/d。可根据个体临床状况不同,在5~20 mg/d的范围内相应调整每日剂量。

【副作用】常见不良反应是嗜睡和体重增加。对阿尔茨海默病患者进行的临床试验中发现有步态异常和跌倒。

2.抗抑郁药

(1)三环类抗抑郁症药(TCA)

本类药物作用在于抑制中枢神经系统对5-羟色胺(5-HT)及去甲肾上腺素的再摄取,从而使突触间隙中这两种神经递质浓度增高而发挥抗抑郁作用,也具有抗焦虑和镇静作用。

①多塞平

【商品名】多虑平

【规格】片剂:25 mg

【适应证】用于治疗抑郁症及焦虑性神经症。

【用法】口服,开始剂量为每次25 mg,每日2~3次,以后可加量至每日总量100~250 mg。一般每日不超过300 mg。

【副作用】治疗初期可出现嗜睡与抗胆碱能反应,如多汗、口干、震颤、眩晕、视物模糊、排尿困难、便秘等。其他有皮疹、体位性低血压,偶见癫痫发作、骨髓抑制或中毒性肝损害。

②阿米替林

【商品名】依拉维

【规格】片剂:25 mg

【适应证】用于治疗各种抑郁症,主要用于治疗焦虑性或激动性抑郁症。

【用法】口服,成人常用量开始为每次25 mg,每日2~3次,然后根据病情和耐受情况逐渐增至每日150~250 mg,每日3次,最大量每日不超过300 mg,维持为每日50~150 mg。

【副作用】治疗初期可能出现抗胆碱能反应,如多汗、口干、视物模糊、排尿困难、便秘等。中枢神经系统不良反应可出现嗜睡、震颤、眩晕。可发生体位性低血压。偶见癫痫发作、骨髓抑制及中毒性肝损害等。

(2)选择性5-羟色胺再摄取抑制剂(SSRI)

SSRI作用机制是通过阻断5-HT突触前膜再摄取,使神经细胞突触间隙的5-HT浓度增加,从而提高5-HT能神经传递而发挥抗抑郁的药理作用。

①西酞普兰

【商品名】喜普妙

【规格】片剂:20 mg

【适应证】抑郁性精神障碍(内源性及非内源性抑郁)。

【用法】每日1次,开始剂量为每日20 mg,如临床需要,可增加至每日40 mg或最高剂量为每日60 mg。超过65岁的患者,剂量减半,即每日10~30 mg。

【副作用】较少,很轻微且短暂,常见有恶心、出汗增多、流涎减少、头痛和睡眠时间缩短等。

②舍曲林

【商品名】左洛复

【规格】片剂:50 mg

【适应证】伴随焦虑的有或无躁狂史的抑郁症,也用于治疗强迫症。

【用法】每日一次,早或晚服用均可,可与食物同时服用,也可单独服用。初始治疗每日服用舍曲林1片(50 mg)。对于每日服用1片疗效不佳而对药物耐受性较好的患者可增加剂量,至少需1周时间将剂量升至最大200 mg/d。

【副作用】常见有口干和多汗;眩晕和震颤;腹泻、稀便、消化不良和恶心;厌食、失眠和嗜睡等。

③氟西汀

【商品名】百忧解

【规格】片剂:20 mg

【适应证】抑郁发作;强迫症;神经性贪食症:可作为心理治疗的补充用于减少贪食和导泻行为。

【用法】20 mg,口服,每日1次(晨服);必要时可增至40 mg/d。

【副作用】常见有焦虑、紧张、失眠、困倦、疲劳、震颤、多汗、厌食、恶心、腹泻、头晕等;罕见有头痛、口干、消化不良、呕吐等;其他如晕厥、心律失常、非正常肝反应、甲状腺功能减退或亢进、出血时间延长、急性脑部综合征和惊厥等偶见。

④帕罗西汀

【商品名】赛乐特

【规格】片剂:20 mg

【适应证】抑郁症,亦适用于强迫症、惊恐障碍或社交焦虑障碍。

【用法】20 mg,口服,每日1次(晨服);最大剂量为60 mg/d,老年人不宜超过40 mg/d。

【副作用】常见胃肠道不适,如恶心、厌食、腹泻等;亦可出现头痛、不安、无力、嗜睡、失眠、头晕等;少见有过敏性皮疹及性功能减退;停药可见撤药综合征,如失眠、焦虑、恶心、出汗、眩晕或感觉异常等。

⑤氟伏沙明

【商品名】兰释

【规格】片剂:50 mg

【适应证】抑郁症及相关症状、强迫症的治疗。

【用法】抑郁症,推荐起始剂量为50~100 mg/d,晚上1次服用,剂量超过150 mg/d,可分次服用,个别可增至300 mg/d,症状缓解后,继续服用至少6个月;强迫症,推荐起始剂量为50 mg/d,逐渐增加至有效剂量100~300 mg/d,剂量超过150 mg/d,可分2~3次服用。

【副作用】最常见的为恶心,可伴或不伴呕吐,此外还有口干、便秘、腹泻、厌食、焦虑、激动、头痛、眩晕、嗜睡、失眠、震颤、多汗、无力、心悸、心动过速等,偶见瘀斑、紫癜、低钠血症。

(3)5-羟色胺和去甲肾上腺素再摄取抑制剂(SNRI)

此类药物通过阻滞NE和5-HT两种递质的再摄取而发挥作用。低剂量为抑制5-HT再摄取,高剂量为抑制NE的再摄取,对重症和难治抑郁一周有效。但对肾上腺素能受体、组胺受体几乎无作用。因此,副作用较小,起效较快。临床上常用的药物有文拉法辛和欣百达。

①盐酸文拉法辛

【商品名】怡诺思、博乐欣

【规格】胶囊:75 mg、25 mg

【适应证】本品适用于各种类型抑郁症,包括伴有焦虑的抑郁症及广泛性焦虑症。

【用法】75~150 mg,口服,每日1次,应在每天相同时间与食物同时服用。

【副作用】较常见的有虚弱、疲倦、高血压、血管扩张、食欲下降、便秘、恶心、呕吐、体重减轻、梦境异常、性欲下降、眩晕、口干、呵欠、出汗等。

②盐酸度洛西汀肠溶胶囊

【商品名】欣百达

【规格】胶囊:30 mg、60 mg

【适应证】用于治疗抑郁症。

【用法】30~60 mg,口服,每日1次。

【副作用】最常见的为恶心、口干、便秘、食欲下降、疲乏、嗜睡、出汗增多、尿急等。

(4)去甲肾上腺素能和特殊5-HT能作用的抗抑郁药(NaSSA)

米氮平

【商品名】瑞美隆

【规格】片剂,30 mg

【功用】为去甲肾上腺素能和特殊5-HT能作用的抗抑郁药(NaSSA),为目前最高级别的抗抑郁药物。它通过选择性拮抗位于5-HT能神经元末端突触前α_2受体,使NE释放的抑制作用减弱,增加NE的释放。释放的NE作用于5-HT能神经元的α_1受体,而加速5-HT能神经元瞬间点燃率,使神经末梢5-HT释放增加,从而发挥抗抑郁作用。

【适应证】适用于各种抑郁症。对症状如快感缺乏、精神运动性抑制、睡眠欠佳(早醒),以及体重减轻均有疗效。也可用于其他症状,如对事物丧失兴趣、自杀念头以及情绪波动。本药在用药1~2周后起效。

【用法】每日1次(最好在晚餐时服用)。成人治疗起始剂量应为30 mg/d,逐渐加大剂量至获最佳疗效。有效剂量通常为15~45 mg。

【副作用】主要为食欲增加、体重增加。

3.抗焦虑及镇静催眠药

(1)苯二氮䓬类:苯二氮䓬类小剂量对人有良好的抗焦虑作用,能显著改善患者恐惧、紧张、忧虑、不安、激动和烦躁等焦虑症状。随着剂量加大,出现镇静催眠作用。对人的镇静作用温和,能缩短诱导睡眠时间,提高觉醒阈,减少夜间觉醒次数,延长睡眠持续时间,可诱导各类失眠的患者入睡。另外,苯二氮䓬类药物有抗惊厥作用和中枢性肌肉松弛作用。其作用机制是能增强GABA能神经传递功能和突触抑制效应,还能增强GABA与GABAA受体相结合的作用。

①地西泮

【商品名】安定

【规格】片剂:5 mg

【适应证】主要用于焦虑、镇静催眠,还可用于癫痫、惊厥、惊恐症、肌紧张性头痛,以及家族性、老年性和特发性震颤的治疗;缓解炎症引起的反射性肌肉痉挛等;麻醉前给药。

【用法】成人常用量:ⓐ抗焦虑、抗惊厥:2.5~10 mg,口服,每日2~4次;ⓑ催眠:5~10 mg,睡前服;6个月以上儿童:每次0.1 mg/kg,口服,每日3次;ⓒ抗癫痫、镇静:肌内注射或静脉滴注,10~20 mg/次,必要时,隔4小时再重复1次。

【副作用】常见有嗜睡、头昏、乏力等,大剂量可出现共济失调、震颤;罕有皮疹,白细胞减少;兴奋,多语,睡眠障碍,甚至幻觉等,长期连续用药可产生依赖性和成瘾性,停药可能发生撤药症状,表现为激动或忧郁。

②氯硝西泮

【商品名】氯硝安定

【规格】片剂:0.5 mg、2 mg;注射剂:1 mg(1 ml)

【适应证】主要用于控制各型癫痫,尤其适用于失神发作、婴儿痉挛症、肌阵挛性、运动不能性发作及Lennox-Gastaut综合征[儿童期弥漫性慢棘-慢波(小发作变异型)癫痫性脑病]。

【用法】口服:初始量0.75~1 mg/d,分2~3次,以后逐渐增加,维持量可至2 mg,每日3次。婴儿或儿童开始每日0.01~0.05 mg/kg,以后每3日增加0.25~0.5 mg,维持剂量为每日0.1~0.2 mg/kg;肌内注射或静脉注射:成人1~2 mg,一般不超过6 mg/d。癫痫持续状态未控制者,20分钟后可重复原剂量1~2次。成人最大量每日不超过20 mg。

【副作用】最常见的副作用为嗜睡、共济失调及行为紊乱,如激动、兴奋、不安,以及攻击行为等;有时可见焦虑、抑郁等精神症状以及头昏、乏力、眩晕、言语不清等。

③劳拉西泮

【商品名】罗拉、氯羟安定

【规格】片剂:0.5 mg、1.0 mg、2.0 mg

【适应证】情绪引起的自主神经症状,如头痛、心悸、胃肠道不适、失眠等;使躯体性疾病复杂化的焦虑症状;精神神经症性障碍,包括焦虑症、抑郁症、强迫症、恐惧症或混合反应;严重抑郁伴发的焦虑的辅助用药;麻醉前给药。

【用法】口服,成人每次1~2 mg,每日2~3次。对年老体弱的患者应当减量。

【副作用】最常见的不良反应是镇静,其次是眩晕、乏力和步态不稳。镇静和步态不稳的发生率随着年龄的增长而增加。

④阿普唑仑

【商品名】佳静安定

【规格】片剂:0.4 mg

【适应证】用于焦虑,紧张,激动,可作为催眠或焦虑的辅助用药,也可作为抗惊恐药,并能缓解急性酒精戒断症状,对有精神抑郁的患者应慎用。

【用法】镇静催眠:0.4~0.8 mg,睡前服;抗焦虑:0.2~0.4 mg,口服,每日3次。

【副作用】常见有嗜睡、头昏、乏力等,大剂量偶见共济失调、震颤、尿潴留、黄疸;罕有皮疹、光敏、白细胞减少;兴奋,多语,睡眠障碍,甚至幻觉;口干、精神不集中、多汗、心悸、便秘或腹泻、视物模糊、低血压等。有成瘾性,长期应用停药后可能发生撤药症状,表现为激动或忧郁。

⑤艾司唑仑

【商品名】舒乐安定

【规格】片剂:1 mg

【适应证】主要用于抗焦虑、失眠;也用于消除紧张、恐惧及抗癫痫和抗惊厥。

【用法】镇静:1~2 mg,口服,每日3次;催眠:1~2 mg,睡前服;抗癫痫:2~4 mg,口服,每日3次。

【副作用】常见的不良反应:口干、嗜睡、头昏、乏力等,大剂量可有共济失调、震颤。

【注意事项】急性酒精中毒、肝肾功能损害、重症肌无力、青光眼禁用。怀孕初期服用安定,可能引起胎儿先天性畸形。本品有依赖性,因较轻,长期应用后停药可能发生撤药症状,表现为激动或忧郁。

(2)非苯二氮䓬类药物:

①苯巴比妥

【商品名】鲁米那

【规格】片剂:15 mg、30 mg、100 mg

【功用】巴比妥类,普遍性中枢抑制剂,小剂量镇静,中剂量催眠,大剂量抗惊厥。

【适应证】主要用于治疗焦虑、失眠(用于睡眠时间短、早醒患者)、癫痫及运动障碍。是治疗癫痫大发作及局限性发作的重要药物,也可用做抗高胆红素血症药及麻醉前用药。

【用法】镇静、抗癫痫:15~30 mg,口服,每日3次或0.1~0.2g,肌内注射,每8小时1次;催眠:30~90 mg,口服,睡前服。

【副作用】与苯二氮䓬类相似,但引起耐受性和成瘾的概率比苯二氮䓬类药物高。长期用药,偶见叶酸缺乏和低钙血症;罕见巨幼红细胞性贫血和骨软化;大剂量时可产生眼球震颤、共济失调和严重的呼吸抑制。

②偏酒石酸唑吡坦

【商品名】思诺思

【规格】片剂:10 mg

【功用】咪唑吡啶类药物。通过选择性地与中枢神经系统的ω1-受体亚型的结合,快速催眠。

【适应证】偶发性、暂时性失眠,慢性失眠症短期治疗。

【用法】临睡前服用。65岁以下患者为1片,65岁以上患者和肝功能不全的患者为1/2片,每天剂量不超过10 mg。疗程一般不超过7~10天。

【副作用】常见共济失调、手脚笨拙、精神错乱或精神抑郁,尤其见于老年人。

③吡嗪呱酯

【商品名】佐匹克隆

【规格】片剂:7.5 mg

【功用】本品为环吡咯酮类新型催眠药,通过增强中枢内抑制性递质GABA的活性来起到药效,作用于苯二氮䓬受体,但结合方式异于苯二氮䓬类药物。具有镇静、催眠、抗焦虑和抗惊厥作用,能缩短入睡时间,减少觉醒次数。

【适应证】各因素引起的失眠症,包括时差、工作导致失眠及手术焦虑导致失眠等。

【用法】7.5 mg,口服,睡前服。

【副作用】不良反应较少见并轻微。主要为嗜睡等催眠药物常见的副作用。

④丁螺环酮(布斯哌隆)

【商品名】布斯帕

【规格】片剂:5 mg

【功用】第三代抗焦虑药物,阿扎哌隆类,通过与5-HA1A受体选择性结合,发挥抗焦虑作用,但无镇静、肌肉松弛和抗惊厥作用,不产生依赖,无交叉耐药性,也无呼吸抑制作用。

【适应证】可用于治疗广泛性焦虑症和其他焦虑性障碍。

【用法】起始量为5 mg,口服,每日3次,缓慢增加剂量,常用治疗剂量是20~40 mg/d。

【副作用】副作用比苯二氮䓬类药物低。少数患者可出现眩晕、头痛、头晕、腹泻、感觉异常、兴奋、出汗等,较大剂量时可出现烦躁不安。

降糖药

1.促胰岛素分泌剂

(1)磺酰脲类药物

磺酰脲类能与胰岛B细胞膜上的磺酰脲受体特异性结合,抑制细胞膜表面ATP敏感的K^+通道($ATP-K^+$),使之关闭,细胞内K^+浓度升高依次发生细胞膜去极化,细胞膜上电压依赖的Ca^{2+}通道开放,细胞外Ca^{2+}进入细胞内,B细胞内Ca^{2+}浓度升高,刺激胰岛素分泌,起到降低血糖的作用。磺酰脲类药物的降糖作用有赖于相当数量(30%)尚存在功能的B细胞。本类药物不刺激胰岛素合成。FDA妊娠安全级别为C级。本类药物应在餐前半小时服用。

①格列奇特

【商品名】达美康

【规格】片剂:普通型80 mg,缓释剂30 mg

【适应证】轻中度2型糖尿病,尤其适合于肥胖患者及老年患者。

【用法】①普通片剂:起始剂量为80 mg,早餐前及午餐前(或晚餐前)各1次;也可为40 mg,每日3次,三餐前服,1周后按疗效调整剂量,每日不超过320 mg。②缓释片剂:30~90 mg,每日1次,早餐前整片吞服,不可咀嚼、掰开或压碎。

【副作用】低血糖;胃肠道紊乱,包括恶心、消化不良、腹泻和便秘都有过报道;此外偶见皮疹、瘙痒症、风疹、斑丘疹;贫血、白细胞减少症、血小板减少症;肝酶水平增高(ASAT、ALAT、碱性磷酸酯酶)、肝炎(罕见)。

②格列吡嗪

【商品名】瑞易宁、美吡哒

【规格】片剂:瑞易宁控释片剂5 mg,美吡哒片剂5 mg

【适应证】饮食和锻炼不能使血糖控制良好的2型糖尿病患者,或肥胖的2型糖尿病患者应用双胍类等药物治疗后血糖控制仍不满意或因胃肠道反应不能耐受者。

【用法】起始剂量5 mg,每日1次,早餐时给药;多数患者5~10 mg/d即可,最大剂量为20 mg/d。

【副作用】低血糖症;其他如消化道反应、肝功能损害、皮肤过敏反应、白细胞减少、再生障碍性贫血等。

③格列喹酮

【商品名】糖适平

【规格】片剂:30 mg

【适应证】适用于病程短、病情较轻的患者,特别适用于60岁以上老年人,也适用于轻中度肾功能不全的2型糖尿病患者。

【用法】从15~30 mg开始,根据血糖水平逐渐加量(1次加量15~30 mg),最大剂量不超过180 mg/d。日剂量低于30 mg时可于早餐前顿服,高于30 mg时可酌情按早晚(或早、中、晚)分次服用。

【副作用】低血糖症,其他如消化道反应、肝功能损害、皮肤过敏反应、白细胞减少、再生障碍性贫血等。

④格列美脲

【商品名】亚莫利,万苏平

【规格】片剂:亚莫利2 mg、万苏平2 mg

【适应证】饮食和锻炼不能使血糖控制良好的2型糖尿病患者或肥胖的2型糖尿病患者应用双胍类等药物治疗后血糖控制仍不满意或因胃肠道反应不能耐受者。

【用法】起始剂量为1~2 mg,每日1次,早餐前或早餐时服;根据患者的血糖变化调整剂量,每1~2周剂量增加不超过2 mg;推荐的最大维持剂量为6 mg/d。

【副作用】低血糖;恶心、呕吐、腹泻、腹痛;血清肝脏转氨酶升高;皮肤过敏反应,瘙痒、红斑、荨麻疹少见;其他如头痛、乏力、头晕等较少见。

(2)非磺酰脲类胰岛素促分泌剂

本类药物属于新一代快速作用的非磺酰脲类胰岛素促分泌剂,主要用于餐后高血糖,与ATP-K^+通道结合,离解速度皆快,刺激胰岛素快速分泌的作用快速而短暂,对ATP-K^+通道的组织选择性较磺酰脲类好,对血管内皮细胞、心肌细胞ATP-K^+通道的结合较少;能模拟人胰岛素的生理分泌模式,快速促使胰岛素释放,对胰岛细胞的负荷较轻。

①瑞格列奈

【商品名】孚来迪,诺和龙

【规格】片剂:孚来迪0.5 mg,诺和龙1 mg

【适应证】经饮食控制、降低体重及运动锻炼不能有效控制血糖的2型糖尿病患者;与二甲双胍等药合用治疗2型糖尿病。

【用法】0.5~1 mg,口服,每日3次,餐前15~30分钟服用,最大剂量为16 mg/d。

【副作用】主要为低血糖、消化系统反应,如恶心、呕吐、腹痛、腹泻和便秘等;少有过敏反应、视觉异常等。

②那格列奈

【商品名】唐力

【规格】片剂:120 mg

【适应证】本品可以单独用于经饮食和运动不能有效控制高血糖的2型糖尿病患者。也可用于使用二甲双胍不能有效控制高血糖的2型糖尿病患者,采用与二甲双胍联合应用,但不能替代二甲双胍。那格列奈不适用于对磺脲类降糖药治疗不理想的2型糖尿病患者。

【用法】60~120 mg,口服,每日3次,餐前1~15分钟服用,最大剂量为540 mg/d。

【副作用】低血糖;极少患者出现肝酶增高,其程度较轻且为一过性;偶有皮疹、瘙痒和荨麻疹等过敏反应的报道;其他反应如胃肠道反应(腹痛、消化不良、腹泻)、头痛以及糖尿病人群可能同时伴发的一些临床症状(如呼吸道感染)等在那格列奈治疗组与安慰剂治疗组中发生的比例相似。

2.胰岛素增敏剂

(1)双胍类

通过肝细胞膜G蛋白恢复胰岛素对腺苷酸环化酶的抑制,减少肝糖异生及肝糖输出,促进无氧糖酵解,增加肌肉等外周组织对葡萄糖的摄取和利用,增加非胰岛素依赖的组织(如脑、血细胞、肾髓质、肠道、皮肤等)对葡萄糖的利用,抑制或延缓葡萄糖在胃肠道的吸收等改善糖代谢。此外,双胍类还具有增加纤溶,调整胆固醇的生物合成和贮存,降低血TG、总胆固醇水平等作用。本类药物无刺激胰岛素分泌作用,对正常人无明显降血糖作用,单独应用不引起低血糖。

①盐酸二甲双胍

【商品名】格华止,国产盐酸二甲双胍片

【规格】片剂:格华止500 mg,国产盐酸二甲双胍250 mg

【适应证】超重或肥胖的2型糖尿病;与其他口服降糖药联合应用;胰岛素治疗的糖尿病患者,包括1型糖尿病,加用双胍类药物有助于稳定血糖,减少胰岛素用量;肥胖症,尤其是多囊卵巢综合征的女性。

【用法】一般情况下,起始低剂量:500 mg,每日1次或每日2次;或850 mg,每日1次,餐时或餐后服用(早餐或晚餐);5~7天后,如果无胃肠道反应,则增加剂量,早餐或晚餐前增加至850 mg或1000 mg;提高剂量后如果发生胃肠道反应,将剂量降至之前较低的剂量,过段时间再尝试提高剂量。以后根据病情逐渐加量,最高剂量不超过2 g。常用维持剂量:500 mg,每日3次;或850 mg,每日2次,餐时服。10~16岁儿童,推荐初始剂量:500 mg,每日2次,进餐时服用,最大日剂量为2 g。

【副作用】胃肠道反应较常见,表现为口干苦和金属味、厌食、恶心、呕吐、腹泻等,进餐中服药或由小剂量开始可减轻;偶有过敏反应,表现为皮肤红斑、荨麻疹等;最严重的副作用是可能诱发乳酸性酸中毒,但少见。

(2)噻唑烷二酮类

可增加胰岛素在外周组织(如肝脏、肌肉、脂肪组织)的敏感性,减轻胰岛素抵抗,为胰岛素增敏剂。药物进入靶细胞后与核受体结合,激活过氧化物酶增殖体活化受体γ(PPAR-γ)核转录因子,可调控多种影响糖、脂代谢基因的转录,使胰岛素作用放大。

①马来酸罗格列酮

【商品名】文迪雅

【规格】片剂:4 mg

【适应证】主要用于2型糖尿病的治疗,尤其存在明显胰岛素抵抗者;可单独或与其他类口服降糖药、胰岛素联合应用。

【用法】4 mg,口服,每日1次。

【副作用】常见头痛、头晕、乏力、恶心、腹泻;少见轻至中度贫血、水肿、体重增加和高胆固醇血症等。

②吡格列酮

【商品名】卡司平

【规格】片剂:15 mg

【适应证】主要用于2型糖尿病的治疗,尤其存在明显胰岛素抵抗者;可单独或与其他类口服降糖药、胰岛素联合应用。

【用法】15~30 mg,口服,每日1次。

【副作用】低血糖、肌痛、心脏肥大、轻度水肿、贫血、头痛、上呼吸道感染、鼻窦炎、咽炎;偶见腹部不适。

③二甲双胍马来酸罗格列酮

【商品名】文达敏

【规格】片剂:每片含马来酸罗格列酮2 mg、二甲双胍500 mg

【适应证】在饮食控制和运动的基础上,用于目前正使用马来酸罗格列酮和二甲双胍联合治疗的患者或单用二甲双胍治疗后血糖控制不佳者的血糖改善。

【用法】1~2片,口服,每日2次。

【副作用】上呼吸道感染、创伤、头痛、背痛、高血糖、低血糖、疲劳、鼻窦炎、腹泻、病毒感染、关节痛、贫血、水肿;罕见发生或加重糖尿病性黄斑水肿伴视力下降、皮疹、瘙痒、荨麻疹、血管神经性水肿、变应性反应等;本药单用比二甲双胍或格列本脲单用更常发生骨折。

3.α葡萄糖苷酶抑制剂

在小肠黏膜刷状缘竞争性抑制葡萄糖淀粉酶、蔗糖酶和异麦芽糖酶,延缓葡萄糖和果糖等的吸收,可降低餐后血糖。同时减轻餐后高血糖对B细胞的刺激作用,避免了餐后高胰岛素血症。本类药物只在肠道起作用,只降低进食多糖导致的餐后高血糖,不降低脂肪餐、蛋白餐或进食单糖导致的高血糖。对乳糖酶无抑制作用,不影响乳糖的消化吸收。

①阿卡波糖

【商品名】拜糖平,卡博平

【规格】片剂:50 mg

【适应证】主要用于2型糖尿病治疗,单独应用可降低餐后血糖和血浆胰岛素水平;对于1型糖尿病或胰岛素治疗的2型糖尿病患者,用本药可改善血糖控制,减少胰岛素用量;可联合磺酰脲类、双胍类治疗2型糖尿病;可用于糖耐量异常的患者,降低餐后血糖。

【用法】50 mg,口服,每日3次(或根据餐后血糖水平调节,哪餐餐后血糖较高则可在该餐前整片吞服或与前几口一起嚼服,若服药与进餐时间间隔过长,则药效较差),小剂量开始;以后逐渐可加量至100 mg,每日3次;最大日剂量为300 mg。

【副作用】常见胃肠道副作用有胃胀、腹胀、腹泻、胃肠痉挛性疼痛、顽固便秘、肠鸣音亢进、排气增多等,上述消化道反应随服药时间延长可减轻、消失;少见乏力、头痛、眩晕、低血糖及皮肤瘙痒、红斑、荨麻疹等皮肤过敏反应。

②伏格列波糖

【商品名】倍欣

【规格】片剂:0.2 mg

【适应证】改善糖尿病餐后高血糖。(本品适用于患者接受饮食疗法、运动疗法没有得到明显效果时,或者患者除饮食疗法、运动疗法外还用口服降血糖药物或胰岛素制剂而没有得到明显效果时。)

【用法】通常成人剂量为每次0.2 mg,每日3次,餐前口服。疗效不明显时,经充分观察可以将每次用量增至0.3 mg(1次1.5片)。

【副作用】低血糖;腹胀、矢气增加;偶见黄疸。

4.胰岛素及胰岛素类似物

【功用】抑制肝糖原分解及糖原异生作用,减少肝输出葡萄糖;促使肝摄取葡萄糖及肝糖原的合成;促使肌肉和脂肪组织摄取葡萄糖和氨基酸;促使肝生成极低密度脂蛋白并激活脂蛋白酯酶,促使极低密度脂蛋白分解;抑制脂肪和肌肉中脂肪和蛋白质的分解,抑制酮体的生成并促进周围组织对酮体的利用。

【分类】

①超短效胰岛素:有优泌乐(赖脯胰岛素)和诺和锐(门冬胰岛素)等。本品注射后10~20分钟起效,40分钟为作用高峰,作用持续时间3~5小时,可餐前注射。

②短效胰岛素:有猪和人胰岛素两种。诺和灵R、优泌林R和甘舒霖R为人胰岛素,还有猪常规胰岛素R。本品注射后30分钟开始作用,持续时间为5~7小时,可用于皮下、肌内注射及静脉点滴,一般在餐前30分钟皮下注射。

③中效胰岛素:有诺和灵N,优泌林N,甘舒霖N和(猪)低精蛋白胰岛素。本品注射后3小时起效,6~8小时为作用高峰,持续时间为14~16小时。作用持续时间的长短与注射的剂量有关。中效胰岛素可以和短效胰岛素混合

注射,亦可以单独使用。中效胰岛素每日注射1次或2次,应根据病情决定。皮下或肌内注射,但不可静脉点滴。中效胰岛素是混悬液,抽取前应摇匀。

④长效胰岛素(包括鱼精蛋白锌胰岛素):如来得时(甘精胰岛素)、诺和平(地特胰岛素),本品一般为每日傍晚注射,起效时间为1.5小时,作用可平稳保持22小时左右,且不易发生夜间低血糖,体重增加的副作用亦较少;国产长效胰岛素是鱼精蛋白锌猪胰岛素,早已在临床使用。本品注射后4小时开始起效,8~12小时为作用高峰,持续时间约24小时,其缺点是药物吸收差,药效不稳定。长效胰岛素一般不单用,常与短效胰岛素合用,不可作静脉点滴。

⑤预混胰岛素:是将短效与中效胰岛素按不同比例(30/70/、50/50、70/30)预先混合的胰岛素制剂,如:诺和锐30(30%门冬胰岛素+70%精蛋白结晶门冬胰岛素);诺和灵30R(30%短效+70%中效);诺和灵50R(50%短效+50%中效);优泌乐25R(25%赖脯+75%精蛋白锌赖脯胰岛素);优泌林70/30(30%短效+70%中效)。选择30/70或50/50、70/30是根据患者早餐后及午餐后血糖水平来决定早餐前一次剂量皮下注射;根据患者晚餐后及次日凌晨血糖水平来决定晚餐前皮下注射剂量。

【胰岛素的适应证】所有1型糖尿病;2型糖尿病经饮食及口服降糖药治疗未获得良好控制者,经体力锻炼和饮食治疗效果不佳者,亦可直接加用胰岛素治疗;初发的2型糖尿病,特别是消瘦型,可考虑加用胰岛素;糖尿病急性代谢紊乱,包括酮症酸中毒、非酮症高渗性昏迷和乳酸性酸中毒等;糖尿病患者出现重症感染、创伤、接受手术治疗、急性心肌梗死、脑血管意外等;糖尿病患者出现慢性并发症,如增殖性视网膜病变、严重神经病变、糖尿病肾病、心脏病变、严重的皮肤病变及肝硬化、肝炎等;妊娠期糖尿病患者,妊娠和分娩时;2型糖尿病患者合并肺结核、肿瘤等消耗性疾病时;营养不良相关糖尿病,各种继发性糖尿病,如胰源性糖尿病、垂体GH瘤、库欣综合征、类固醇糖尿病及胰岛素基因突变性糖尿病等;临床上类似糖尿病但血液中出现胰岛细胞抗体或者抗谷氨酸脱羧酶抗体阳性,如迟发型自身免疫型糖尿病,需使用胰岛素治疗。

【胰岛素的副作用】低血糖反应;治疗初期可因钠潴留而发生水肿,可自行缓解;部分患者治疗后可出现视物模糊,为晶体屈光改变,多于数周内逐渐恢复;局部反应有注射部位瘙痒、荨麻疹或脂肪营养不良(增生或萎缩);少数有过敏反应。

降压药

1.利尿剂

通过减少细胞外液容量及心输出量而降压。

①氢氯噻嗪

【规格】片剂:25 mg

【适应证】水肿;高血压病;尿崩症。

【用法】口服,每次12.5~25 mg,1~2次/d。

【副作用】电解质紊乱,高尿酸血症,高血糖,高脂血症,过敏反应。

②螺内酯

【规格】片剂:20 mg

【适应证】醛固酮升高相关的顽固性水肿,充血性心力衰竭。

【用法】口服,每次20 mg/次,3~4次/d。

【副作用】高血钾,性功能障碍,肾损害。

2.钙拮抗剂

减少细胞内钙离子含量而松弛血管平滑肌,进而降低血压。

①硝苯地平

【商品名】拜新同

【规格】片剂:30 mg

【适应证】高血压病,心绞痛。

【用法】口服,每次30 mg,2次/d。

【副作用】双下肢水肿。

②氨氯地平

【商品名】络活喜

【规格】片剂:5 mg

【适应证】高血压病。

【用法】口服,每次5~10 mg,1次/d。

【副作用】颜面潮红,头痛,眩晕,恶心,便秘。

③非洛地平

【商品名】波依定

【规格】片剂:2.5 mg

【适应证】高血压病。

【用法】口服,每次2.5~5 mg,1次/d。

【副作用】颜面潮红,头痛,眩晕,恶心,便秘。

④尼莫地平

【商品名】尼膜同

【规格】片剂:20 mg

【适应证】高血压病,脑血管疾病。

【用法】口服,每次20 mg,2~3次/d。

【副作用】颜面潮红,头痛,眩晕,恶心,便秘。

3.β受体阻滞剂

通过减少心输出量、抑制肾素释放、抑制交感神经系统活性等多途径降低血压。

①美托洛尔

【商品名】倍他乐克

【规格】片剂:50 mg

【适应证】心律失常,心绞痛和心肌梗死,高血压病,充血性心力衰竭。

【用法】口服,每次50~100 mg,2次/d。

【副作用】心血管反应,诱发或加重支气管哮喘,反跳现象,偶见眼-皮肤黏膜综合征和幻觉、失眠、抑郁。

②普萘洛尔

【商品名】心得安

【规格】片剂:10 mg

【适应证】心律失常,心绞痛,高血压病,甲状腺功能亢进。

【用法】口服,每次10 mg,3次/d。

【副作用】恶心、呕吐、腹泻等消化道症状,变应性皮疹,血小板减少,诱发或加重支气管哮喘。

4.血管紧张素转换酶抑制剂(ACEI)

ACEI抑制血管紧张素Ⅰ转换为血管紧张素Ⅱ,不灭活缓激肽,产生降压效应。

①卡托普利

【商品名】开博通、乐普利

【规格】片剂:25 mg、50 mg、100 mg

【适应证】高血压病;充血性心力衰竭;心肌梗死;糖尿病肾病。

【用法】口服,开始时每次25 mg,3次/d,饭前服,逐增至每次50 mg,3次/d。

【副作用】较常见的有皮疹、心悸、心动过速、胸痛、咳嗽、味觉迟钝;较少见的有肾功能损害、血管神经性水肿、低血压等。

②依那普利

【商品名】怡那林、悦宁定

【规格】片剂:5 mg、10 mg

【适应证】原发性高血压。

【用法】口服,开始时2.5~5 mg/d,治疗量为2.5~40 mg/d。

【副作用】可有头昏、头痛、嗜睡、口干、疲劳、上腹不适、恶心、胸闷、咳嗽、蛋白尿、皮疹、面红等。如出现白细胞减少,需停药。

5.血管紧张素Ⅱ受体抑制剂(ARB)

阻滞血管紧张素Ⅱ(AngⅡ)受体,从而收缩血管,抑制肾上腺释放醛固酮和钠的重吸收,导致低血压。血管紧张素Ⅱ受体拮抗剂对血管紧张素转换酶(ACE)没有抑制作用,不引起缓激肽或P物质的潴留,所以不会引起咳嗽。

①氯沙坦

【商品名】科素亚

【规格】片剂:50 mg

【适应证】各型高血压,若3~6周后血压下降仍不理想可加用利尿剂。

【用法】口服,每次25 mg,2次/d。

【副作用】轻微且短暂。较常见的有头晕、疲乏。少见的有体位性低血压、腹泻、偏头痛、皮疹、失眠等。神经血管性水肿极罕见,如出现即应停药。

②缬沙坦

【商品名】代文

【规格】片剂:80 mg、160 mg

【适应证】各型高血压,心肌梗死、心力衰竭、蛋白尿、糖尿病等高血压患者可作为常规使用。

【用法】口服,每次80 mg,1次/日,如降压疗效不满意,可将剂量增至每次160 mg,1次/日,或合用其他降压药。

【副作用】不良反应轻微,常见的有头痛、头晕、病毒感染、上呼吸道感染、腹泻、疲乏等,罕见报道有血管神经性水肿、皮疹、瘙痒及其他超敏反应,实验室检查偶见血清肌酐、血钾、总胆红素和肝功能指标升高。

③替米沙坦

【商品名】美卡素

【规格】片剂:40 mg、80 mg

【适应证】各型高血压。

【用法】口服,每次40 mg,1次/d,如降压疗效不满意,可将剂量增至每次80 mg,1次/d,或合用其他降压药。

【副作用】呼吸道感染、背痛、鼻窦炎、腹泻及头昏、嗜睡和变态反应等。

痴呆常用维生素

1.复合维生素B片

【规格】片剂:每片含维生素B_1 3 mg、维生素B_2 1.5 mg、维生素B_6 0.2 mg、烟酰胺10 mg、泛酸钙1 mg;注射剂:2 ml

【功用】每片含有维生素B_1、维生素B_2、维生素B_6、烟酰胺。维生素B_1是糖代谢所需辅酶的重要组成成分。维生素B_2为组织呼吸所需的重要辅酶组成成分。烟酰胺为辅酶Ⅰ及Ⅱ的组成部分,是脂质代谢、组织呼吸的氧化作用所必需的。维生素B_6为多种酶的辅基,参与氨基酸及脂肪的代谢。泛酸钙为辅酶A的组成部分,参与糖、脂肪、蛋白质的代谢。

【适应证】预防和治疗B族维生素缺乏所致的营养不良、厌食、脚气病、糙皮病等。

【用法】口服,成人为每次1~3片,儿童为每次1~2片;每日3次。

【副作用】大剂量服用可出现烦躁、疲倦、食欲减退等;偶见皮肤潮红、瘙痒;尿液可能呈黄色。

2.叶酸片(维生素M)

【规格】片剂:0.4 mg、5 mg

【功用】叶酸系由蝶啶、对氨基苯甲酸及谷氨酸的残基组成的水溶性B族维生素,为机体细胞生长和繁殖所必需的物质。

【适应证】各种原因引起的叶酸缺乏及叶酸缺乏所致的巨幼红细胞贫血;妊娠期、哺乳期妇女预防给药;慢性溶血性贫血所致的叶酸缺乏。

【用法】口服:成人:每次5~10 mg,每日15~30 mg,直至血象恢复正常。儿童:每次5 mg,每日3次(或每日5~15 mg,分3次)。妊娠期、哺乳妇女预防用药:每次0.4 mg,每日1次。

【副作用】副作用较少,罕见过敏反应。长期用药可以出现畏食、恶心、腹胀等胃肠症状。大量服用叶酸时,可使尿呈黄色。

3.维生素C片

【规格】0.1 g

【功用】促进骨胶原的生物合成,利于组织创伤口的更快愈合;促进氨基酸中酪氨酸和色氨酸的代谢,延长肌体寿命;改善铁、钙和叶酸的利用;改善脂肪和类脂特别是胆固醇的代谢,预防心血管病;促进牙齿和骨骼的生长,防止牙床出血,防止关节痛、腰腿痛;增强肌体对外界环境的抗应激能力和免疫力;水溶性强抗氧化剂,主要作用在体内水溶液中;坚固结缔组织;促进胶原蛋白的合成,防止牙龈出血。

【适应证】用于预防坏血病,也可用于各种急慢性传染疾病及紫癜等的辅助治疗。

【用法】口服。用于补充维生素C时,成人每日100 mg;用于治疗维生素C缺乏时,成人一次10~2000 mg,每日3次,儿童每日100~300 mg,至少服用2周。

【副作用】短期内服用维生素C补充品过量,会产生多尿、下痢、皮肤发疹等副作用;长期服用过量的维生素C

补充品,可能导致草酸及尿酸结石;小儿生长时期过量服用,容易产生骨骼疾病;一次性摄入维生素C_2 500~5000 mg以上时,可能会导致红细胞大量破裂,出现溶血等危重现象。

4.维生素E

【规格】0.1 g(天然型)

【功用】维生素E是一种脂溶性维生素,又称生育酚,是最主要的抗氧化剂之一。生育酚能促进性激素分泌,使男子精子活力和数量增加;使女子雌性激素浓度增高,提高生育能力,预防流产,还可用于防治男性不育症、烧伤、冻伤、毛细血管出血、更年期综合征、美容等方面。近来还发现维生素E可抑制眼睛晶状体内的过氧化脂反应,使末梢血管扩张,改善血液循环,预防近视发生和发展。

【适应证】体内营养不足、肌体缺乏活力、内分泌紊乱的人群;体质虚弱、多病、早衰、肿瘤患者及化疗中的人群;关节炎、皮肤炎、色斑患者;性欲低下、月经不调、不孕人群;需要保养的人士。

【用法】口服。成人,每次1粒,每日2~3次。

【副作用】长期过量服用可引起恶心、呕吐、眩晕、头痛、视力模糊、皮肤皲裂、唇炎、口角炎、腹泻、乳腺肿大、乏力等。

5.维生素B_{12}

【规格】片剂:25 μg;注射剂:0.05 mg(1 ml)、0.1 mg(1 ml)

【功用】促进红细胞的发育和成熟,使肌体造血功能处于正常状态,预防恶性贫血,维护神经系统健康;以辅酶的形式存在,可以增加叶酸的利用率,促进碳水化合物、脂肪和蛋白质的代谢;具有活化氨基酸的作用和促进核酸、蛋白质的生成,对婴幼儿的生长发育有重要作用;使脂肪、碳水化合物、蛋白质被身体适当运用;消除烦躁不安,集中注意力,增强记忆及平衡感;是神经系统功能健全不可缺少的维生素,参与神经组织中脂蛋白的形成。

【适应证】主要用于治疗恶性贫血、再生障碍性贫血,亦与叶酸合用于治疗各种巨幼红细胞性贫血、抗叶酸药引起的贫血及脂肪泻;神经系统疾病,如神经炎、神经萎缩等;促使注意力集中,增进记忆力与平衡感;治疗肝脏疾病,如肝炎、肝硬化等;促进儿童发育,增进食欲;治疗口内炎。

【用法】口服,每日25~100 μg,或隔日50~200 μg,分次服用,或遵医嘱。肌内注射,成人每日0.025~0.1 mg或隔日0.05~0.2 mg。

【副作用】可致过敏反应,甚至过敏性休克;促进恶性肿瘤生长;遇维生素C、重金属盐类失效;偶可引起皮疹、瘙痒、腹泻及哮喘等。

降脂类药物

1.降低胆固醇和低密度脂蛋白药物

(1)他汀类

他汀类与羟甲基戊二酸单酰辅酶A (HMG-CoA) 的化学结构相似,且和HMG-CoA还原酶的亲和力高出HMG-CoA数千倍,对该酶产生竞争性抑制作用,使胆固醇合成受阻,除使血浆胆固醇浓度降低外,还可通过负反馈调节导致肝细胞表面低密度脂蛋白受体代偿性增加或活性增强,使血浆LDL降低,继而导致极低密度蛋白代谢加快,又由于肝合成及释放VLDL减少,导致VLDL及甘油三酯相应下降。

①阿托伐他汀钙

【商品名】立普妥、阿乐

【规格】片剂:立普妥10 mg、20 mg;阿乐10 mg

【适应证】纯合子及杂合子型家族性高胆固醇血症。

【用法】一般起始剂量为10~20 mg,口服,每晚1次,根据血脂水平调整,最大剂量为80 mg/d。

【副作用】最常见的副作用为胃肠道不适,其他还有头痛、皮疹、头昏、视觉模糊和味觉障碍。偶可引起血氨基转移酶可逆性升高,因此需监测肝功能。少见的副作用还有阳痿、失眠、肌痛、横纹肌溶解等。

②普伐他汀

【商品名】普拉固、美百乐镇

【规格】片剂:普拉固20 mg,美百乐镇40 mg

【适应证】适用于高胆固醇血症。

【用法】一般起始剂量为10~20 mg,口服,每晚1次,最大剂量为40 mg/d。

【副作用】可见轻度氨基转移酶升高,皮疹、肌痛、头痛、胸痛、恶心、呕吐、腹泻、疲乏等。

③氟伐他汀

【商品名】来适可

【规格】胶囊:20 mg,40 mg

【适应证】糖尿病患者的调脂治疗。

【用法】一般起始剂量为20~40 mg,口服,每晚1次,必要时可40 mg,每日2次,最大剂量为80 mg/d。

【副作用】轻微而短暂的消化不良,恶心,腹痛,失眠,头痛,肝功能异常。

④瑞舒伐他汀

【商品名】可定

【规格】片剂:5 mg、10 mg、20 mg

【适应证】高脂血症和高胆固醇血症。

【用法】一般起始剂量为10 mg,口服,每晚1次,严重肾病患者为5 mg/d,最大剂量为40 mg/d。

【副作用】常见的有头痛、头晕、便秘、恶心、腹痛、肌痛、全身无力,偶有报道过敏、胰腺炎、瘙痒、皮疹等。

⑤辛伐他汀

【商品名】舒降之

【规格】片剂:20 mg、40 mg

【适应证】原发性高胆固醇血症、杂合子家族性高胆固醇血症或混合性高胆固醇血症。

【用法】一般起始剂量为20 mg,口服,每晚1次,最大剂量为80 mg/d。

【副作用】腹胀、腹痛、便秘、腹泻、头痛、眩晕、肌痛、视物模糊、皮疹等。

(2)胆汁酸结合剂类

此类药物进入肠道后不被吸收,与胆汁酸牢固结合阻滞胆汁酸的肝肠循环和反复利用,从而消耗Ch,使血浆TG和LDL-C水平降低。

①考来烯胺

【商品名】消胆胺、降脂树脂Ⅰ号

【规格】粉剂:10 g

【适应证】用于Ⅱ型高脂血症、高胆固醇血症以及肝硬化、胆石病引起的瘙痒。

【用法】起始剂量为5g,每日2次,间隔1~2个月逐渐增高到30g/d,分次口服。

【副作用】较常见的有便秘、胃灼热感、消化不良、恶心、呕吐、胃痛等,偶可出现短时的转氨酶升高、高氯酸血症或脂肪痢等。

②考来替泊

【商品名】降胆宁、降脂树脂Ⅱ号

【规格】颗粒剂:5 g

【适应证】高胆固醇血症。

【用法】口服。4~5 g,每日3~4次,加水或饮料拌匀后服用。

【副作用】常见的有便秘,少见的有胆石症、胃肠道出血或胃溃疡、腹泻、眩晕等。

2.降低甘油三酯(TG)和极低密度脂蛋白(VLDL)的药物

(1)贝特类

抑制乙酰辅酶A羟化酶,减少脂肪酸从脂肪组织进入肝合成TG和VLDL;增强LPL活化,加速CM和VLDL的分解代谢;增加HDL的合成,减慢HDL的清除,促进胆固醇逆向转运;促进LDL颗粒的清除。

①苯扎贝特

【商品名】必降脂

【规格】胶囊:200 mg

【适应证】糖尿病合并高脂血症的患者尤为适合。

【用法】200 mg,口服,每日1~3次,餐中或餐后服。

【副作用】常见食欲不振、恶心等胃肠道不适。

②非诺贝特

【商品名】力平之、力平脂、利必非

【规格】胶囊:力平之200 mg,利必非250 mg

【适应证】强效降低TG且降胆固醇效果优于其他贝特类,可提高HDL-C水平,有一定的降低纤维蛋白原和血尿酸的作用。

【用法】力平之每次100 mg,口服,每日3次;维持量:每次100 mg,每日1~2次;利必非250 mg,口服,每日1次,餐中或餐后服。

【副作用】偶有恶心、腹胀、腹泻、嗜睡、无力、脱发、白细胞减少、皮疹、瘙痒、肌强直、肌酸磷酸激酶及谷草转氨酶升高等。

③吉非罗齐

【商品名】诺衡、脂必清、洁脂

【规格】胶囊:0.3 g

【适应证】适用于严重Ⅳ型或Ⅴ型高脂蛋白血症、冠心病危险性大而饮食控制、减轻体重等治疗无效者。

【用法】每次0.3~0.6 g,口服,每日2次,餐前30分钟服用。

【副作用】偶有恶心、腹胀、腹泻、嗜睡、无力、脱发、白细胞减少、皮疹、瘙痒、肌强直、肌酸磷酸激酶及谷草转氨酶升高等。

3.烟酸类

烟酸可减低辅酶A的利用,通过抑制极低密度脂蛋白的合成而影响血中胆固醇的运载,大剂量可降低血清胆固醇及甘油三酯的浓度。此外烟酸还有周围血管扩张的作用。

①烟酸

【商品名】烟酸片

【规格】片剂:50 mg,100 mg

【适应证】用于治疗各种原发性和继发性高脂血症,防治糙皮病等烟酸缺乏症。

【用法】开始口服100 mg,每日3次,4~7日后可增加至每次1~2 g,每日3次。

【副作用】一般有温热感觉,皮肤发红,特别在脸部和颈部,头痛等血管扩张反应。大剂量可导致腹泻、头昏、乏力、皮肤干燥、瘙痒、恶心、呕吐、胃痛等。偶尔可致高血糖、高尿酸、心律失常、肝毒性反应。

②阿昔莫司

【商品名】益平、乐脂平

【规格】胶囊:250 mg

【适应证】各种原发性和继发性高脂血症。

【用法】口服,250 mg,每日2~3次,必要时加量,最大剂量不超过1200 mg/d。

【副作用】可能产生面部潮红和肢体瘙痒,特别是首剂给药后,数日后消失;胃肠反应,诱发消化性溃疡;诱发非糖尿病患者的糖耐量异常等。

4.其他类

①普罗布考

【商品名】畅泰

【规格】片剂:0.25 g

【功用】通过降低胆固醇合成与促进胆固醇分解使血胆固醇和低密度脂蛋白降低,还可改变高密度脂蛋白亚型的性质和功能,使血高密度脂蛋白胆固醇减低。对甘油三酯的影响较小。

【适应证】高胆固醇血症。

【用法】口服,每次0.5 g,每日2次,早、晚餐时服用。

【副作用】最常见的为胃肠道不适,腹泻发生率为10%,还有胀气、腹痛、恶心和呕吐。其他还有头痛、头昏、失眠、耳鸣、皮疹等。

②多烯康

【商品名】浓鱼油降脂丸

【规格】胶丸剂:450 mg

【功用】作用机制尚不十分清楚,可能与抑制肝脏合成VLDL有关。鱼油制剂仅有轻度降低TG和稍升高HDL-C的作用,对TC和LDL-C无影响。

【适应证】高甘油三酯血症。

【用法】口服,每次1.8 g,每日3次。

【副作用】常见副作用为恶心,一般难以长期坚持服用,服药后有2%~3%的患者出现消化道症状,如恶心、消化不良、腹胀、便秘,少数病例出现转氨酶或肌酸激酶轻度升高,罕有引起肌病的报道。

抗帕金森病药物

1.拟多巴胺类

(1)多巴胺的前体药

PD患者的黑质多巴胺能神经元退行性变,酪氨酸羟化酶同步减少,使脑内酪氨酸转化为L-DOPA极度减少,但将L-DOPA转化为多巴胺的能力仍存在。L-DOPA是多巴胺的前体,通过血脑屏障后,补充纹状体中多巴胺的不足而发挥治疗作用。

①左旋多巴

【商品名】思利巴

【规格】片剂:0.25 g

【适应证】治疗各种类型的PD患者,不论年龄和性别差异以及病程的长短均适用,但对吩噻嗪类等抗精神病药所引起的帕金森综合征无效。

【用法】口服。开始为每次250 mg,每日2~4次,饭后服用。以后视患者耐受情况,每隔3~7日增加1次剂量,增加范围为每日125~750 mg,直至最理想的疗效为止。每日最大量为6 g,分4~6次服用。脑炎后患者及老年患者应酌减剂量。

【副作用】常见的有厌食、恶心、呕吐,直立性低血压,舌、上肢和身体上部异常不随意运动,精神抑郁,排尿困难。较少见的有高血压、心律失常、溶血性贫血等。

(1)左旋多巴的增效药

①氨基酸脱羧酶(AADC)抑制剂

不易透过血脑屏障,与左旋多巴合用时,仅抑制外周多巴脱羧酶的活性,减少多巴胺在外周组织的生成,减轻其外周不良反应,进而使进入中枢的左旋多巴增多,提高脑内多巴胺的浓度,增强左旋多巴的疗效。

a.卡比多巴

【商品名】卡比多巴片

【规格】片剂:25 mg

【适应证】与左旋多巴联合应用,用于帕金森病和帕金森综合征。

【用法】口服,每次10 mg,每日3~4次。每隔1~2日逐渐增加每日剂量,每日最大剂量可达100 mg。

【副作用】常见的有厌食、恶心、呕吐,体位性低血压,舌、面部、上肢和身体上部异常不随意运动,精神抑郁,排尿困难。较少见的有高血压、心律失常等。

b.苄丝肼

【商品名】苄丝肼

【规格】片剂:25 mg、50 mg

【适应证】用于帕金森病和帕金森综合征的治疗。

【用法】多与左旋多巴合用。开始剂量为苄丝肼25 mg/次及左旋多巴100 mg/次,每日3次;然后每2~3增加剂量,苄丝肼每日增加25 mg,左旋多巴每日增加100 mg,至剂量达到苄丝肼250 mg/d、左旋多巴1000 mg/d为止。

【副作用】本品单用时不良反应很少。同卡比多巴。

②MAO-B抑制剂

人体内单胺氧化酶(MAO)分为A、B两型,MAO-B主要分布于黑质-纹状体,能迅速通过血脑屏障,降低脑内DA降解代谢,使多巴胺浓度增加,有效时间延长。与L-DOPA合用后,能增加疗效,降低L-DOPA用量,减少外周不良反应,并能消除长期单独使用L-DOPA出现的"开-关反应"。

司来吉兰(又称丙炔苯丙胺)

【商品名】思吉宁、金思平、咪多吡

【规格】片剂:5 mg、10 mg

【适应证】适用于原发性帕金森病。可单用于治疗早期帕金森病,也可单用于早期震颤麻痹。

【用法】口服。开始剂量为5 mg/d,晨服。盐酸司来吉兰片剂量可增至10 mg/d(早晨1次服用或分早、午2次服用)。若患者在合用左旋多巴制剂时显示类似左旋多巴的不良反应,左旋多巴剂量应减低。或遵医嘱。

【副作用】可见口干、恶心、低血压、短暂血清转氨酶值上升等。偶有焦虑、幻觉、运动障碍等。

③COMT抑制剂

L-DOPA代谢有两条途径:由AADC脱羧转化为多巴胺,经COMT代谢转化成3-0-甲基多巴(3-OMD)。后者又可与L-DOPA竞争转运载体而影响L-DOPA的吸收和进入脑组织。因此,抑制COMT就显得尤为重要:既可降低L-DOPA的降解,又可减少3-OMD对其转运入脑的竞争性抑制作用,提高L-DOPA的生物利用度和在纹状体中的浓度。

a.恩他卡朋

【商品名】珂丹

【规格】片剂:0.2 g

【适应证】本品可作为标准药物左旋多巴/苄丝肼或左旋多巴/卡比多巴的辅助用药,用于治疗以上药物不能控制的帕金森病及剂末现象(症状波动)。

【用法】口服制剂,应与左旋多巴/苄丝肼或左旋多巴/卡比多巴同时服用,每次服用左旋多巴/多巴脱羧酶抑制剂时给予本品0.2 g(1片),最大推荐剂量是0.2 g,每日10次,即2 g本品。

【副作用】常见有运动障碍、眩晕、腹痛、腹泻、幻觉、口干、疲乏、幻觉、便秘、肌张力障碍、多汗、尿液颜色呈红棕色等。

b.托卡朋

【商品名】森得宁

【规格】片剂:100 mg

【适应证】本品用于接受左旋多巴和卡比多巴联合治疗的原发性帕金森病的辅助治疗。

【用法】口服。推荐剂量为100 mg,每日3次。作为左旋多巴/卡比多巴治疗的叠加用药。白天的第一剂应与左旋多巴制剂白天的第一剂同时服用,此后约间隔6和12小时再服药。它可与左旋多巴/卡比多巴的常释和缓释剂型合用。

【副作用】常见的有抑郁、焦虑、嗜睡、感觉减退、震颤;胁部疼痛、心悸、肌痛、关节痛、肢体痛、尿淋漓、阳痿等。因有潜在肝毒性曾一度被欧洲许多国家停用,但2004年7月欧盟药品管理委员会(EMEA)又解除对本品禁用的决定。应用托卡朋需加强肝功能监测。

(3)多巴胺受体激动药

多巴胺受体激动剂是一种功能上和多巴胺相似但化学结构上不同的药物。它能像多巴胺一样激活多巴胺受体,从而起到类似多巴胺一样的作用。但其可能会导致幻视和精神症状的发生,不是PDD的一线药物。

a.溴隐亭

【商品名】佰莫亭

【规格】片剂:2.5 mg

【适应证】改善帕金森病患者常患的抑郁症,用于自发性和脑炎后帕金森病,可单独使用或合并其他抗帕金森病药。

【用法】应在用餐中服用。每日1/2片(1.25 mg),第一周推荐临睡前服用。应从最低有效剂量开始进行剂量调整,剂量增加1/2片后,连续服用1周后再接着增加剂量,日剂量应分2~3次服用。如果在6~8周内未达满意疗效,可尝试每周增加剂量2.5 mg/d,单独或合并其他药物使用,其剂量通常为10~40 mg/d。某些患者可能需要更高剂量。

【副作用】恶心、呕吐、头痛、眩晕、腹痛、呕吐、疲劳及体位性低血压,也可有外周循环障碍、异动症、运动障碍及精神症状;消化道溃疡患者、精神障碍患者慎用。

b.普拉克索

【商品名】森福罗

【规格】片剂:0.25 mg、1 mg

【适应证】本品被用来治疗特发性帕金森病的体征和症状,单独使用或与左旋多巴联用。

【用法】口服用药,用水吞服,伴随或不伴随进食均可。每天3次。起始剂量为每日0.375 mg,如果需要进一步增加剂量,应该以周为单位,每周加量1次,每次日剂量增加0.75 mg,每日最大剂量为4.5 mg。

【副作用】常见的有失眠、幻觉、精神错乱、眩晕、运动障碍、嗜睡、低血压、恶心、便秘、外周水肿等。

c.吡贝地尔缓释片

【商品名】泰舒达

【规格】片剂:50 mg

【适应证】用于帕金森病,可作为单一用药,特别适合于以震颤为主要症状的患者;亦可与左旋多巴联合使用,作为初期或后期的治疗。

【用法】从小剂量开始,逐渐增加。单独治疗:每次50 mg,每日3次,维持量为150~250 mg/d,分3~4次,餐后即刻服用。合并用药:从50 mg/d开始,剂量渐增,一般维持量为50~150 mg。

【副作用】敏感者可出现轻微胃肠道反应,如恶心、呕吐、胀气。于两餐之间服药、调整剂量和(或)加用CTZ的拮抗剂(如多潘立酮)可减轻该副作用。少见血压异常(体位性低血压)或瞌睡。

(4)促多巴胺释放药

通过多种方式加强多巴胺的功能,如促进L-DOPA进入脑循环,增加多巴胺合成、释放和减少多巴胺重摄取、较弱的抗胆碱作用等,表现出多巴胺受体激动药的作用。其抗帕金森病的特点为:用药后显效快,作用持续时间短,应用数天即可获得最大疗效,但连用68周后疗效逐渐减弱,对PD的肌肉强直、震颤和运动障碍的缓解作用较强,优于抗胆碱药物,但不及L-DOPA。

金刚烷胺

【商品名】盐酸金刚烷胺片

【规格】片剂:0.1 g

【适应证】用于帕金森病、帕金森综合征、药物诱发的锥体外系疾患,一氧化碳中毒后帕金森综合征及老年人合并有脑动脉硬化的帕金森综合征。也用于防治A型流感病毒所引起的呼吸道感染。

【用法】口服。每次100 mg(1片),每日1~2次,每日最大剂量为400 mg(4片)。

【副作用】眩晕、失眠和神经质,恶心、呕吐、厌食、口干、便秘。偶见抑郁、焦虑、幻觉、精神错乱、共济失调、头痛,罕见惊厥。少见白细胞减少、中性粒细胞减少。

2.抗胆碱药

M受体阻断药对早期PD患者有较好的治疗效果,对晚期严重PD患者的疗效差,可与I-DOPA合用。阿托品、东莨菪碱是最早用于治疗PD的M胆碱受体阻断药,但因外周抗胆碱作用引起的副作用大,因此现主要使用合成的中枢性M胆碱受体阻断药。

(1)盐酸苯海索

【商品名】安坦

【规格】片剂:2 mg

【适应证】用于帕金森病、帕金森综合征、药物诱发的锥体外系疾患。

【用法】口服。开始时每日1~2 mg,以后每3~5日增加2 mg,至疗效最好而又不出现副作用为止,一般每日不超过10 mg,分3~4次服用,须长期服用。极量一日20 mg(10片)。老年患者应酌情减量。

【副作用】常见口干、视物模糊等,偶见心动过速、恶心、呕吐、尿潴留、便秘等。长期应用可出现嗜睡、抑郁、记忆力下降、幻觉、意识混浊。

(2)苯扎托品

【规格】片剂:0.4 mg、0.5 mg、1 mg、2 mg

【适应证】用于帕金森病及药物引起的锥体外系反应综合征。

【用法】开始时,每日睡前服0.5~1 mg,以后每日可增至2~6 mg,分3次服。必要时帕金森病患者可肌内注射或静脉滴注每日1~2 mg;药物诱发锥体外系反应患者可肌内注射或静脉滴注,每日1~4 mg,分1~2次。

【副作用】可有头晕、眩晕、视力模糊、瞳孔放大、口干、心率加快、嗜睡、精神障碍等。

3.复方制剂

(1)卡左双多巴控释片

【商品名】息宁

【规格】片剂:本品中卡比多巴与左旋多巴的比例为1:4;125 mg,250 mg

【适应证】原发性帕金森病,脑炎后帕金森综合征,症状性帕金森综合征,服用含维生素B_6的维生素制剂的帕金森病或帕金森综合征的患者。

【用法】从未接受左旋多巴治疗的患者初始剂量为每次125 mg,每日2次。需要较大剂量的患者,每日2次,每次125~500 mg。在适当时亦可在起始治疗时使用250 mg。起始剂量为每次250 mg,每日2~3次。

【副作用】最常见的不良反应为运动障碍,一种异常不自主运动。其他常见的有恶心、幻觉、精神错乱、头晕、舞蹈病和口干。偶见做梦异常、肌张力障碍、嗜睡、失眠、抑郁、衰弱、呕吐和厌食等。

(2)多巴丝肼片

【商品名】美多芭

【规格】片剂:苄丝肼与左旋多巴的比例为1:4;250 mg

【适应证】用于治疗帕金森病、症状性帕金森综合征(脑炎后、动脉硬化性或中毒性),但不包括药物引起的帕金森综合征。

【用法】首次推荐量是每次1/2片,每日3次。以后每周的日服量增加1/2片,直至达到适合该患者的治疗量为止。

【副作用】有恶心、呕吐及腹泻,抑郁,老年患者或者有类似病史的患者中可能发生激动、焦虑、失眠、幻觉、妄想和短暂性定向力障碍。极个别病例报道有溶血性贫血、一过性白细胞减少和血小板减少。因此在长期使用含左旋多巴的药物治疗时,应定期检查血细胞以及肝、肾功能。

附录五　专业名词备查小词典

情景记忆障碍/234	人格改变/246
工作记忆障碍/235	日落现象/247
程序记忆障碍/235	性失控/247
语义记忆障碍/236	失用/247
定向力障碍/237	意向运动性失用/248
视觉空间定位障碍/237	运动性失用/248
抽象思维障碍/238	意念性失用/248
执行能力障碍/238	结构性失用/249
感觉性失语/238	失认/249
运动性失语/239	视觉失认/249
失读症/239	人面失认/250
失写症/240	听觉失认/250
流利性失语/240	失乐症/251
非流利性失语/241	触觉失认/251
传导性失语/241	谵妄/251
语义性失语/242	激越/252
视觉定向力障碍/242	痴呆患者的抑郁/252
视觉立体障碍/242	痴呆患者的焦虑/253
半侧空间知觉障碍/243	痴呆患者的幻觉/253
地志判断力障碍/244	痴呆患者的妄想/254
失算/244	痴呆患者的淡漠/254
谚语解释障碍/245	痴呆患者的依赖行为/255
相似与区别障碍/245	痴呆患者的多疑/255
徘徊症/245	痴呆患者的重复性行为/256
虚构症/246	痴呆患者的烦躁不安/256
脱抑制/246	舌尖现象/256

情景记忆障碍

【定义】情景记忆是指对过去某个时间、地点的特定事件的记忆,用于回忆个体经历,是个体对事件的累计性记忆。情景记忆系统是人类高级、成熟的记忆系统,也是受老化影响最大的记忆系统。该记忆系统出现障碍称为情景记忆障碍。情景记忆障碍是AD患者的主要特征之一。

【病变部位】情景记忆系统与有关的神经解剖结构包括内侧额叶、颞叶、海马、鼻内侧和鼻周围皮层、内侧隔和Broca区斜带的基底前脑、峡部皮层、海马前下脚、穹隆、乳头体、乳头体丘脑束和丘脑前核。这些结构中任一部分损伤都可能导致特征性的情景记忆障碍。

【临床疾病】痴呆、癫痫、脑血管病、肿瘤等。

【表现形式】情景记忆系统功能障碍，既可以表现为学习新知识的能力受损（顺行性遗忘），也可表现为新近学习的信息不能提取（逆行性遗忘），远记忆通常不受影响。

【症状鉴别】脑震荡、痫性发作及短暂性全面性遗忘所致的记忆障碍是一过性的，而有些疾病所致的记忆障碍可能就是永久的。

脑外伤、缺氧或缺血性损伤、单个的卒中、外科损伤和脑炎所致的情境记忆障碍通常在发病时即达高峰，然后经过两年或更长的时间会有所改善，最后稳定在某一程度。

变性疾病如阿尔茨海默病、路易体痴呆、额颞叶痴呆多隐袭起病，逐渐进展。影响多个脑区的病变如血管性痴呆、多发性硬化则呈阶梯样进展。

其他记忆障碍如药物所致、低血糖、肿瘤以及柯萨可夫综合征（往事虚构综合征）则呈现更为复杂、多变的病程。

【诊查要点】如果怀疑有情景记忆障碍时，应进行进一步的评估：采集详细的病史，尤其是记忆障碍的时间顺序。询问护理者或其他知情者，进行详细的查体包括神经科查体。记忆障碍的评估可以通过要求患者记忆简单的故事或几个单词，或应用专业的测评量表如简明精神状态测查、Blessed痴呆量表、词表记忆测试、Drilled词跨度测试等进行简略的认知测试。

工作记忆障碍

【定义】工作记忆是对信息进行暂时的加工和储存，对于完成策划、学习、运算、推理和语言理解等许多复杂的认知活动起着非常重要的作用。工作记忆是传统的注意力、集中、短期记忆的结合，涉及短期保持和为记忆所需的信息操作。该功能出现障碍称为工作记忆障碍。

【病变部位】额叶、顶叶皮层及其皮层下结构。

【临床疾病】进行性核上性麻痹、阿尔茨海默病、帕金森病、亨廷顿病以及路易体痴呆、卒中、脑外伤、多发性硬化等。

【表现形式】最常见的工作记忆障碍是患者不能集中注意力，完成涉及多指令的新任务有困难；工作记忆障碍也可能表现为情景记忆障碍。

【症状鉴别】在某些工作记忆障碍表现为情景记忆障碍的病例中，其表现为信息不能编码，也就影响了之后的信息储存及提取功能，因为为了将信息转换为情景记忆，信息必须首先由工作记忆保持在记忆中。

【诊查要点】工作记忆的评估与情景记忆相似。

程序记忆障碍

【定义】程序记忆是通过熟练的行为和认知程序来表达的，其独立于任何认知过程，又称为认知动作系统。程序记忆是指学习行为、认知技巧以及运算的能力，这种能力通常是自动的、下意识的。它通常较不容易改变，但可以在不自觉的情况下自动行使，其可以只是单纯的反射动作，或是更复杂的一连串行为组合。该功能出现障碍称为程序记忆障碍。

【病变部位】与程序记忆相关的脑区包括附加运动区、基底节和小脑。

【临床疾病】阿尔茨海默病、帕金森病、脑血管病、肿瘤。

【表现形式】程序记忆障碍常表现为学习行为、认知技巧以及运算能力方面的障碍,某些自动的、下意识的能力的丧失,比如骑自行车、打字、使用乐器或游泳,这些活动原来能做而现在不能了。

【症状鉴别】阿尔茨海默病的早期由于病变仅影响皮层和边缘结构而不是基底节和小脑,所以患者仅表现出情景记忆受损而程序记忆的获得及保持是正常的。PDD是最常见的影响程序记忆的疾病。其他破坏程序记忆的神经变性疾病有亨廷顿病、橄榄脑桥变性,这些疾病早期患者其情景记忆正常而学习能力受损。肿瘤、卒中、出血以及其他损害基底节或小脑的病变也可能导致程序记忆问题。重度抑郁的患者也表现出程序记忆障碍,或许是因为抑郁涉及基底节的功能障碍。

【诊查要点】程序记忆的评估与情景记忆相似。

语义记忆障碍

【定义】语义记忆包括对词语的意义、概念与事实的记忆。语义记忆涉及概念和实际知识的储存。这方面记忆出现障碍称为语义记忆障碍。

【病变部位】广义上语义记忆包括对世界的所有认识且与情景记忆无关,从这个角度上讲语义记忆位于多个皮层区域。严格意义上的语义记忆,即根据命名、分类任务判定的语义记忆则位于前外侧颞叶。导致语义记忆障碍的病因包括任何破坏前外侧颞叶的病变。

【临床疾病】老年性痴呆、额颞叶痴呆、脑外伤、卒中、外科手术损伤、脑炎、肿瘤。

【表现形式】存在语义记忆障碍的患者表现为相关的其他语言成分、感知、非言语问题的解决能力和情景记忆完好保存。如果患者表现为对熟悉的物品命名障碍应考虑存在语义记忆障碍。轻度语义记忆障碍的患者可能仅表现为语义分类词生成的减少,而严重的语义记忆障碍则表现为两种方式的命名障碍(即使告知物品的用途也不能命名或即使给予名称也不能说出物品的用途)。较为严重的患者还表现为常识的缺乏。

【症状鉴别】

(1)进行性非流利性失语:以进行性加重的非流利性失语为主要临床特征,患者自发语言减少,找词困难,言语短,缺乏语法结构,出现语音错误,命名障碍,可伴阅读和书写障碍(失读和失写),病程早期对词语意义的理解相对保留。在出现智能全面衰退前,语言功能损害至少持续2年以上,语言功能以外的认知功能和工作技能基本保留。疾病晚期患者缄默,不能与人交流,出现与额颞叶痴呆相似的行为异常。体检可见原始反射,部分可见锥体外系症状或合并运动神经元病。

(2)其他原因导致的单纯失语:原发性进行性失语和语义性痴呆患者孤立的语言和语义障碍可持续数年,应当与脑血管病、单纯疱疹病毒脑炎等其他原因导致的单纯失语或语义障碍鉴别。但脑血管病、单纯疱疹病毒脑炎多急性起病,伴有神经系统局灶体征,失语或语义障碍急性期后好转,非进展性,影像学有局灶病变,可鉴别。

【诊查要点】应用常用语义能力相关测试进行评测,包括物体命名、图画命名、描述-命名、词画匹配、词定义任务(如呈现"鸭子",要求受试者给出"生活在水里、扁嘴巴"等的相关描述)、归类任务(如呈现"狮子和老鼠",问是否属于同一类别)、语义范畴流畅性测验等,患者明显差于正常人。

情景记忆、知觉、空间结构能力检查相对较好,但是语义障碍常影响其他认知测试,如问患者现在什么季节,患者由于不明白季节的含义,不能回答。

头颅CT或MRI可见前颞叶萎缩,优势侧重于非优势侧。PET或SPECT显示相应部位代谢降低,较MRI出现更早。

定向力障碍

【定义】定向力是认知功能的一种,主要分为环境定向力和自我定向力两方面。定向力障碍是指持续3~6个月以上,缺乏对时间、空间、人物或自我的定向。这方面功能出现障碍称为定向力障碍。定向力障碍是意识障碍的重要判定标准之一。

【病变部位】责任病灶主要来自于大脑中动脉濡养区,额叶、颞叶、顶叶及顶枕移行部。

【临床疾病】临床多见于早老性痴呆、多发性脑梗死性痴呆、Pick病、AIDS性痴呆、PDD、亨廷顿病、抑郁、酗酒等。

【表现形式】环境定向力是个体对周围环境的察觉和识别能力。又可细分为:①时间定向力,如年月日、季节等;②地点定向力,如医院或家所在的位置;③人物定向力,能否认出家属和主管医生,是否能说出家属的姓名、年龄及婚况等。而自我定向力主要是指对自身相关情况及状态等的察觉和识别能力,如患者的名字、年龄、职业等。

【症状鉴别】

(1)癫痫的失神发作:以意识障碍为主,其特点是无诱因及任何先兆的、突然开始的发作,患者正在进行的动作停滞、发呆,还可伴有双眼上翻或凝视。癫痫的失神发作持续时间较短,一般为数秒至30秒,超过1分钟者少见。

(2)意识模糊:指意识水平轻度下降,是一种比嗜睡更严重的意识障碍。患者虽能保持简单的精神活动,但对时间、地点、人物的定向能力均发生障碍。

【诊查要点】患者无论在熟悉或不熟悉的环境中都出现定向力障碍,并伴有长期的思维混乱状态。

视觉空间定位障碍

【定义】视觉空间定位是通过视觉直观感受对空间中存在物体的相对位置进行定性描述。视觉空间定位障碍指分不清存在于空间的若干物体间的相对位置关系。

【病变部位】发生视觉定位障碍时,病变在非优势半球的顶叶与枕叶的移行部,此部位的病变切断了枕叶视觉区的信息与支配上肢的中央前回运动区的联系,特别是角回、缘上回。

【临床疾病】痴呆、脑血管病、酒精性脑病、肿瘤等。

【表现形式】分不清存在于空间的若干物体间的相对位置关系,主要包括远近判断障碍,如在两个物体中,不能判断哪个物体距自己更近;长短判断障碍,如不能判断两条直线中哪条线长;大小判断障碍,如对形态相同的两个物体,不能区别哪个大。

【症状鉴别】

(1)视力异常:患者也可表现为分不清物体在空间的位置,但对患者进行双眼视力检查即可发现异常。

(2)视野缺损:患者因视野的缺损常表现为超出可见视野时双手出现摸索、探询等动作,但是患者常常依靠转动头部来扩大视野,故临床可见患者转动头部超出正常时所需要的幅度。也可对患者进行视野检查确定。

(3)注意力障碍:是指以注意力保持困难、冲动和多动为核心症状的心理障碍,它的主要特点是自控能力差,不仅表现为学习方面,而且在交往、独立生活方面也有困难,只能注意一个方面,而不能注意事物的整体。多见于儿童及青少年。

【诊查要点】临床检查时注意先从单一物体的描述进行,然后选取可比较的两物体进行测试。应排除眼部疾患,再考虑脑部疾患。头颅CT或MRI可在相关区域找到责任病灶。

抽象思维障碍

【定义】抽象思维障碍常与概括障碍并谈,称抽象和概括过程的障碍,主要包括抽象和概括水平下降及抽象和概括歪曲两部分,此处主要指抽象和概括水平下降,即指患者只能依据事物和现象的表面的、具体的、局部的特点,而不是事物和现象的本质的特点来描述或概括该事物或现象,也无法比较两个事物或现象之间的相似点与区别。

【病变部位】大脑颞叶前部。

【临床疾病】额颞叶痴呆、老年性痴呆、脑外伤、脑血管病。

【表现形式】如询问患者"老虎是什么样的",患者回答"有耳朵,长毛"等没有代表性的答案。又如,询问患者"香蕉和苹果是不是一样",患者无法作答。

【症状鉴别】抽象和概括歪曲:指依据事物或现象偶然出现的或次要的联系而错误理解事物或现象的本质,多见于精神分裂症患者。

【诊查要点】抽象思维障碍的患者语言完整流利,但对于事物的抽象综合能力丧失。

执行能力障碍

【定义】执行能力指有组织、按程序、有秩序、有目的活动的能力,主要包括抽象思维、工作记忆、定势转移和反应抑制等。该功能出现障碍称为执行功能障碍。它常影响语言流畅性,并逐渐丧失了运用既往所掌握的知识和技巧的能力,包括理解力、计算力、执行口头命令完成某些动作的能力。

【病变部位】前额叶皮质。

【临床疾病】额叶皮质下痴呆、老年性痴呆等。

【表现形式】包括工作记忆(短时记忆、保存)、认知灵活性(连线测试)、反应抑制(黑墨水写"红"字,答"黑"字,医生敲一下桌子,让患者敲两下或相反)、流畅性(词汇组织、搜索、提取的策略;词汇快速分类:1分钟说出15种动物;特殊字母、单词开头的词,如以"万"或"一"开头的成语或词组)、抽象思维(两词的概念意义上的相同点或不同点,如香蕉和橘子,反义词及解释成语等)。因额叶、颞叶和顶叶病变所致的执行功能障碍,可表现为失写、失用和失算。

【症状鉴别】抑郁患者常表现为情绪低落、不愿交流、不愿配合检查等,呈现执行能力障碍,但抑郁患者的执行能力障碍可在检查者进行催促、加强注意力后改善。

【诊查要点】执行功能障碍是小血管性痴呆的诊断要点。执行功能检查包括语义流畅性分类测验(动物)、语音流畅性(字母)测验、数字-符号转换测验和连线测验,并根据检测执行能力的侧重环节不一样可选取韦氏成人智力量表相似性亚测验、Mattis痴呆量表的启动-保持分测验、数字排序测验、威斯康星卡片分类测验、Rey复杂图等。

感觉性失语

【定义】临床特点为严重听理解障碍和流利性失语。患者听力正常,自己说话也流利,但因不理解他人和自己的言语,表现用词错误或零乱,说出的话难以让人理解。

【病变部位】优势半球颞上回后部,即Wernicke区,实际上该失语脑部病灶明显大于颞上回后部。

【临床疾病】痴呆、脑血管病、炎症、肿瘤。

【表现形式】症状表现:①严重听理解障碍,是Wernicke失语的最突出特点。听理解障碍严重时几乎完全听不懂他人的谈话,答非所问。对单词词意有明显理解障碍,有些患者保留对部分单词、语句的组合结构,可通过交谈者手势和表情及接受少量听信息等猜测。②口语为流利性,口语的发音、语调及韵律正常。有适当的语法结构但找词困难,常说错语、赘语,缺乏实质词,不能表达意思而成空话。要求患者叙述病情时,却讲述与病情无关的内容,不停地述说,呈强迫语言。③复述障碍,起病即有复述障碍,且与听理解障碍程度一致。由于听理解障碍严重,复述检查常不能进行。常以错误和赘语复述,再加上找词困难,复述出的内容难以被理解。如要求复述"吃葡萄不吐葡萄皮"则复述为"吃豆腐啊吃一块"。④朗读和文字理解均有不同程度障碍,与听理解障碍程度一致。出现朗读和文字理解障碍的原因,一种观点认为人类获得听语言较获得视语言在先,听语言受损也干扰了阅读的基础视-口语联系,因而失读。另一观点认为与病灶部位有关,Wernicke区与角回相邻,如向后累及角回,则听理解和对文字理解都可能受损。⑤书写障碍以听写严重受损为特点。因该失语大多无偏瘫,患者用右手写字,笔画较工整,但有构字障碍和字词错写,抄写比听写好,但写出的字正确,患者却不认识。⑥神经系统缺乏局灶性体征,可能出现短暂的偏身感觉障碍,或右上象限性同向偏盲,因患者听不懂要求常不难查出。患者虽不能用语言交流,但定向力完整,记忆力正常,生活和社交(非语言)活动正常。⑦头部CT、MRI检查,右利者病灶位于优势半球颞上回后部,即Wernicke区。

【症状鉴别】运动性失语则以口语表达障碍为主(具体参见"运动性失语"词条)。

【诊查要点】本症以严重听理解障碍为主要特点,临床应先排除听力下降造成的交流困难。

运动性失语

【定义】外侧裂周围失语综合征的一种,临床特点是口语表达明显障碍,听理解相对保留。

【病变部位】病变主要累及Broca区,向后累及中央后回下部,深至侧脑室周围白质。

【临床疾病】多见于脑血管病,也可见于炎症和肿瘤。

【表现形式】①口语表达障碍最突出,轻者仅口语略不正常,偶有漏字。严重者可能完全说不出,仅有咕噜声或者仅说"是"或"不是"。刚刚起病时可能哑,几天后出现刻板语言,随后出现典型非流利失语口语,或电报式,能说出关键词,能表达基本意见。②口语理解相对保留,对单词或简单句理解正常,对语法结构句理解困难。如"马比狗大"可能判断不对。能理解"小孩追小鸟"而不理解"小鸟被小孩追"。③存在复述障碍,但比自发谈话好些。复述语法词有困难,常略去语法词而只复述关键实质词。④朗读困难,对文字、单词、简单句理解比较好,但对合理语法词的句子或需维持词序才能理解的句子理解困难。⑤命名困难,可接受语音提示,如提示"牙"时患者可说出"牙刷"。找词困难是Broca失语的特点。⑥书写不正常,患者大多数为右侧瘫,左手写字,写字笨拙,笔画潦草,也可出现镜像书写和构字障碍,写句更困难,出现句结构错误或缺语法词。

【症状鉴别】感觉性失语以听理解障碍为主(具体参见"感觉性失语"词条)。

【诊查要点】以口语表达功能障碍为主,听理解尚存在。

失读症

【定义】失读症是指由于大脑损伤导致正常阅读者对书面语(文字)的理解能力丧失或受损,可伴有或不伴有朗读障碍。

【病变部位】额叶失读的病灶部位在优势半球额下回后部。顶叶失读的病灶位于优势半球顶叶角回。枕叶失读的病灶位于优势半球枕叶并累及胼胝体压部。

【临床疾病】脑血管病、癫痫、痴呆、肿瘤、脑部炎症等。

【表现形式】阅读障碍因其病变部位不同分三型：额叶失读、顶叶失读及枕叶失读。症状也随各损伤病变部位不同而各不相同。

(1)额叶失读：患者大多懂一些名词、动词，保留对实质意义的理解，但不理解语气词或语法结构。

(2)顶叶失读：失读伴失写，为后天文盲。

(3)枕叶失读：失读不伴失写，又称纯失读。患者看不懂文字，但可以通过文字以外途径来理解文字。例如，看字形不认识，用手照描字形，或以手摸方块字上的字形，或将字写在患者的身上时可以认出。患者不失写，但书写并非完全正常，抄写比听写困难。

【症状鉴别】主要是失读三型自身之间的鉴别。

【诊查要点】顶叶失读患者常伴有其他神经系统症状，包括枕叶失读症的部分症状、轻微命名性失读症、偏瘫、偏身感觉障碍、偏盲或象限盲、错语、Gerstmann综合征等。枕叶失读症患者神经系统检查常伴有一些视觉系统症状，如偏盲或视野缺损。

失写症

【定义】失写症是由于后天获得性脑损害所引起的书写功能受损或丧失，主要指语言性书写障碍，即语言性失写。

【病变部位】与大脑优势半球额叶中部后侧脑回部的运动性书写中枢损害有关，与运动、言语或理解功能障碍无关。

【临床疾病】脑血管病、痴呆、脑外伤、脑部炎症、肿瘤等。

【表现形式】主要分为非失语性失写、失语性失写和过写。其中过写主要发生在癫痫伴人格改变的患者及精神分裂症患者，表现多为过量书写无意义内容；非失语性失写是因为运动或视空间受损干扰了书写的正常进行，一般将其划归为书写障碍更为合适；与痴呆相关多为失语性失写。正因为书写也是语言的一种表达形式，因此，失写症也是失语症的组成部分，几乎所有失语者均有书写障碍。

【症状鉴别】

(1)肢体运动障碍性失写：脑血管病患者可能出现上肢活动障碍，并因此不能书写，但此类患者仅仅因为肢体运动而限制了书写功能，并非失写症。

(2)精神错乱状态失写症是指在各种原因引起的精神错乱状态下，如药物中毒、代谢性脑病或麻醉状态，口语表达、理解、复述、命名和阅读能力正常或接近正常，但书写功能受损，表现为字形笨拙、书写量少，不能反映书写主题。

【诊查要点】失写的临床表现形式多样，主要表现为书写功能障碍。头CT或MRI有时可见责任病灶。

流利性失语

【定义】流利性失语具备语调正常、吐字连续，但内容多无实际意义或出现错语。

【病变部位】优势半球额颞部。

【临床疾病】痴呆、脑血管病、肿瘤。

【表现形式】流利性失语患者的语调、流畅性及词语的长度相对保留,但缺少实质性的语义内容,多伴有语法错误。感觉性失语可伴发流利性失语。

(1)语量多:1分钟说100个字以上,患者可连续说,有的需要加以制止,方可停止,即强迫语言。此型说话不费劲,发音清晰,语调、短语、长语正常。

(2)有时围绕一个说不出的词不停地说出一段无意义的词,或带以虚词称为赘语,话多又不表达信息,也可称为空语。

(3)错语:当说不出有意义的词时,代以错语,语音错语、词意错误或新语,如将"鼻子"说成"组子",患者夸夸其谈,既缺实质词,又有大量错语,以致说出的话难以理解,成为一种奇特性失语。

(4)谈话中虽有适当的语法词和语法结构,但也可有语法错误,即语法倒错。

(5)汉语的语调有四声,失语患者可表现调位错误,如将"鼠"说成"树"。

【症状鉴别】

(1)口吃:口吃患者虽然也呈现词量多且重复,但表达内容正确无误,自己也能理解自己所说的内容。

(2)非流利性失语:见"非流利性失语"词条。

【诊查要点】流利性失语表现形式多样,出现其中一种表现即可确认,可进一步通过头颅CT或MRI确定具体病灶。

非流利性失语

【定义】非流利性失语应具备语量少、短语短、缺语法、发音单调、语音不清等特点。

【病变部位】进行性非流利性失语主要累及额叶和上颞叶。

【临床疾病】语义性痴呆、老年性痴呆、额颞叶痴呆。

【表现形式】非流利性失语指言语输出减少,表现为词语输出长度缩短、不流畅但语义内容相对保留。

(1)语量显著减少,每分钟少于50个字,甚至少至10个字,说话费力,不流畅。

(2)表现发音不清,常为单音调。

(3)短语过短及缺语法词,但常可说出单个实质词并可表达意思,呈电报式语言,如患者叙述病情时说"突然……突然……脑血栓……练……"。

【症状鉴别】流利性失语,见"流利性失语"词条。

【诊查要点】以口语不流利但语义保留为主要特征,常用的检查方法包括波士顿命名测验、词语流畅性测验、Token测验、北京大学第一医院汉语失语成套测验等。

传导性失语

【定义】传导性失语是外侧裂周围失语综合征的一种。复述障碍是本症的最大特点。

【病变部位】目前一般认为本症病变位于优势侧缘上回皮质或深部白质内,由于外侧裂周围弓状束损害导致了Wernicke区和Broca区之间的联系中断,从而形成了本症。

【临床疾病】血管性痴呆、多发性硬化及颅脑手术后。

【表现形式】主要临床表现为复述障碍严重,不能复述自发谈话时轻易说出的词或句,多有错语,具体表现为发出相似语音,自身可感知错误,欲纠正而显得口吃,似非流利性失语,如将"领(ling)导"说成"六(liu)导",将"门(men)"说成"梦(meng)",并且句中出现大量"这个"、"那个"等虚词,如描述发病时说"那天……那天上班……班做……做哄(工)……我就……就……那个……那个……迷糊了……"；自发谈话呈流利型口语，发音清楚，可自发表达语法正确的短语或句子，但因找词困难常表现为谈话犹豫及虚词增多，如问及"中午吃的什么"时，患者回答"我吃的……吃的……吃……饺子"；听理解正常或轻度障碍；常因语音错误导致命名错误，如将"手表(biao)"说成"手宝(bao)"。阅读和书写也有一定程度的损害。

【症状鉴别】

(1)感觉性失语：见"感觉性失语"词条。

(2)运动性失语：见"运动性失语"词条。

【诊查要点】复述功能障碍。头颅CT上的受损层面主要在侧脑室体部及侧脑室顶部层面的白质部位。

语义性失语

【定义】语义性失语又称"意义性失语"，指丧失了对较复杂句式的理解能力。

【病变部位】顶、枕二叶的交界区，即缘上回与角回。

【临床疾病】常见于脑梗死患者。

【表现形式】主要表现为可以朗读、书写，但对词的意思不理解及不懂得词与词之间的关系，如可以写出"兄弟的父亲"和"父亲的兄弟"，但不能说出二者的不同。

【症状鉴别】由于计算中枢位于左侧大脑半球的顶枕区，与语义性失语的中枢基本相同，故失算症常与语义性失语并存，表现为对复杂句子失去理解能力和计算力障碍，但非智力下降。

【诊查要点】应首先确定患者的受教育程度，对其进行词义测试时不应选取深奥难懂的词语，先进行单个词语的词义测试，然后可进行词义比较及词义联系测试。

视觉定向力障碍

【定义】指明显可见的物体不能凭视觉来判断定位，不能认识物体的方位，也就是用手摸不到也抓不到所见的物体。

【病变部位】病变在非优势半球的顶叶与枕叶的移行部，切断了枕叶视觉中枢与中央前回运动区(支配上肢)的联系。

【临床疾病】血管性痴呆。

【表现形式】可以看见物体，但是不能仅凭视觉确定物体所在位置，伸手触物难以触及。

【症状鉴别】复视：见"视觉立体障碍"词条。

【诊查要点】临床主要以指鼻试验和连线试验进行测试。

视觉立体障碍

【定义】视觉立体障碍又称"视空间功能障碍"，简称"视空间障碍"，指患者因不能准确地判断自身及物品的位置而出现的功能障碍，不能由视觉认识物体在空间内的各种特性，如物与物之间的方位关系、物与观察者的空间关系、景物之间的方位关系等。

【病变部位】病灶在两侧顶叶及角回，以右半球(非优势半球)为主。

【临床疾病】多出现在AD早期。

【表现形式】

(1)丧失对物体的立体感,将立体物体看成平面,如将盒子看成书本或纸张,病变主要在右侧顶叶。

(2)不能判断物体在空间的准确位置及大小。常由于视觉定位不准造成伸手取物时不能准确达到目标,或伸得过度撞倒物体,或伸得不够或过偏,即视觉性共济失调;并且不能比较两个物体在空间中的距离及大小,如询问患者"前面的两把椅子,是左边的离你近还是右边的离你近"、"桌上的两个方盒子哪个更大",患者则无法作答或作答犹豫,答案呈不确定性;再如患者因为不能分辨衣服的正反、上下而不能自己穿衣。

(3)丧失了对熟识环境的认识,如不认识常走的路,在熟悉的环境中迷路,即常说的"找不到自己的家门了",甚至在自己的家里也找不到卫生间、自己的床等。

【症状鉴别】

(1)复视:复视是眼肌麻痹时患侧眼轴偏斜,视网膜上不对称的刺激在视中枢引起两个影像的冲动,在视野中形成了一虚一实两个映像。

(2)视力障碍:患者可因视力障碍导致取物不及或太过,在就诊时描述不清而导致与视觉立体障碍相混淆,此时先检查患者有无视力减退,再对其进行指鼻试验等即可鉴别。

(3)幻视:心理障碍的幻视中出现的形象可以是个别的人或整套的景物,形象有时比实物大,有时又小,或者视物扭曲,或者患者口述看见了不存在的物体。但若对幻视患者进行颅脑MR检测,通常不能发现特征病灶,并且对其进行心理障碍量表测试即可与视觉立体障碍鉴别。

【诊查要点】

(1)因患者不能正确判断位置,故常在询问"能否独立外出"、"能否独立穿衣"、"有无衣服反穿现象"时得到提示。

(2)视觉立体障碍在测试中常表现为不能完成指鼻试验、连线测试、临摹立体图形及平面图等。近年来"立体视觉检查图"也已逐渐广泛使用。

半侧空间知觉障碍

【定义】半侧空间知觉障碍包括消除现象和偏侧空间疏忽两部分。消除现象指通过增加刺激一侧视野产生知觉,而使本来能产生知觉的另一侧丧失了此功能。偏侧空间疏忽又称"偏侧空间忽视"、"偏侧空间不注意症"、"单侧视觉忽视症",指患者在没有感觉、运动障碍的情况下,忽视了其一侧空间的存在。

【病变部位】一般认为偏侧空间疏忽的病灶以右半球(非优势半球)顶叶病变为主,偶见额叶病变及丘脑病变,但丘脑病变引起的偏侧空间疏忽程度较顶叶病变轻。

【临床疾病】脑血管病、血管性痴呆、脑外伤等。

【表现形式】

(1)消除现象主要表现为患者正视前方时,当一侧视野中出现物体,患者可明确感知其存在并清楚感觉其形态颜色等,而此时若在另一侧视野出现另一物体,原先一侧视野中能感知到的物体就消失。若原先一侧视野中的物体并未消失,而是变得模糊不清,则称为暗淡现象。

(2)偏侧空间疏忽多为右半球(非优势半球)顶叶病变,所以被患者忽视的常为左侧空间。患者常伴有左侧同向性偏盲,但后者并非必不可少。临床上患者的具体表现为:拿桌上的东西只拿右边的;读书时只读右边的字;只能看见自己右侧有人靠近等。但偏侧空间忽视在一定程度上可以改善,主要是通过提醒患者有意注意自己的左侧,如读书时患者只读一行字中右侧的字,但提示他"句子意思还不完整,是不是还有字没读"时,患者可以注意到左侧的字。

【症状鉴别】

(1)偏盲:偏盲是视野缺损的一种表现形式。视野指眼球平直注视某点时所能看见的全部范围。视野缺损指患者看向某一特定区域时出现视力障碍,而除此之外的其他部位视力均正常。

偏盲在临床上常分为两种:①双眼颞侧偏盲,表现为双眼颞侧视野视力障碍,鼻侧视野视力不受影响。主要由视交叉病变引起,多见于垂体瘤或颅咽管瘤;②双眼同向性偏盲,表现为一侧鼻侧视野和另一侧的颞侧视野同时出现视力障碍,而其他视野视力不受影响。主要由视束、外侧膝状体、视辐射及视皮质的病变引起。另外,视野缺损还表现为象限盲,主要因枕叶、颞叶等相关部位出现病灶引起。

偏盲患者也可和半侧空间知觉障碍的患者一样,表现为读书只读一侧文字等,但对其进行提醒后通常会出现转动头部的动作以扩大视野,可与半侧空间知觉障碍鉴别。进行眼科检查可确认。

(2)注意力障碍:是指以注意力保持困难、冲动和多动为核心症状的心理障碍。它的主要特点是自控能力差,不仅表现在学习方面,而且在交往、独立生活方面也有困难,只能注意一个方面,而不能注意事物的整体。多见于儿童及青少年。

【诊查要点】读书或取物试验检测有无消除现象及偏侧空间疏忽,并排除眼部疾患。头CT或MRI可见相关责任病灶。

地志判断力障碍

【定义】又称路途方位记忆障碍、地志定向力障碍,是视觉立体障碍的表现类型之一。

【病变部位】病灶在右半球后部。

【临床疾病】血管性痴呆。

【表现形式】不能辨别自己经常活动的熟悉环境,例如:不认识常走的路,外出不能回家,不能回病房,找不到厕所。

【症状鉴别】徘徊症,具体参见"徘徊症"词条。

【诊查要点】地志判断力障碍作为视觉立体障碍的一种表现形式,可伴有视觉立体障碍的其他表现,应询问患者家属以确认,并询问脑血管病史,头颅CT或MRI可找到责任病灶。

失算

【定义】失算指计算功能的障碍,即患者不能利用数学符号进行计算。通常在进行十位数以上的四则运算时发生困难,严重者甚至无法进行个位数的加减。

【病变部位】失语性失算病变主要在左半球后部。空间性失算病灶主要在右半球顶枕区。计算不能病灶部位主要在左缘上回。

【临床疾病】脑血管病、痴呆、肿瘤等。

【表现形式】失算有几种类型:①失语性失算。数字的失读和(或)失写,此为失语性失算。患者认识数字的能力受损,对数字符号的意义及名称存在理解障碍,常伴有失语。②空间性失算。空间性失算指患者保留读和写数字符号能力,但由于视空间缺陷的干扰,读或写两位以上数字时发生顺序和位置错误。如不能辨别17和71有何不同,认识计算符号,但进行四则运算时常因数字位置排列错误导致计算结果错误等。③计算不能。即患者不能回忆和正确运用数学的基本知识,或数学思考及其基础运算的理解有缺陷,如不能回忆以前所学过的乘法口诀;量的判断受损(如不知道1尺等于10寸);不认识算术符号。有时加减法的运算能力尚可保留,却不能运算乘除法。

【症状鉴别】语义理解障碍,具体参见"相似与区别障碍"词条。

【诊查要点】临床检查时注意难易结合,以排除因文化水平较低而造成的计算不能。

谚语解释障碍

【定义】谚语解释障碍是指概括及应用口头隐喻能力的障碍。

【病变部位】主要在大脑额叶。

【临床疾病】额颞叶痴呆、老年性痴呆、血管性痴呆。

【表现形式】主要表现是患者对于谚语不能正确解释或仅能解释其字面意思而难以表达其隐含意义。如询问患者"过河拆桥是什么意思",患者不能回答或仅能回答"过了河就把桥拆了"。

【症状鉴别】听理解障碍(见"感觉性失语"词条)。

【诊查要点】临床考虑患者是否有谚语解释障碍时,应结合患者受教育水平及患者从前对谚语的熟悉程度。

相似与区别障碍

【定义】相似与区别障碍是指患者不能明确指出两个物品或名词之间的相同点与不同点,属于抽象思维障碍,也是认知功能障碍的一种表现。相似与区别方面检测是检查患者分析和运用知识能力的典型测验,是考察患者抽象思维及概括能力是否正常的主要方面。

【病变部位】大脑额叶、颞叶。

【临床疾病】痴呆、脑血管病。

【表现形式】临床中可以询问患者相似和区别的一些例子,如:"猫和狗有何相似处?""椅子和桌子有何相似处?""狗和狼有何区别?""河和运河有何区别?""谎言和错误有何区别?"等。

【症状鉴别】语义理解障碍,此为听理解障碍的一种类型,在失语症中最多见。患者能正确辨认语音,但存在着连续的音义的中断,以致部分或全部不能理解词意。症状重时表现对日常生活常用物品名称或简单的问候语不能理解,轻症患者往往在句子较长、内容和结构复杂时不能完全理解。

【诊查要点】不能辨别事物的相似与区别。

徘徊症

【定义】指不明白行事目的,并无目的重复进行某件事的强迫行为。

【病变部位】纹状体萎缩,特别是尾状核。

【临床疾病】额颞叶痴呆。

【表现形式】没有明确目的地或目标的到处走动,迷路。可表现为整天不停漫步、不停地跟随照料人员或晚间无特殊事情要求持续外出等。此外还可表现为反复做同一件事。例如:打开又合上书,反复穿上脱下衣服。

【症状鉴别】强迫症:强迫症是一组以强迫症状(主要包括强迫观念和强迫行为)为主要临床表现的神经症,属于轻的精神疾病。发病与患者的个性特点紧密相关,比如:过分追求完美、犹豫不决、谨小慎微、固执等,具备这些不良个性特征容易患强迫症。

【诊查要点】临床注意观察患者有无明显重复行为,若就诊时表现不明显,应询问与患者一起生活的家属。

虚构症

【定义】指患者在回忆时,用一段完全虚构的故事填补了他所遗忘的部分。

【病变部位】由于脑萎缩、脑变性及脑缺氧导致大脑损害所致。长期酗酒引起营养不良,导致维生素B_1缺乏亦可引起。

【临床疾病】常见于老年性及动脉硬化性精神病、酒中毒性精神病、中毒性精神病及痴呆等。

【表现形式】

(1) 错构:多发生在器质性疾病的患者,表现为患者将过去生活中所经历过、但在他所指的那段时间内却并未发生的事件,说成是当时发生的,并坚信是事实,并引发相应的情感反应。

(2) 虚构:患者以想象的、没有事实根据的内容来填补记忆的缺失,伴有严重的记忆障碍,患者谈论这些"经历"时仿佛真有其事,由于其虚构的情节不能保持,这次虚构的内容下次不一定记住,故其内容常变化不定。

【症状鉴别】撒谎癖是病理性强迫性的撒谎,即便明知不适合也不能抑制撒谎的需要(类似还有病理性的妒忌和盗窃)。

【诊查要点】临床检查时对于患者所叙述内容应当及时与其家属交流,以确定内容可靠性,及时发现虚构及错构的存在。头颅CT或MRI可见责任病灶。

脱抑制

【定义】指个人行为的内部约束机制被解除的状态。

【病变部位】主要与额叶(主要为前额)和颞叶(主要为颞叶内侧)的损伤有关。

【临床疾病】常见于额颞叶痴呆。

【表现形式】患者冲动行事,之前不加思考或完全不计后果,会说一些粗话或性方面的谈论,而以前从未出现。情绪不稳定,自知力和判断力很差,注意力不集中,社交活动不能保持以前的水平。

【症状鉴别】精神病:精神病患者常可因心理因素出现脱抑制状态,但相关影像学检查无异常。

【诊查要点】主要表现为超乎常理的行为与言语,但非精神病类疾患。

人格改变

【定义】在患病后,痴呆患者的人格出现引人注目的改变。他们性格中某些隐藏的部分会变得更加突出,变得冷漠,缺乏主动性,判断力和预见能力下降,并且忽视个人责任,不能正确安排家庭和财务,工作能力受损明显,常遭到降职或被解雇。

【病变部位】弥漫性额颞叶皮层变性。

【临床疾病】常见于额颞叶痴呆,阿尔茨海默病,亨廷顿病性痴呆。

【表现形式】表现为孤僻,自私,懒散,放荡,行为与修养不符。例如:过去很有礼貌、待人热情、大方,现在变得无故地粗暴,待人冷漠,甚至刻薄;过去衣冠整洁,讲究卫生,现在完全不注意个人形象,东西随处乱放,或者表现某些怪异行为,如无理由地从垃圾中捡拾东西藏起来。

【症状鉴别】精神分裂是一种精神科疾病,是以基本个性、思维、情感、行为的分裂、精神活动与环境的不协调为主要特征的一类最常见的神经病。

【诊查要点】通常表现为一反常态的人格特征,并非为精神类疾患。

日落现象

【定义】日落现象又称"日落综合征"、"黄昏综合征",指痴呆患者在白天能保持情绪的相对稳定,但黄昏或入夜时即出现一系列情绪和认知功能的改变及睡眠障碍。它主要受环境的影响,尤其是在季节交替时出现。

【病变部位】大脑皮质和海马。

【临床疾病】常见于帕金森病,血管性痴呆。

【表现形式】白天睡觉,晚上觉醒次数增加,烦躁、躁动、妄想、幻觉、亢奋、焦虑等,持续时间为几个小时或者整个晚上。

【症状鉴别】老年性痴呆病情进展缓慢,呈进行性恶化,病程长达数年至数十年,最终会完全丧失意识。而日落综合征的意识丧失是一过性的,一般在数小时、最多数日内就会恢复正常。

【诊查要点】日间平稳,黄昏及夜间出现情绪及认知功能的改变。

性失控

【定义】痴呆患者的性失控不同于心理变态患者的异常性行为,而是由于其人格和情感的改变造成的一种性行为的失控。

【病变部位】大脑额叶。

【临床疾病】常见于阿尔茨海默病,额颞叶痴呆,血管性痴呆。

【表现形式】男性患者常有性功能减退,偶尔有性功能的亢进和一些异常的性行为改变,比如在大庭广众之下脱光衣服,甚至当众手淫等。

【症状鉴别】性功能障碍:指不能进行正常的性行为或虽能进行正常的性行为但不能获得满足。性功能障碍多数因为心理因素造成,而非器质性病变,因而在性学中常常称为性心理功能障碍。

【诊查要点】男性早期出现性欲减低,晚期出现阳痿。女性性感缺失,多伴无言,或表现为性方面的脱抑制。

失用

【定义】又称运用不能症,指在具有健全的肌力和完整的神经支配的情况下,机体不能顺利完成有目的的动作,丧失已获得的、熟练的正常运动。

【病变部位】胼胝体(多见于左侧肢体失用),双侧顶叶,双侧颞叶,额叶运动前区。大脑运动中枢皮质。

【临床疾病】常见于皮质基底节变性症、阿尔茨海默病、血管性痴呆,帕金森病,大脑皮质基底核变性症。

【表现形式】痴呆失用的早期表现是患者在日常生活中能比较正常地使用工具,可以按要求进行简单的家务,生活可以自理。中期表现则是失用症状明显,患者逐渐出现不能穿、脱衣服,吃饭容易散落等失用现象,生活需要他人的照顾。

【症状鉴别】失认,见"失认"词条。

【诊查要点】累及下肢可表现为行走困难。累及面部,可出现口面部失用。累及眼球运动肌,可出现眼球扫视运动和追随运动障碍,最终演变为核上性凝视麻痹。失用常见于疾病的中期,患者表现为已熟练掌握的技能丧失,如原来会骑车、游泳,得病之后不会了,严重者不会使用任何工具,甚至不会拿筷子或用羹匙吃饭。

意向运动性失用

【定义】意向运动性失用是指患者不能按指令执行动作,但在日常生活中却可以完成该动作。

【病变部位】胼胝体(多见于左侧肢体失用),顶叶(下头顶小叶,缘上回),额叶运动前区。

【临床疾病】常见于皮质基底节变性症、阿尔茨海默病、血管性痴呆。

【表现形式】患者不能按指令做刷牙的动作,但每早可拿起牙刷刷牙。即患者能接受指令要求,但不能传达到执行该指令的运动区。

【症状鉴别】

(1)见"运动性失用"词条。

(2)见"意念性失用"词条。

(3)见"结构性失用"词条。

【诊查要点】意向运动性失用的临床表现很明显,仔细询问会很容易发现。可以应用Alzheimer病理评估表中的意向性练习测验。

运动性失用

【定义】运动性失用是指患者不能把指令转化为有目的的动作。患者能清楚地理解并描述指令的内容,但由于大脑运动中枢皮质病变,导致运动综合表象不能发生有效支配而不能产生正确、适当的运动冲动。

【病变部位】大脑运动中枢皮质。

【临床疾病】常见于阿尔茨海默病、帕金森病、血管性痴呆。

【表现形式】患者不能完成挥手、敬礼、梳头等简单的动作。随着病情的发展,运动性失用逐渐影响到患者的吃饭、穿衣及其他生活自理能力。

【症状鉴别】

(1)见"意向性失用"词条。

(2)见"意念性失用"词条。

(3)见"结构性失用"词条。

【诊查要点】请患者做一些简单的动作,如挥手、敬礼、梳头等,可以比较容易地发现运动性失用。

意念性失用

【定义】意念性失用是指使用多个物品完成有目的的动作时序列动作生成损害,可以辨认各个工具,但无法完成连贯的动作。

【病变部位】双侧顶叶病变。单侧病变时多为左侧半球,且多涉及顶、颞叶损伤。

【临床疾病】常见于阿尔茨海默病(AD)。

【表现形式】患者可进行简单的动作,如指鼻和指手等。一个动作行为越复杂,意念性失用的症状就表现得越清楚。例如:要求患者点灯,患者可能取下灯罩即停滞不前,不知下一步再做什么,或灯罩未取下却先划火柴,或擦着了火柴却不知道该将火柴与灯芯接触,总的印象是动作的程序和步骤紊乱,系列化的操作无法顺利完成。

【症状鉴别】

(1) 见"运动性失用"词条。

(2) 见"意向性失用"词条。

(3) 见"结构性失用"词条。

【诊查要点】不能完成有目的的序列行为动作。

结构性失用

【定义】结构性失用是指空间分析和对某一操作进行概念化理解的能力障碍,导致患者不能理解将各个不同的部件按正常空间关系组合成一体化的结构。

【病变部位】与两侧顶叶、枕叶有关。也有左侧半球病变引起本病的报道,但极少见。

【临床疾病】常见于阿尔茨海默病、血管性痴呆、大脑皮质基底核变性症。

【表现形式】想整理书架,一般按书的高低厚薄顺序将书排列,有结构性失用的话就做不到这样的整理,而把书放得乱七八糟。

【症状鉴别】

(1) 见"运动性失用"词条。

(2) 见"意向性失用"词条。

(3) 见"意念性失用"词条。

【诊查要点】检查时可以让患者画平面或立体图,搭积木等。可以应用Alzheimer病理评估表中的结构性练习测验,韦氏智力量表中的积木分测验。

失认

【定义】失认是指脑损害患者并无视觉、听觉、躯体感觉、意识及智能障碍,但不能通过某一种感觉辨认以往熟悉的物体,却能通过其他感觉识别。

【病变部位】优势半球顶叶和颞叶角回。

【临床疾病】常见于阿尔茨海默病、脑血管性痴呆、Pick病、路易体痴呆等。

【表现形式】依据患者对某感觉接受的刺激信息不能认知而表现形式多种多样,如颜色失认、物品失认、面孔失认、失乐症等。

【症状鉴别】失用在记忆和语言障碍之后和运动障碍之前发生,患者表现为以前熟练的技能丧失,严重者不会使用任何工具。

【诊查要点】痴呆初期对熟悉的物体认识一般正常,通过听觉、视觉或触觉能够知道原来熟悉的声音和物体;随着病情的进展,至中度,患者不能认识左右,可以出现自体失认,甚至不认识自己的手、电视、椅子、钢笔等;至重度,患者不能认识亲人面貌,有自我认识障碍,患者不认识镜子中的自己,坐在镜子前与镜中自己的影像说话,甚至与自己的影像争吵和打架而砸碎镜子。

视觉失认

【定义】视觉失认是指患者不再能够通过视觉来辨认,或辨认不清楚他不久以前无任何困难就能辨认的事物。尽管患者的视力、推理能力都毫无改变，但患者对熟悉的场所、他周围的事物、各种容貌甚至他的亲人、对颜色的鉴别，都变得困难甚至不可能。

【病变部位】左枕叶及胼胝体压部。

【临床疾病】常见于阿尔茨海默病、帕金森病性痴呆、额颞叶痴呆、脑血管性痴呆、颅脑外伤性痴呆、脑肿瘤所致痴呆。

【表现形式】视觉失认的患者一般不能阅读，不能通过视觉辨认物体，严重时不能辨别亲友和自己的形象。

【症状鉴别】

(1)统觉性失认症

患者对一个复杂事物只能认知其个别属性，但不能同时认知事物的全部属性，故又称同时性视觉失认症。

病变位：可能是纹前皮质(V2)区皮层，以及视皮层与支配眼动的皮层结构间联系受损，如与中脑的四叠体上丘或顶盖前区眼动中枢的联系遭到破坏，不能通过眼动机制连续获得外界复杂物体的多种信息。

(2)联想性失认症

患者可对复杂物体的各种属性分别得到感觉信息，也可将这些信息综合认知，很好完成复杂物体间的匹配任务，也能将物体的形状、颜色等正确地描述在纸上；但患者却不知物体的意义、用途，无法称呼物体的名称。

病变部位：颞下回或枕、颞间联系受损而致。这是视觉及其记忆功能和语言功能之间的功能解体所造成。

(3)面孔失认症：见"人面失认"词条。

(4)色彩失认症：不能对所见颜色命名，同时也不能根据别人口头提示的颜色指出相应颜色的物体。根据脑损伤的部位不同，颜色失认症患者的色知觉，可分别出现全色盲性失认症、颜色命名性失认症、颜色命名性失语症。

【诊查要点】视觉失认的患者可发现患者没有或很少有脸部表情，而且眼球活动不正常，患者可能凝视某一物体。

人面失认

人面失认(又称为面孔失认)可分为两种类型：熟人面孔失认和陌生人面孔分辨障碍。

【定义】熟人面孔失认是对站在面前的两个陌生人可知觉或分辨，也能根据单人面孔照片，指出该人在集体照片中的位置，但患者不能单凭面孔确认亲人，却可以凭借亲人的语声或熟悉的衣着加以确认。陌生人面孔分辨障碍的患者，对熟人确认正确无误，但对面前的陌生人却无法分辨。

【病变部位】熟人面孔失认患者多为双侧或右内侧枕-颞叶皮层之间的联系受损，陌生人面孔分辨障碍患者多为两侧枕叶或右侧顶叶皮层受损。

【临床疾病】常见于脑血管性痴呆、阿尔茨海默病、一氧化碳中毒性痴呆、脑肿瘤所致痴呆，语义性痴呆。

【表现形式】严重病例连自己的亲人和密友也认不出，不能区别对象是男人还是女人，不能在镜子里从几个人的面孔里辨认出自己的人面。

【症状鉴别】癔病：癔病患者常因情感暴发而产生异常表现，可出现不认识亲人、熟人的症状，但无大脑器质性病变。

【诊查要点】不能辨别熟人及陌生人。

听觉失认

【定义】听觉失认是指听觉功能正常，但不能根据语音形成语词知觉，或不能分辨音乐的音调。

【病变部位】颞叶22区或42区次级听觉皮层受损所致。

【临床疾病】常见于阿尔茨海默病、脑血管性痴呆。

【表现形式】闭目后不能识别熟悉的钟声、动物鸣叫声、摇动钥匙的声音、水倒进容器的声音以及熟悉的歌曲、音乐,不能区别说话人的声音等。虽然患者由于听觉失认不能理解他人言语,但是书面语言功能检查基本正常。

【症状鉴别】听幻觉即幻听症。

【诊查要点】可在患者背后发出各种不同的声音,如敲门、杯子相碰、拍手等,看患者能否判断是什么声音。

失乐症

【定义】是指患者由于神经损伤失去了理解音乐、表现音乐的能力,患者在音调加工上存在缺陷,在音乐记忆、演唱、节拍方面也存在问题,他们不能从节奏、节拍中将旋律区分出来,但在区分其他声音(如歌词、人声和来自环境的声音)时表现正常。

【病变部位】左侧大脑半球与音乐有关的皮质区,右颞叶病变。

【临床疾病】常见于阿尔茨海默病、脑血管性痴呆。

【表现形式】患者不能辨认听到的熟悉音乐。

【症状鉴别】

(1)感受性失乐症:失去了感知和理解音乐的能力,如不能感知节奏和音调变化。高音感知障碍是失乐症的主要表现。

(2)表达性失乐症:失去了表达音乐的能力,如不能唱歌或弹奏乐器等。

【诊查要点】给患者一段熟悉的音乐看是否能回答出音乐的名称。

触觉失认

【定义】患者的触觉、温度觉、痛觉及本体感觉正常但不能通过用手触摸的方式去认识感觉到熟悉的物体。

【病变部位】对侧顶叶病变,如左手触觉失认常为右侧顶叶病变。一般仅发生于与优势半球同侧的那只手,较少情况下两手同时受累。

【临床疾病】常见于阿尔茨海默病、脑血管性痴呆、皮质基底节变性、脑肿瘤所致痴呆。

【表现形式】在闭眼的情况下,患者对手里所握持的物体(如笔、剪刀、锁等)不能辨别其形状、大小、重量、温度、质感等,甚至在皮肤上写字也不能认知,有的患者仅感到手中有物但不能定性,有的可形容物品的个别属性但不能辨别究竟何物。

【症状鉴别】命名性失语是指命名不能为唯一的或主要症状的失语,口语表达表现找词困难,缺乏实质词,常描述物品功能代替说不出的词,赘语和空话比较多,言语理解和复述正常。

【诊查要点】可让患者闭上眼睛,并在手中放上常用物品,如钥匙、铅笔、梳子,看患者能否通过触摸物体大小、形状、性质判断手中的物品是什么。

谵妄

【定义】谵妄是一种由于疾病本身或服药、减药的原因而造成的以认知障碍和意识波动为特征的常见临床综合征。表现为一过性脑功能急剧障碍,可有轻度意识障碍,理解困难,反应迟钝,固执己见,反复提出相同问题,恐惧,兴奋,冲动,漫游等。

【病变部位】大脑功能全面紊乱,觉醒水平下降。这可能由于脑干、基底节和皮质的关联所致。

【临床疾病】常见于路易体痴呆、阿尔茨海默病、帕金森病。

【表现形式】进入谵妄状态,患者难以维持注意力,对外界的各种刺激反应迟钝,临床上有广泛的认知障碍,即感觉、知觉、思维、语言等都有不同程度的损害。多数患者有错觉、幻觉,以视幻觉居多。语言多不连贯,常喃喃自语,可有震颤、摸索动作、攻击、恐惧或逃跑行为等。

【症状鉴别】非痴呆引起的谵妄状态多为急性或亚急性起病,继发于手术、急性感染等状况,常伴有意识障碍。痴呆所引起的谵妄多有症状波动,昼轻夜重,注意力明显受损,常有口齿含糊、视幻觉、震颤、肌阵挛等。

【诊查要点】谵妄症状呈昼轻夜重的节律变化。

激越

【定义】激越是指在心理学上伴有严重运动性不安的焦虑,从疾病意义上来讲,激越是指患者在要求未获得满足时出现的不恰当言语和行为,或来自患者自身的紊乱行为。激越症状分为三大类:有攻击行为(如打、踢、推、抓、撕破或敲打物品、骂人和吐唾沫等)、不恰当的非攻击性行为(如不停徘徊、重复行为、不正常地穿或脱衣服、性行为异常等)和不恰当的言语(如抱怨、不断要求别人注意他、尖叫等)。

【病变部位】主要与脑细胞受损及脑内神经元功能亢进有关。

【临床疾病】常见于阿尔茨海默病、路易体痴呆、额颞叶痴呆。

【表现形式】

(1)身体非攻击行为最常见,如不恰当的处理物品、徘徊、不恰当地穿脱衣服、藏东西等,以及患者乱进别人的房间,乱翻别人的抽屉;将餐具、树叶、糖纸、剩饭等塞在口袋里、被子里或枕头底下;在走廊或院子里无目的地来回走动,有些患者经常试图走出锁着的大门;将很多件衣服套在一起,只穿一只袜子或把几双袜子同时套在一只脚上,还有些患者将内衣穿在外面,裤子套在头上,袜子套在手上等。

(2)在身体的攻击行为中以打人和骂人较为常见。骂人行为有时是患者被他人激惹所致,但有时也是毫无原因的。而打人等身体攻击行为最常发生在生活护理时,如洗澡和更衣过程中。

(3)语言激越行为中最常见的是重复说话或问问题,如自言自语、反复说无意义的话、反复问相同的问题。而性异常行为、伤害自己或他人等行为则较少见。

(4)大多缓慢起病,早期表现为工作效率减退,近事遗忘,思维迟钝或注意力集中困难,遇到生疏或复杂作业时易感疲乏、沮丧、易怒和焦虑,此时可出现消极意念。人格障碍出现较早,表现为人格改变或原先人格特征的释放。

【症状鉴别】应与焦虑、妄想相鉴别(具体参见"焦虑、妄想"相关词条)。

【诊查要点】以攻击行为、不恰当的非攻击性行为和不恰当的言语为特点。

痴呆患者的抑郁

【定义】抑郁是老年痴呆患者比较常见的精神症状,多为轻度抑郁。

【病变部位】中缝核神经元受损,可使皮质和脑脊液中5-羟色胺浓度降低或相对升高,5-羟色胺的改变与痴呆的抑郁和攻击行为有关。

【临床疾病】常见于阿尔茨海默病、血管性痴呆、帕金森病、皮质基底节变性、路易体痴呆。

【表现形式】患者情绪低落,兴趣缺乏,感到生活没意义,没有希望,感觉委屈,爱哭流泪,愉快感缺失,有时自罪自责,丧失食欲或体重减轻;入睡困难或难以入睡;精神激动或迟滞;感觉自身没有价值或是个负担;注意力受损或不能做决定;反复出现死亡或自杀的想法;对个人形象和个人卫生的关注度降低。随着痴呆患者的认知功能的持续损害,其抑郁的症状呈现进行性的加重。

【症状鉴别】抑郁症:它是一种以情感障碍为主的精神疾患,并不伴有痴呆的其他特征,以情感(心境)持续性低落为基本特征,可伴有思维迟缓与黏滞和意志行为的减退,是以慢性和复发为特点的长期慢性疾病,为发作性病程,可反复发作或情感高涨(躁狂)交替发作,病程中可自行缓解,缓解期患者精神状态完全正常。可利用汉密尔顿抑郁量表与痴呆伴发的抑郁进行鉴别。

【诊查要点】痴呆患者常出现情绪低落、兴趣缺乏等症状,很少主动诉说,多经询问或观察可发现以上症状。

痴呆患者的焦虑

【定义】是指在缺乏相应的客观因素的情况下,出现无目的、无对象的害怕,且对这种担心害怕感到无法应对,无所适从,难以控制。随着病情的进展,自知力下降,患者对周围环境变得越来越陌生而引起不安,易疲乏,注意力不集中。

【病变部位】蓝斑神经元的受损程度及去甲肾上腺素的减少程度与痴呆的情感症状密切相关。

【临床疾病】常见于血管性痴呆、额颞叶痴呆和阿尔茨海默病,且血管性痴呆和额颞叶痴呆患者中出现焦虑的症状要高于阿尔茨海默病患者。

【表现形式】对即将来临的约会或其他的事件表现反复的询问或其他行为。痴呆患者的烦躁不安并不会随着痴呆病情的加重而加重,反而会随着痴呆病情的加重而稍有缓解。当然,这种缓解也有可能是痴呆后期,烦躁不安的症状被其他更为严重的痴呆症状所掩盖。

【症状鉴别】焦虑症:它是一种不愉快的、痛苦的情绪状态,同时伴有躯体方面的不舒服体验。①情绪症状:患者感觉自己处于一种紧张不安、提心吊胆、恐惧、害怕、忧虑的内心体验中。紧张害怕什么呢?有些人可能会明确说出害怕的对象,也有些人可能说不清楚害怕什么,但就是觉得害怕。②躯体症状:患者紧张的同时往往会伴有自主神经功能亢进的表现,像心慌、气短、口干、出汗、颤抖、面色潮红等,有时还会有濒死感,心里面难受极了,觉得自己就要死掉了,严重时还会有失控感。

【诊查要点】患者常担心一些无关紧要的事情。

痴呆患者的幻觉

【定义】对外界不存在的刺激产生自觉知觉,包括幻听、幻视、幻嗅、幻味、幻触和内脏性幻觉。幻听和幻视在痴呆患者中比较常见。

【病变部位】与脑内多巴胺能神经元功能的绝对或相对亢进有关。

【临床疾病】常见于路易体痴呆、阿尔茨海默病(AD)、帕金森病(PD)、血管性痴呆。

【表现形式】常见的视幻觉是看到偷窃者或入侵者,有一部分患者可能在窗帘上看到朋友的脸,或听到人们在说话。较少患者有闻到物质燃烧的异味等的嗅幻觉。路易体痴呆患者的幻觉大多表现为视幻觉,绝大多数患者在发病早期就出现,具有持久性的特点,有部分患者可持续存在直到去世。

幻觉可能是AD的最早期症状,伴有视幻觉的AD患者表现为较多的行为异常,包括较高的妄想发生率,类偏执思想,听幻觉和言语暴发,幻觉预示着AD患者认知功能的快速下降。

【症状鉴别】

视幻觉:表现为复发性的、生动的、色彩鲜明的动物或人物形象,这种视幻觉可以是自发的,也可以是某些药物诱发的。

错觉:多伴随视幻觉发生,可表现为不同形式,以被迫害,被偷窃,感觉陌生人住在自己家里为常见。

单纯视幻觉及错觉不伴有痴呆特征。

【诊查要点】痴呆患者出现幻听、幻视、幻嗅、幻味、幻触和内脏性幻觉等症状。

痴呆患者的妄想

【定义】是一种病理性的歪曲信念,是病态的推理和判断。它们与事实不符,也不被周围人所理解,但患者坚信不疑。妄想的内容一般包括被偷妄想、不忠实妄想、被抛弃妄想和被害妄想。其中以被害妄想居多,其次为被偷妄想、嫉妒妄想,其他还有夸大妄想、关系妄想和自罪妄想等。

【病变部位】与脑内多巴胺能神经元功能的绝对或相对亢进有关,亦与额叶损害有关。

【临床疾病】常见于阿尔茨海默病、路易体痴呆。

【表现形式】坚信有人偷窃自己的物品,把自己的配偶当成外人或怀疑配偶有外遇以及被抛弃,别人企图伤害自己,自己仍然在工作。有些患者由于失认而认为自己的家不属于自己,常要求回家。

【症状鉴别】继发性妄想:是继发于其他心理过程的障碍,因而能找到心理学上的解释,区别于痴呆患者的原发性妄想。

【诊查要点】痴呆患者的妄想往往不系统,结构不严格,时有时无。妄想最常见于疾病的早期或中期,晚期由于认知功能严重障碍,妄想消失。

痴呆患者的淡漠

【定义】淡漠的特征是缺少参加活动的动机,社会性退缩和情感上的冷漠不关心,动机缺乏是核心,淡漠可对认知、行为和情感领域造成影响。

【病变部位】淡漠是额叶功能障碍的一种表现,前扣带回-皮层下环路胆碱能功能障碍导致了情感冷漠。累及额叶的疾病(如额颞叶痴呆)情感淡漠出现早且突出。

【临床疾病】常见于进行性核上性麻痹、额颞叶痴呆、路易体痴呆、阿尔茨海默病、血管性痴呆。

【表现形式】患者表现为总是呆坐在一处,少言不动,对周围的人和事缺乏反应,在别人的再三催促下才有所行动。患者从痴呆的早期就有喜欢待在家里不愿外出的行为。

【症状鉴别】见"抑郁"词条。

【诊查要点】

(1)相对于患者以前的功能水平或者其年龄和文化状况来说,缺少动机。

(2)存在以下三项中至少一项:①目标指向行为减少:缺乏努力,依赖他人进行活动;②目标指向认知减少:缺乏兴趣,不关心其个人问题;③目标指向行为相伴随的情感减少:情绪没有变化,缺少情绪反应,即使一般能引起正常人的极大悲伤或高兴愉快之事,如生离死别、久别重逢等,也泰然处之、无动于衷、表情呆板。

(3)这些症状造成了患者明显的苦恼或者社会和职业功能的损害。

(4)这些症状不是由于意识水平的下降或者麻醉药物或者其他药品的作用而导致。

痴呆患者的依赖行为

【定义】痴呆患者的依赖行为主要分为两种：一种是任务上的依赖；另一种是心理上的依赖。任务上的依赖指的是患者无法自己完成穿衣、洗漱、做饭等一些简单的任务，过分依赖他人完成。心理上的依赖是痴呆患者产生的一种心理需要，它是由于患者感到疾病的威胁和疾病对日常生活的干扰而产生的一种不安全感。

【病变部位】一方面患者任务上的依赖是基于痴呆的认知障碍和行为能力的下降，所以在病理上也是基于不同痴呆患者的大脑损伤的病理基础之上；另一方面，患者心理上的依赖行为除了与患者的脑损伤有一定的联系外，更多的则是与患者的心理和情感有关。

【临床疾病】常见于阿尔茨海默病。

【表现形式】痴呆患者任务上的依赖行为并不同于儿童的依赖行为或是有依赖型人格障碍的患者，痴呆患者的这种任务型依赖主要是由于其认知功能的障碍而导致这些简单的任务无法自己完成，这在痴呆的中晚期较为明显。

痴呆患者的不安全感导致了患者对亲人的依赖，患者常常感觉孤独，不愿独自在家，急切地需要亲人的关心和呵护，这种心理上的依赖主要发生在痴呆患者的初期阶段。

【症状鉴别】抑郁症：部分抑郁症患者，主要是早期患者常可出现依赖行为，根据抑郁量表测试结果及头部影像检查可区分。

【诊查要点】当要求患者做一件事情时，他总是把求助的目光转向家人，这种表现提示患者有过度的依赖性。痴呆患者在任务上的依赖往往会随着病情的发展而逐渐加重，从一开始可以在亲人的协助下完成一些简单的工作，到最后完全需要亲人的照顾。而痴呆患者在心理上的依赖主要发生在痴呆的初期，而随着疾病的发展，患者甚至出现精神和人格的改变，这种心理上的依赖行为逐渐表现得不再明显，但仍十分需要亲人的关怀。

痴呆患者的多疑

【定义】患者毫无根据地怀疑一些事情，而且难以说服，表现形式多种多样。

【病变部位】与脑内多巴胺能神经元功能失常有关。

【临床疾病】常见于阿尔茨海默病。

【表现形式】将周围环境里和自己无关的现象牵扯到自己身上，认为别人咳嗽、吐痰等动作均是讨厌他的表现，报纸、广播、电视里的情景均是含沙射影评论他的(关系妄想)；或者毫无根据地怀疑周围的亲人、朋友在对他进行威胁、恐吓等，所以采取一些自我防范或者报复行为(被害妄想)；或者认为自己患了癌症等不治之症，甚至坚信已经病入膏肓、无可救药而想自杀(疑病妄想)；或者总怀疑配偶对自己不忠实，为此常对配偶的行为不放心，常常对配偶进行检查、盘问、追踪，甚至攻击、谩骂(嫉妒妄想)。

【症状鉴别】见"妄想"词条。

【诊查要点】患者的多疑往往在痴呆的早期就会出现，而因为痴呆患者记忆的障碍有可能被患者和家属误认为是老年人常见的退行性改变或是正常的遗忘所忽视，所以有时患者多疑的表现反而最先被重视。医生应意识到这正是痴呆患者的早期表现之一。

痴呆患者的重复性行为

【定义】痴呆患者会将一件事或一个动作重复多遍,或将一句话、一个问题重复多遍。

【病变部位】多与海马、乳头体、丘脑、扣带回受累有关。

【临床疾病】常见于阿尔茨海默病,也可见于路易体痴呆和血管性痴呆等。

【表现形式】主要是语言上及行动上的重复,语言上的重复主要表现为喋喋不休,短时间内将同样的内容叙述多遍,而行动上的重复主要表现为经常将同一件事或同一个动作重复多遍,比如做饭的时候重复放盐。痴呆患者近期记忆功能的减退导致患者常常忘记刚说过的话或是刚做过的事情,从而出现重复性行为。

【症状鉴别】强迫症,是以强迫观念(如反复怀疑、回忆等)和强迫行为(如反复洗手、反复查看是否锁门等)为主要临床表现的神经症,但是几乎不伴记忆力减退及记忆力障碍。临床可依病史及影像资料鉴别。

【诊查要点】语言上的喋喋不休常难以引起家属的注意,应对患者的相关症状重点询问以确认。

痴呆患者的烦躁不安

【定义】烦躁不安是痴呆患者精神行为障碍中比较典型的一种。

【病变部位】常为额叶皮质与纹状体、苍白球及丘脑的损伤。

【临床疾病】常见于血管性痴呆、阿尔茨海默病、额颞叶痴呆。

【表现形式】烦躁、情绪不稳及坐立不安,常无诱因或因小事生气及情绪激动,伴活动增加如来回走动,要求如厕或外出次数增多等。在痴呆病情的进展过程中,患者的烦躁不安不会随之加重,反而会稍有缓解。但是需要注意的是,痴呆后期其他症状的加重可能掩盖了患者的烦躁不安症状。

【症状鉴别】躁狂型抑郁症:具有所谓"三高"症(情感高涨、思维奔逸和意志行为增强),以情绪亢奋、精神高度愉悦为主要症状的典型躁狂发作,是与抑郁症恰恰相反的临床状态。此类患者的发病特点是躁狂与抑郁同时或者交替出现。头部影像学检查无器质性病变。

【诊查要点】应对家属详加询问以确定患者是情绪变化还是素来易怒,并应结合抑郁量表及影像资料排除心理疾患。

舌尖现象

【定义】舌尖现象(TOT)是一种人们感觉知道的目标词,却出现提取不出词汇、提取失败现象。这是因为大脑对记忆内容的暂时性抑制所造成的。

【病变部位】常与右部背外侧前额叶皮质、右部下前额叶皮质以及两侧额骨皮质前部有关。

【临床疾病】舌尖现象发生于正常人时,平均一周发生一次,并不涉及临床疾病,而是因为大脑词汇储备量的不足及词汇结点未能全部激活词汇,仅是记忆的一种特殊现象,不属病态。但是舌尖现象发生的概率会随着年龄的增长而增长。在痴呆患者舌尖现象表现得尤其明显,此时极有可能已出现脑部相关区域的器质性病变。脑外伤、酒精性脑病等如影响到相关区域,亦可导致病态舌尖现象的出现。

【表现形式】当人处于TOT状态时,虽然说不出目标词但却可以表达出目标词的相关信息,如语义、句法以及部分音位信息,如被试可能知道目标词的词性、音节数、重音位置等单一因素。具体表现如,"提笔忘字",明明感觉要写的字就在笔下了,但是无法具体写出;或者话到嘴边但是想不起来具体的词汇;或者遇到自己很熟悉的朋友但是就是想不起来他的名字等,通俗地说,就是想表达的东西已经到了舌尖上,但是却没办法说出口。舌尖现象在经提醒后能改善。

【症状鉴别】当与各型失语相鉴别,尤其是传导性失语。(见"传导性失语"词条)。

【诊查要点】在与患者交谈时在某一词上如出现了疑似舌尖现象,应该进一步询问患者是否能说出此词的相关内容,并且在提醒后能否想起。另外,研究表明舌尖现象和词汇的使用频率相关,使用频率越低,越易出现舌尖现象,故询问中应使用不同词频的词汇来检查。

索 引

A

阿尔茨海默病　6,7,37,41,76,84,88,91,93,100,157
阿尔茨海默病评估量表　47,175
艾灸　144
按摩　145

B

白质　21
半侧空间知觉障碍　243
边缘叶　26

C

长时回忆　118
程序记忆障碍　235
痴呆末期　14
痴呆前期　13
痴呆晚期　13
痴呆早期　13
痴呆中期　13
齿状核　34
抽象思维障碍　238
触觉失认　251
传导性失语　241
磁共振波谱成像　68
磁共振血流灌注加权成像　68
苁蓉总苷胶囊　131

D

促胰岛素分泌剂　218

单词辨认测试　179
胆碱酯酶抑制剂　208
淡漠　254
地志判断力障碍　244
定向力　179
定向力障碍　237
督脉虚弱说　135
毒损脑络　125
短时回忆　118
多发梗死性痴呆　82
多发性硬化　6,33,103
多系统萎缩　6,30,31,100
多疑　255

E

额颞叶变性　42
额颞叶痴呆　6,9,37,80,94,159
耳穴　144

F

烦躁不安　256
非流利性失语　241
肺气受损说　134
复方海蛇胶囊　131

复方活脑素胶囊 131

复方制剂 233

复合维生素B片 225

G

钙拮抗剂 223

感觉性失语 238

橄榄脑桥小脑萎缩 160

高胆固醇血症 4,116

高同型半胱氨酸血症 5,116

高血压 4,115

高压氧疗法 118

工作记忆障碍 235

功能性磁共振成像 68

关键部位脑梗死性痴呆 82

冠状面 16

H

汉密尔顿抑郁量表 50,199

核上性眼肌麻痹 92

黑质 28

亨廷顿病 6,31,33,37,98

红核 28

画钟测验 45,173

幻觉 253

灰质 21

回忆测验指令 183

J

基因突变 4

激越 137,252

假性延髓性麻痹 93

简易智能量表 44,167

健忘 60

焦虑 139,253

结构性磁共振成像 68

结构性练习 178

结构性失用 249

金思维 130

进行性核上性麻痹 6,34,88,91,103

经颅多普勒超声 57

颈内动脉 35

酒精中毒性痴呆 161

K

康奈尔痴呆抑郁量表 50,200

抗胆碱药 232

抗精神病药 210

抗脑衰胶囊 132

抗抑郁药 213

克-雅病 6,37,105

扩充痴呆量表 48

扩散张量成像 69

L

蓝斑 34

利尿剂 222

临床痴呆评定量表 51,203

流利性失语 26,240

路易体痴呆 6,10,37,42,80,85,91

M

蒙特利尔认知评估量表 44,169

弥散加权成像 68

命名 177

N

脑白质损伤量表 55

脑代谢增强剂 210

脑脊液检查 59

脑络病变说 133

内侧颞叶萎缩量表 55

内囊 36

拟多巴胺类 229

P

帕金森病　6,88,93,100,103

帕金森病痴呆　37,88

徘徊症　245

皮质下痴呆　7

皮质下动脉硬化性脑病　33

皮质性痴呆　7

脾肾两虚　123

Q

气血不足　124

气滞血瘀　11

轻度认知障碍　64,80,84

情景记忆障碍　234

全脑皮质萎缩量表　55

R

人格改变　246

人面失认　250

认知障碍　93

日常生活能力量表　49,196

日落现象　247

S

三焦论治　125

三焦针法　128

上焦突出证　125

舌尖现象　256

社会活动功能调查表　49,197

神经变性痴呆　6

神经核　22

神经节　22

神经精神症状问卷　50,198

神经心理学症状　66

神经性棘红细胞增多症　100

神经原纤维缠结　31

神明失用说　133

肾精亏虚说　134

失读症　239

失乐症　251

失认　249

失算　244

失写症　240

失用　247

矢状面　17

视觉定向力障碍　242

视觉空间定位障碍　237

视觉立体障碍　242

视觉失认　249

视觉性语言中枢　25

视空间障碍　26

视运动性语言中枢　25

水平面　17

瞬时回忆　117

髓海不足　11,123

T

痰浊阻窍　12

糖尿病　4,115

天智颗粒　130

听觉失认　250

听觉性语言中枢　25

同型半胱氨酸　67

头颅CT　52

头颅MRI　54

脱抑制　246

W

妄想　254

韦氏成人智力量表　46,174

维生素B_{12}　226

维生素C片　225

维生素E　226

纹状体黑质变性　88,93
五脏虚衰说　132

X

下焦突出证　126
纤维束　22
相似与区别障碍　245
小胶质细胞　33
小舞蹈病　100
小血管性痴呆　82
心肝火盛　124
性失控　247
虚构症　246
血管紧张素Ⅱ受体抑制剂　224
血管紧张素转换酶抑制剂　224
血管性痴呆　6,8,34,37,42,80,81,158
血管性痴呆中医辨证量表　52,206

Y

严重障碍量表　48,185
谚语解释障碍　245
养血疏肝说　134
叶酸片　225
依赖行为　255
胰岛素　221
胰岛素增敏剂　219
抑郁　60,141,252
意念性失用　248
意向性练习　178
意向运动性失用　248
银杏叶片　131
瘀血内伤说　135
瘀血内阻　124
语义记忆障碍　236
语义性失语　242
原发性直立性低血压　103

运动疗法　117
运动性失用　248
运动性失语　239
运动性语言中枢　25

Z

载脂蛋白E　8
脏腑内伤说　133
谵妄　251
镇静催眠药　215
执行能力障碍　238
直立性低血压　102
指令　177
中焦突出证　126
重复性行为　256
轴性肌张力障碍　92
主观认知障碍　71
锥体外系　28
浊毒壅塞说　132
总体衰退量表　51,205
作业疗法　117

其他

CIBIC-Plus量表　201
Mattis痴呆评估量表　47
MTA视觉评定量表　55
N-甲基-D-天冬氨酸(NMDA)受体拮抗剂　209
Parkin基因　10
PET　56
Pick病　31
SPECT　57
tau蛋白　8
α-突触核蛋白　10
α葡萄糖苷酶抑制剂　221
β-淀粉样蛋白　7
β受体阻滞剂　223